Le Taï-Chi

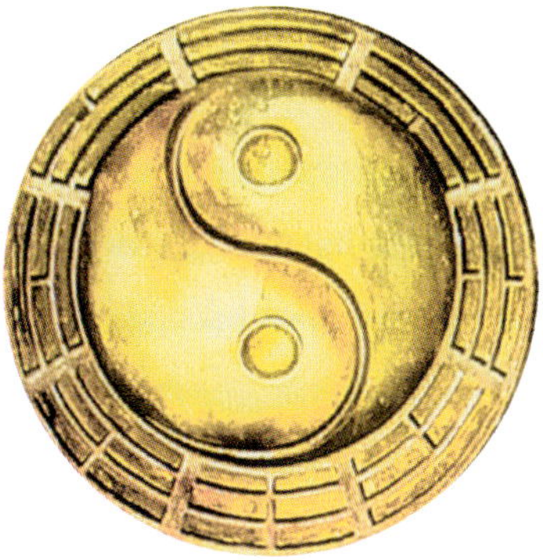

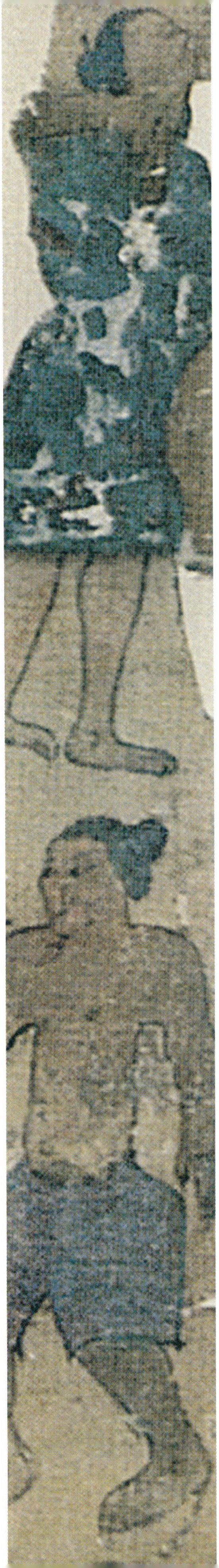

LA SIMPLICITÉ D'UN ART

Le Taï-Chi

Pour être en forme dans l'harmonie du corps et de l'esprit

Qu Lei Lei

Deuxième édition

Préface du
Grand Maître Chen Xiao Wang

Le Courrier du Livre
21, rue de Seine
75006 Paris

À propos du Taiji Quan :

Aux Éditions Le Courrier du Livre :
Tai-ji Quan, Jean Gortais.
Manuel pratique et progressif de Tai-ji Quan, Maître Lam Kam Chuen.
Professeur Cheng Man Ch'ing, un grand maître de Tai Chi parle,
W. Lowenthal
Les trois classiques du Tai Chi Chuan, Waysun Liao.
Les Treize traités de Maître Cheng Man Ch'ing sur le Tai Chi Ch'uan,
Pr Cheng Man Ch'ing.
Maîtriser le style Yang de Taiji Quan, F. Zhongwen.
Méthode d'apprentissage du Tai Chi Chu'an selon Maître Cheng,
Pr Cheng Man Ch'ing.
Tai Chi au quotidien, Tin-Yu Lam.

Chez Guy Trédaniel Éditeur :

Tai-ji Quan, art martial, technique de longue vie, Catherine Despeux.
Tai-ji, Danse du tao, Chungliang Al Huang.
Le Tai-Ji des origines, José Carmona.
Voyage au cœur du Tai-Ji Quan, Eric Caulier.
À la source su Tai-Ji Quan, Alain Caudine et Wang Xian.
Applications martiales du Taiji Quan, Alain Caudine et Wang Xian.

Publié pour la première fois en Grande-Bretagne en 2004 par Cico Books

Titre originel : The simple art of Tai Chi
step-by-step Fitness and Harmony for Body and Mind

Traduit de l'anglais par Jean Brunet

ISBN : 2-7029-0511-0

Photographies de Geoff Dann
Maquette de Paul Wood

Imprimé à Singapour

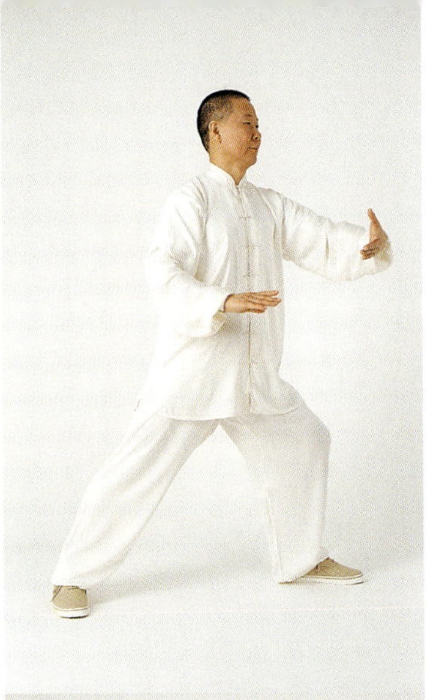
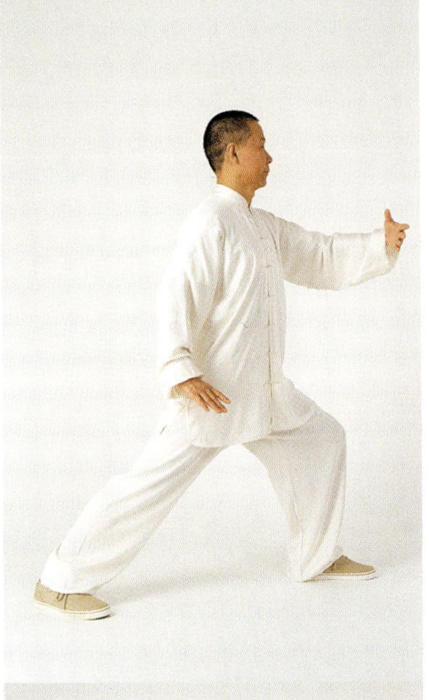
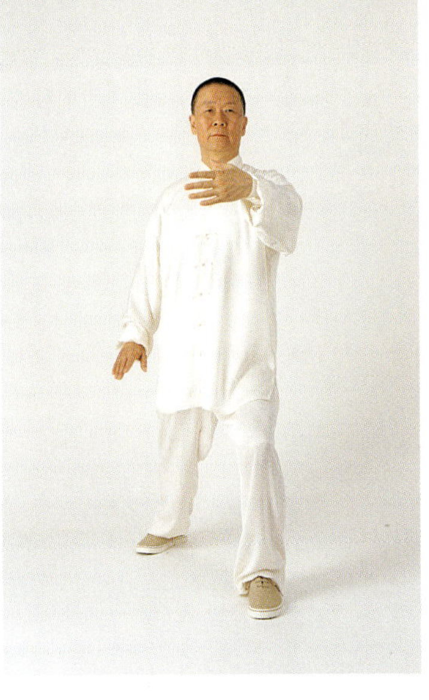

Sommaire

Préface

Chen Wang Ting (1600-1680), géant du *taï-chi-chuan* – ce dernier mot signifiant "poing" – fondé sur l'antique concept du yin et yang, conjugua la doctrine médicale chinoise et celle des arts martiaux pour en réaliser une synthèse, le *taï-chi*. Jadis très employé sur les champs de bataille, il est aujourd'hui presque exclusivement pratiqué pour rester en bonne condition physique, et a donné naissance à différentes écoles – *yang*, *wu*, *sun* et *woo* – prodiguant un enseignement propre, qui a notamment abouti aux 24 leçons présentées dans cet ouvrage et officialisées par le Conseil National des Sports Chinois. Bien que variantes et pédagogies diffèrent, les principes fondamentaux sont immuables.

L'apprentissage et la pratique du *taï-chi-chuan* dans le but de rester en forme impliquent toujours le respect de ses règles, permettant le fonctionnement optimum de l'appareil circulatoire, mais aussi d'éviter ou de traiter la maladie. L'étude et la mise en pratique de la philosophie qui l'inspire améliorent et développent l'hygiène mentale tout en préservant l'équilibre psychique. L'hygiène mentale influençant toujours la santé du corps, et réciproquement, le *taï-chi* présente l'avantage de cultiver simultanément ces deux entités. En le pratiquant, des milliers et des milliers de Chinois ont guéri de maintes pathologies complexes. Leur santé et la qualité de leurs mœurs, se sont améliorées, leur espérance de vie s'est accrue.

Le passé du *taï-chi* en tant qu'art martial appliqué souligne l'importance d'un excellent centrage corporel, condition d'un bon équilibre permanent. Toute réaction à une attaque dépend des trois facteurs qui la caractérisent : direction, angle et vitesse. Or, un bon équilibre donne la maîtrise des mouvements naturels, offrant l'occasion d'esquiver ou de dévier l'attaque et de répondre à l'adversaire en frappant son point faible, c'est-à-dire quand il est déstabilisé. Le principe fondamental de cette discipline est que le corps ne doit jamais s'écarter de son centre de gravité pour pouvoir frapper violemment dans toutes les directions. Tous les mouvements décrits dans les leçons que donne ce livre sont conçus pour répondre à une attaque de face, de côté ou arrière, lancée par un ennemi. Quels qu'ils soient, et peu importe la situation qui se présente, ils doivent toujours s'articuler autour du *dan tian* – point de rotation situé au milieu du corps – afin de "rassembler des milliers de voies en une seule".

Le *taï-chi* est parfait pour rester en forme, mais aussi pour se défendre. Hélas, il y a toujours ceux qui en dispensent un enseignement erroné, fourvoyant ainsi le néophyte et lui faisant perdre du temps. Si vous entamez cet apprentissage, vous devez donc avoir une compréhension précise de ses objectifs et de sa doctrine, préalable à votre évolution sur la voie qui vous permettra d'accéder à l'état le plus noble.

Chen Xiao Wang

Grand Maître de l'école Yang

Mai 2004, Suisse

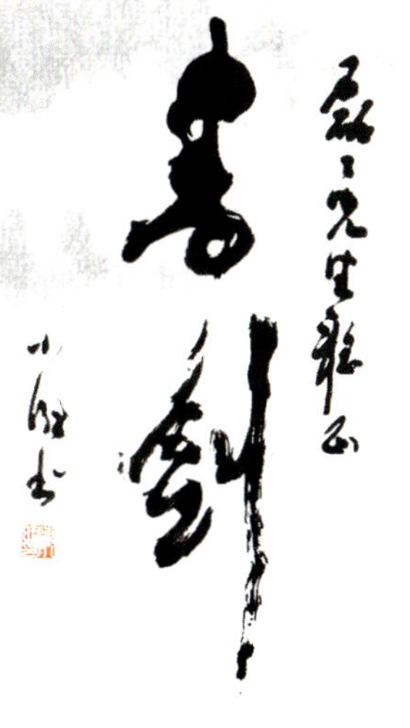

Texte calligraphié dédié à Mr Qu Lei Lei par le Grand Maître Chen Xiao Wang

Introduction

太極

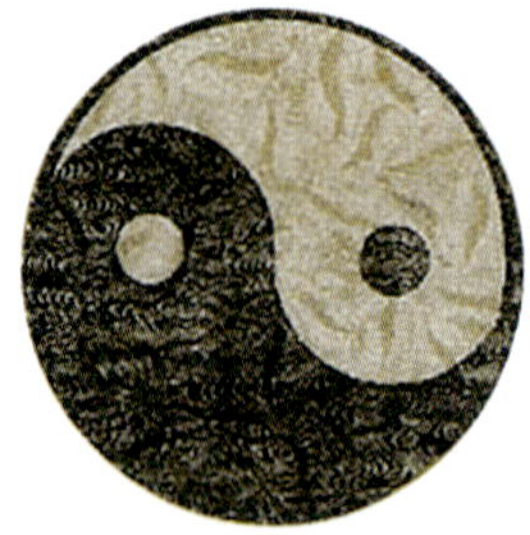

陰陽

Que sont le *taï-chi* et le *yin yang* ?

Le *taï-chi* et le *yin yang*, encore appelé *Tao*, sont les pivots de la pensée chinoise ; conjugués, ils fournissent une clef qui ouvre la porte de l'harmonie corps-esprit. Par l'observation et la recherche appliquées à l'intégralité de l'univers, les sages de l'antiquité chinoise sont parvenus à la conclusion suivante : qu'il s'agisse du cosmos dans sa totalité ou de la moindre parcelle de poussière, tous les phénomènes sont régis par un principe de base, la dualité. Le motif du *taï-chi*, qui imbrique deux graphismes identiques, l'un noir (*yin*), l'autre blanc (*yang*), constitue le symbole du *Tao*. Il véhicule quatre informations fondamentales.

Premièrement, par l'emploi du noir et du blanc, ce symbole décrit les rapports élémentaires existant entre toutes choses, à savoir que tout objet ou concept doit avoir son contraire, et que l'un ne peut pas exister sans l'autre. Ainsi, le ciel est *yang* alors que la terre est *yin*, la lumière est *yang*, l'ombre est *yin*. Ce principe s'applique également aux couples homme-femme, dragon-tigre, cœur-foie, haut-bas, feu-eau, extérieur-intérieur, chaud-froid, mouvement-immobilité, corps-esprit.

Deuxièmement, il présente le mode selon lequel *yin* et *yang* sont en mouvement constant afin de maintenir l'équilibre universel : quand l'un décline, l'autre a déjà entamé son ascension. Il en résulte un cercle parfait.

Troisièmement, nous apprenons que *yin* et *yang* présentent toujours une composante s'identifiant à leur contraire : il y a en permanence du *yin* dans le *yang*, et réciproquement, comme en témoignent les deux points circulaires de couleur opposée présents dans le motif. À la faveur de leur mouvement, *yin* et *yang* varient et passent constamment de l'un à l'autre. Concrètement, cela s'exprime, par exemple, dans les couples suivants : jour-nuit, plantation printanière-récolte automnale, et homme-femme.

Quatrièmement, par le mouvement et la communication qui les caractérisent, *yin* et *yang* s'épanouissent chacun selon un processus fondé sur le cycle des cinq éléments (le *wu xing* – eau, bois, feu, métal, terre) et le *bagua* (octogone composé des huit trigrammes; voir légende, page 13), jusque, dans l'univers, toutes choses étant faites de yin et de *yang*.

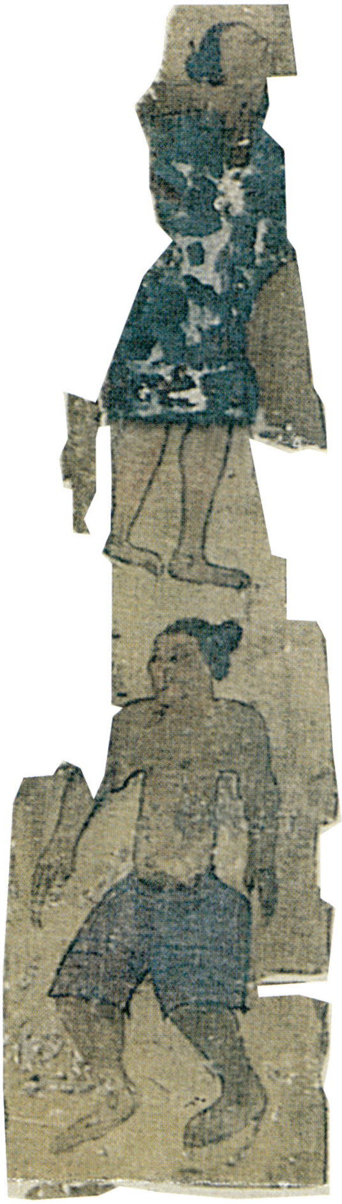

Ci-dessus et à droite :
Peints vers le ~IIe siècle, ces personnages comptent parmi les toutes premières représentations des exercices de *dao yin*, l'un des précurseurs du *taï-chi*.

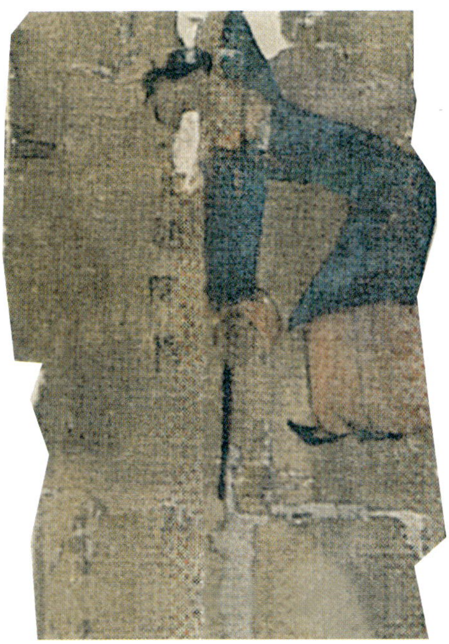

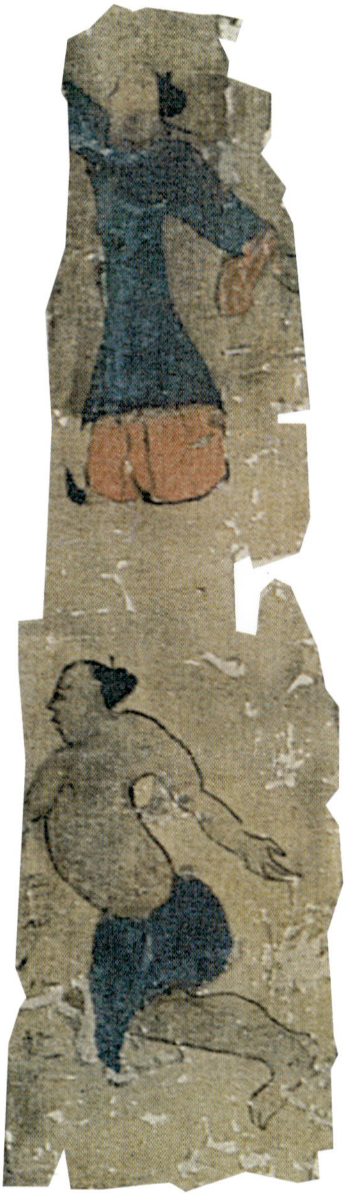

Ci-dessus :
Ces personnages (provenant également de peintures datant du ~IIe siècle) montrent bien les ressemblances existant entre les mouvements d'étirement du *dao yin* et ceux du *taï-chi*, postérieur.

Le Chi

Certes, en français, on peut traduire ce mot par "air", mais, dans le contexte du *taï-chi*, du *chi gong* et de la médecine chinoise traditionnelle, il recouvre des réalités beaucoup plus vastes et lourdes de sens. La manière dont nous respirons, dont nous nous déplaçons, de même que l'efficacité de nos appareils cardio-vasculaire et digestif, expriment notre qualité de vie et notre niveau spirituel, bref notre *chi*. Ainsi dynamisme et joie de vivre révèlent un *chi* fort, alors qu'un état dépressif et apathique trahit un *chi* faible. Quand il est fort, nous sommes en bonne santé; quand il est faible, nous sommes souffrants. Certaines personnes essaient de le rabaisser au rang de concept mystérieux ou empreint de superstition, mais il ne fait que mesurer notre état de santé.

Le *taï-chi* intègre respiration, meilleure circulation sanguine, mouvement et psychisme à une activité physique dont l'objectif est le renforcement du *chi*, donc notre bien-être psychologique et corporel.

L'intensité du *chi* n'agit pas seulement sur les êtres vivants. Les Chinois pensent que le ciel (notamment le temps qu'il fait) et la terre en possèdent un. C'est important, car les six formes de vie différentes qui peuplent la planète – êtres humains, animaux, oiseaux, poissons, insectes et plantes – sont toutes issues de deux grandes entités bilogiques, le ciel et la terre. La pensée chinoise énonce que lorsque le ciel et la terre s'unissent dans "les jeux des nuages et de la pluie" (NdT: c'est ainsi qu'en chinois on désigne l'acte sexuel), auxquels participent l'air, la lumière et l'eau, représentés respectivement par la foudre, les éclairs et la pluie, toutes les autres formes de vie sont rendues possibles.

Depuis la plus haute antiquité, lorsqu'ils pratiquent leur gymnastique, les fidèles taoïstes se placent à l'extérieur entre ciel et terre. Médiateurs des forces naturelles, en particulier à l'occasion des tempêtes et des orages, ils capteraient un maximum de *chi* en provenance du ciel et de la terre, augmentant ainsi dynamisme et bien-être. En métaphysique taoïste, on l'appelle *tian ren he yi*, c'est-à-dire la conjugaison être humain-nature.

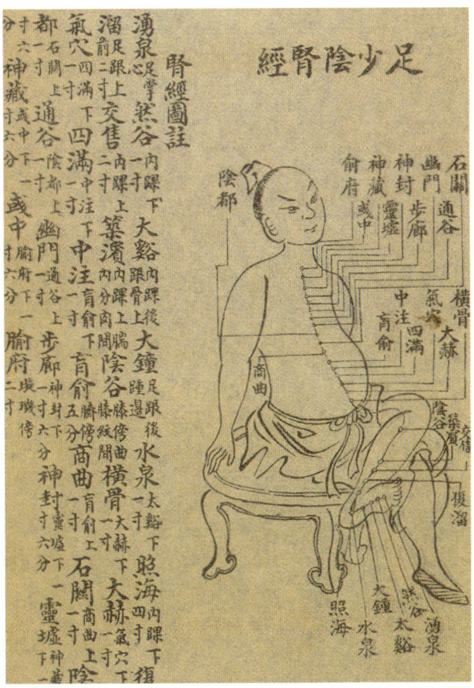

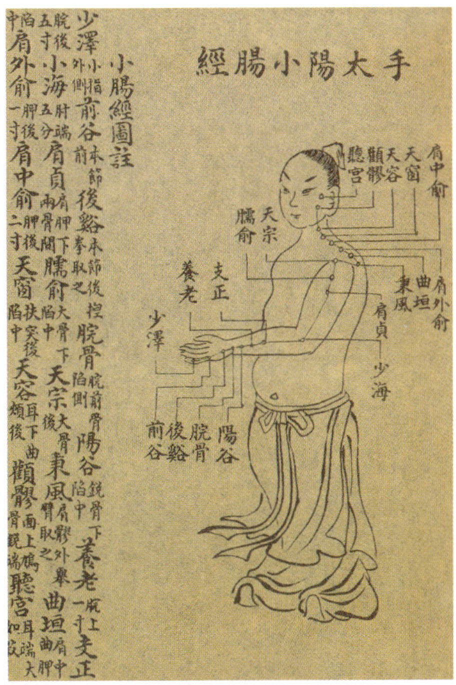

Ci-dessus :
Le *chi* emprunterait les méridiens, voies énergétiques particulières du corps. Datés du Xᵉ siècle, des rouleaux à caractère médical retracent l'évolution de la notion de méridien.

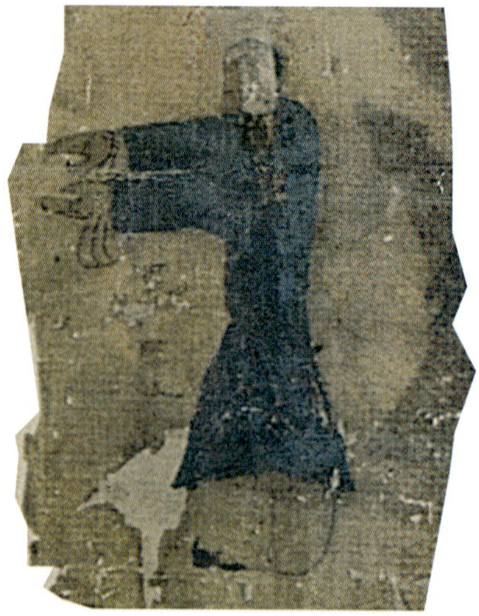

Le *Qi Gong* et le *Taï-Chi-Chuan*

Il y a au moins 3000 ans, la Chine avait déjà mis au point et codifié des méthodes et mouvements de gymnastique visant à traiter les pathologies, maintenir en forme et garantir une longue vie. Dans les chroniques des *Printemps et Automnes* (770-476 av. J.C.), sous la dynastie Zhou, des textes détaillés portant sur le *Xing Qi* (littéralement, "le mouvement du *chi*") et le *Tu Na* (mode respiratoire signifiant "l'interne et l'externe"), et sous la dynastie Han (206 av. J.-C. -220), sur le *dao yin* (précurseur du *taï-chi*, et qui veut dire "sous la conduite du maître"), proposent des gymnastiques décrivant la bonne manière de respirer, celle qui permet au *chi* de circuler librement dans tout le corps, et la façon adéquate de conjuguer respiration et mouvement afin d'équilibrer l'ensemble des fonctions organiques. Elles constituent le *qi gong* primitif élaboré en Chine, c'est-à-dire les pratiques décrites avec précision, permettant de rester en forme.

C'est sous la dynastie Han que Hua Tuo, le célèbre médecin, réalise la synthèse du *qi gong* primitif et de ce qu'il observait chez les animaux pour aboutir à une série de mouvements, intitulée *wu qin xi* (le "Jeu des cinq animaux"), par référence au tigre, au cerf, à l'ours, au singe et à l'oiseau. Au lendemain du règne de la dynastie Sui

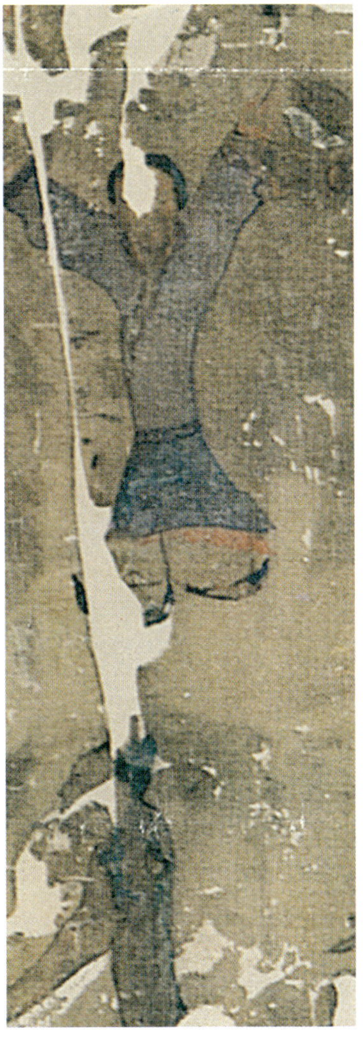

(581-618), cette gamme d'exercices donne naissance à des variantes caractérisées par un style de *qi gong* plus conventionnel, comme le *ba duan jin* ("Les huit Pièces de Soie"), le *shi er duan jin* ("Les Douze Pièces de Soie") et le *yi jin jing*.

À la fin de la dynastie Ming (1368-1644), le *qi gong*, s'inspirant de la métaphysique taoïste, intégra certains éléments des arts martiaux contemporains pour aboutir au *taï-chi chuan* que, d'ordinaire, nous abrégeons en *taï-chi*. Cette nouvelle forme d'activité physique donnait aux Chinois le moyen de rester en bonne santé, mais apportait aussi une méthode d'auto-défense. Elle améliorait les mœurs, la spiritualité des pratiquants, et leur proposait une gymanstique si douce qu'elle s'avérait convenir à toutes les générations et à tous les niveaux de condition physique. De plus, on pouvait la pratiquer n'importe où. En conséquence, aujourd'hui et dans le monde entier, le nombre de celles et ceux qui ont adopté le *taï-chi* ne cesse de croître.

Il présente cinq variantes majeures – *chen, yang, wu, woo* et *sun* – chacune se ramifiant en maintes branches et types d'enseignement. Cependant, en pratique, les principes fondamentaux sont identiques. Dans cet ouvrage, nous présentons les 24 leçons qui se réclament de la variante *yang*, la plus répandue, élaborée par les grands maîtres chinois dans les années 50. Comportant des exercices clairement expliqués, et intégrant la plupart des caractères propres à l'esprit du *taï-chi*, elle est le point de départ idéal pour les débutants.

Ci-dessus :
Le *dao yin* mettait l'accent sur la conjugaison de la respiration et du mouvement, tout comme le fera le *taï-chi* au cours des siècles à venir.

À droite :
Ce symbole moulé dans l'or représente le yin et le yang entourés des huit trigrammes (huit groupes de traits, les uns continus, les autres discontinus, formant le *bagwa*. En Chine, dans les arts divinatoires, ils correspondaient aux forces naturelles.

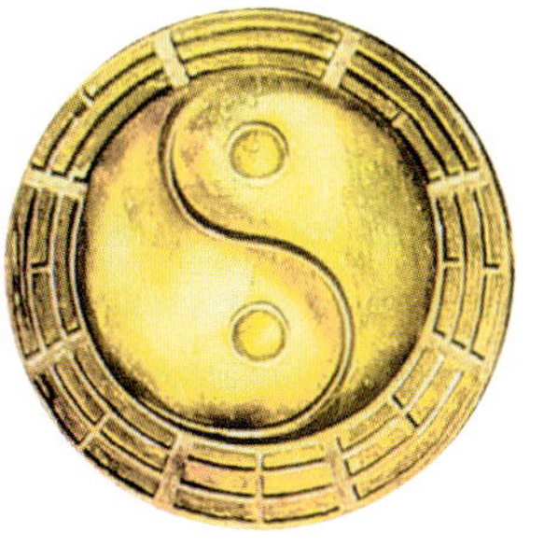

Les clés de la réussite

Comment vivre les exercices de *taï-chi*

Bien que le *taï-chi* soit un art martial, au lieu de faire appel à la force musculaire il est fondé sur la puissance de l'esprit. Cela veut dire que les leçons données ici peuvent constituer une activité physique régulière, peu importe votre état de santé ou votre niveau de "forme". (Toutefois, si vous pensez qu'il peut ne pas vous convenir, consultez votre médecin avant de commencer.) Quand vous débuterez dans cette discipline, vous aurez peut-être le sentiment de consacrer beaucoup de temps à la pratique et à la mémorisation de chaque mouvement, mais ne vous inquiétez pas, vous y arriverez. Peu à peu, ils deviendront naturels et vous pourrez approfondir les exercices. Le *taï-chi* étant à la fois une pratique empreinte de sagesse et le moyen d'être en forme, vous devez toujours – que vous soyez débutant ou maître – tenir compte des huit concepts-clés exposés dans ce chapitre, afin d'en recueillir à coup sûr les plus grands bienfaits.

Tenez-vous droit, en équilibre - comme un pin

La règle essentielle est de garder un esprit pur et clair pendant la pratique, ce qui aide le corps à prendre une parfaite immobilité. Même lorsque vous remuez, vous devez toujours avoir le sentiment d'être enraciné dans le sol. N'esquissez jamais un mouvement lorsque vous êtes ne serait-ce qu'en léger déséquilibre. Avant de commencer, restez immobile quelques instants, en équilibre. Ensuite, quelle que soit la complexité du mouvement à exécuter, adoptez la stabilité d'une montagne et la fierté d'un pin, peu importent les forces naturelles que vous devez affronter.

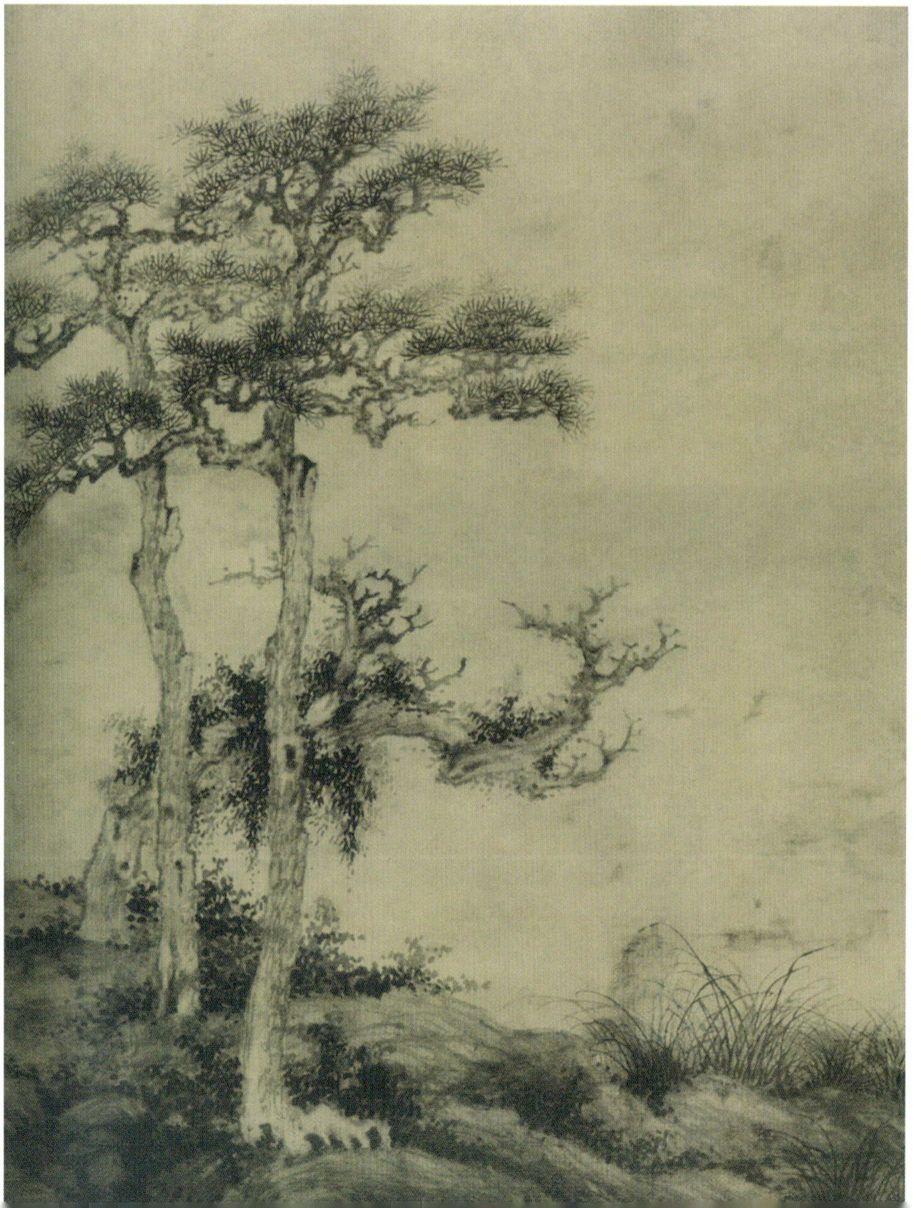

Le corps doit rester souple, exempt de toute tension ou dépense d'énergie superflue - se mouvoir comme un chat

Tout votre corps doit être souple et détendu – comme celui d'un léopard en chasse. En taï-chi, la relaxation est primordiale, aussi ne "gavez" pas vos muscles d'énergie. Ne confondez pas ce relâchement avec un manque d'effort. Durant l'exécution de chaque mouvement, détendez consciemment les muscles et les articulations qui ne travaillent pas effectivement. Dirigez toujours votre poids vers le bas, pour que le *chi* monte. Observez un chat qui marche ; il se déplace doucement, calmement, mais il est toujours prêt à bondir.

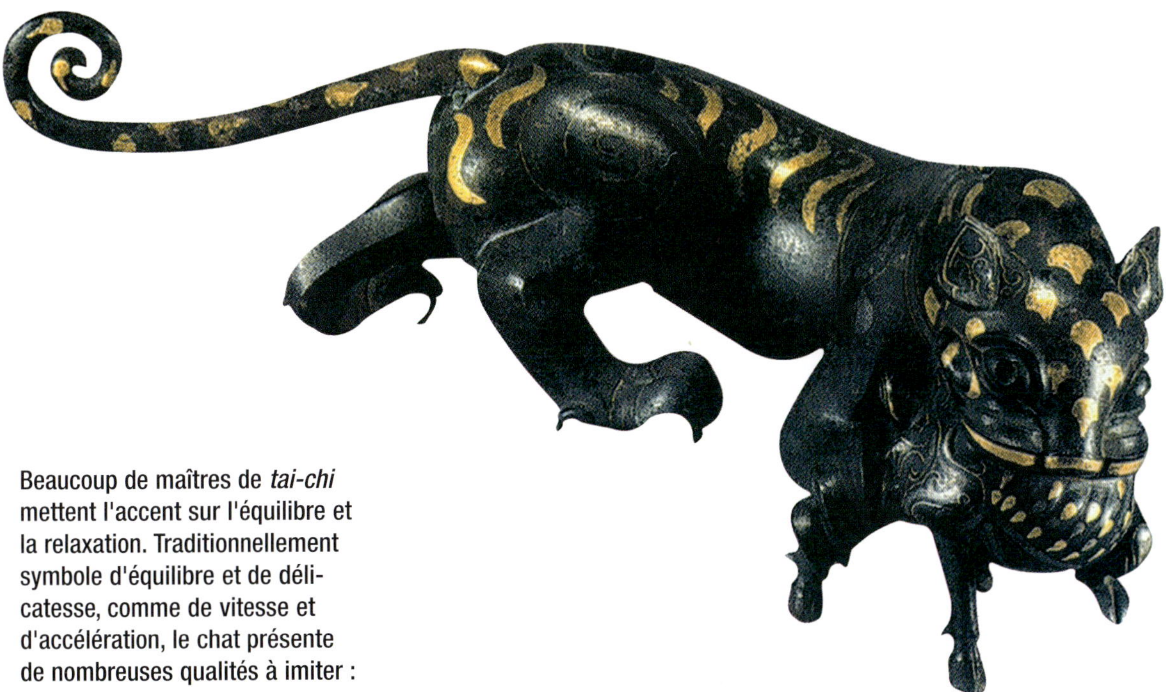

Beaucoup de maîtres de *tai-chi* mettent l'accent sur l'équilibre et la relaxation. Traditionnellement symbole d'équilibre et de délicatesse, comme de vitesse et d'accélération, le chat présente de nombreuses qualités à imiter : ayez le pied léger du tigre en gardant la capacité de bondir sur votre proie.

Vos mouvements doivent être fluides, naturels, non saca-dés - tel un muage qui passe et l'eau qui coule

En *taï-chi*, dès qu'on commence à bouger, aucune partie du corps n'est totalement immobile. Pour enchaîner les phases avec fluidité et naturel, faites appel à votre esprit plutôt qu'à votre force musculaire. Il faut seulement enrouler et dérouler les mouvements sur un mode "coulé", sans à-coups. Lao Tseu, qui est à l'origine de la métaphysique taoïste, parlait ainsi : "Les propriétés les plus appréciées sont celles de l'eau". L'eau s'écoule en contournant pierres et autres obstacles, paisiblement, mais elle cherche constamment sa route jusqu'à ce qu'elle atteigne finalement la mer.

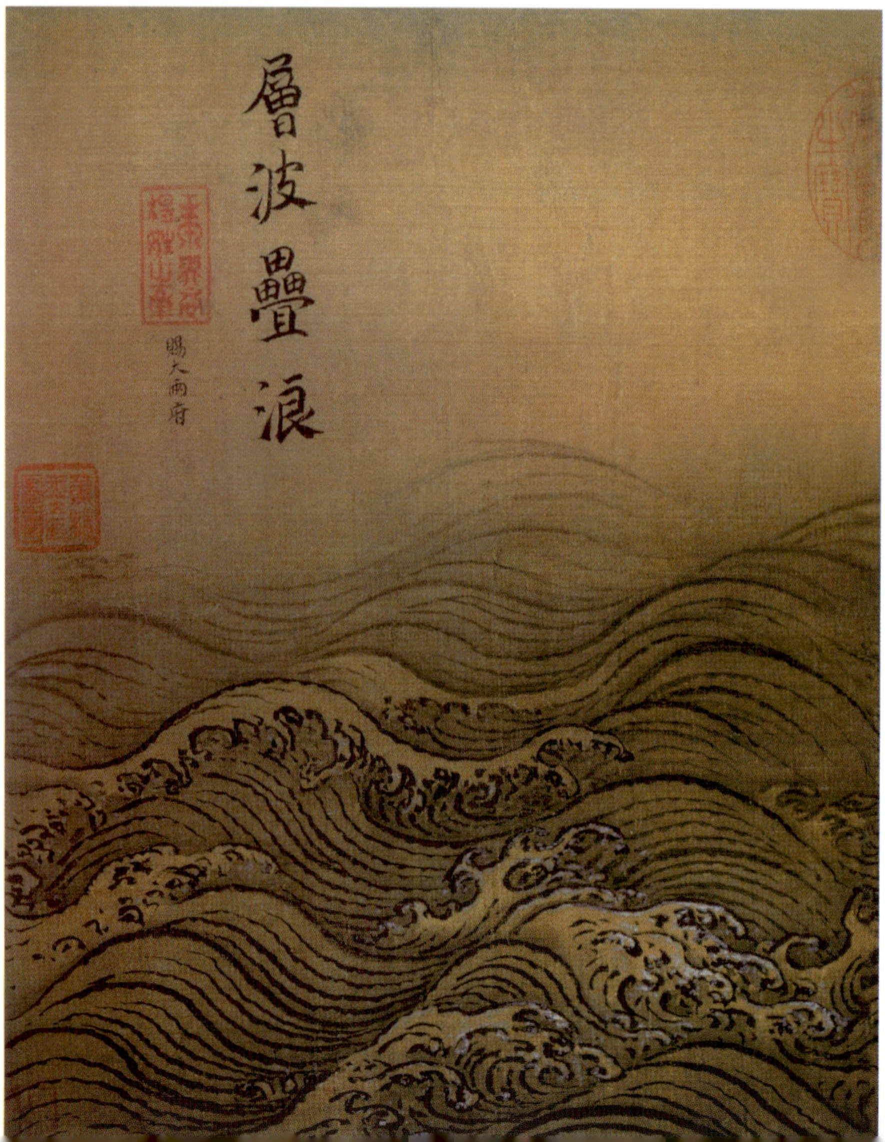

Coordonnez tous vos mouvements dans l'harmonie dynamique intégrale du corps - comme les rouages d'une montre

Quand une partie de votre corps remue, toutes les autres bougent. Cette caractéristique fondamentale du *taï-chi* assure la coordination de tous ses éléments pendant un exercice. Les débutants peuvent en oublier un tandis qu'ils se concentrent sur un autre, ou encore ne coordonner que partiellement leurs mouvements. Assimilez d'abord séparément les phases d'un mouvement, avant de les enchaîner, tout comme vous le feriez pour chaque main si vous essayiez de jouer un nouveau morceau de piano. Chaque fois que le bras ou le tronc bouge, il suit toujours le *dan tian* (point central d'équilibre situé juste au-dessous du nombril), guidé par la taille. Un mouvement n'est jamais déclenché par une poussée ou une traction exercée par les bras ou les jambes – la taille se déplace et les membres suivent toujours. Comprendre cela permet d'améliorer la coordination des différentes parties du corps entre elles.

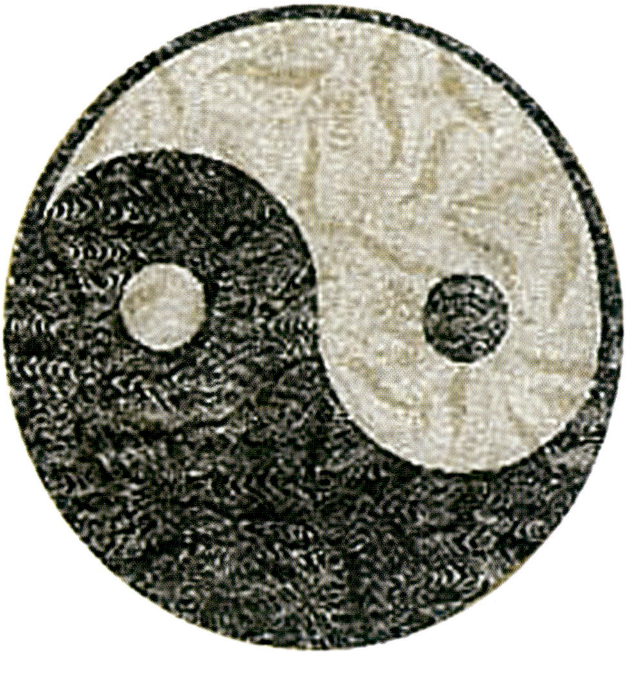

Distinguez appui et suspension, travail et repos - par analogie avec le changement de saison

Une fois que vous avez assimilé le contenu des leçons, vous pouvez accorder votre attention aux antagonismes appui – suspension et travail – repos existant dans votre corps. Durant les exercices, étant donné que vous alternez constamment positions d'attaque et de défense, votre poids change d'appui en permanence. Ayez toujours une conscience claire du moment et du point d'application de l'énergie – c'est-à-dire des zones corporelles au repos et de celles qui travaillent ; de celles en appui (répartition du poids) et de celles en suspension ; enfin, de celles qui exécutent les mouvements et pivotent.

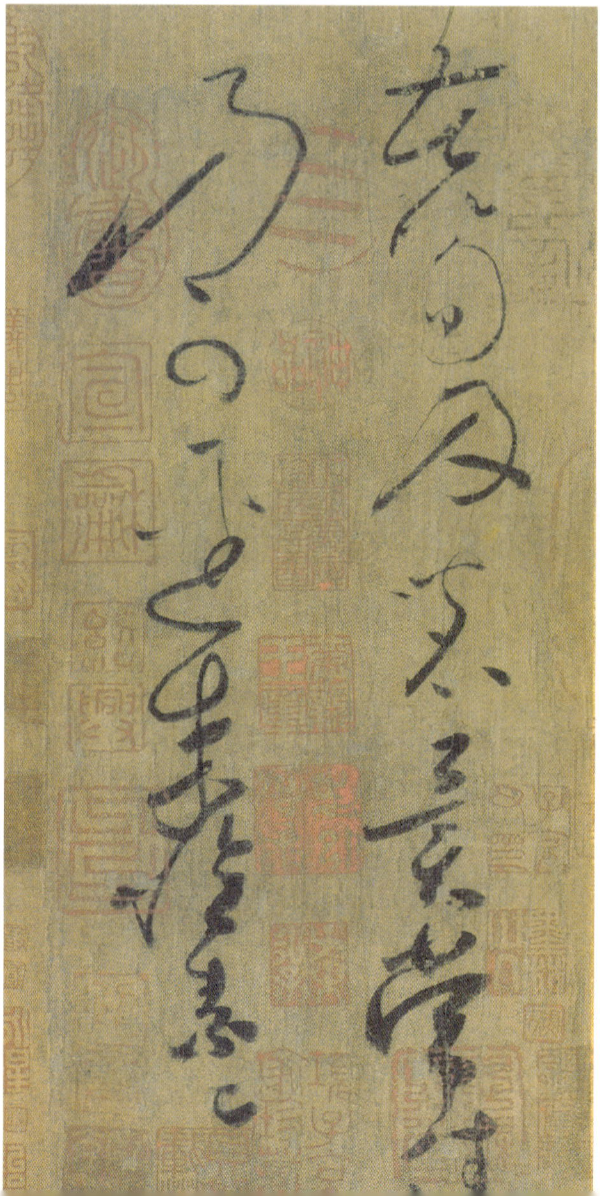

Recueillez-vous ; laissez votre esprit conduire votre mouvement – le corps doit suivre le *chi*

En *taï-chi*, le déroulement d'un exercice nécessite que le mouvement du corps soit guidé par l'esprit pour que ce dernier en imprègne chaque phase. Commencez par vous détendre physiquement et faites le vide psychique, en respirant naturellement. Ensuite, concentrez-vous sur le *dan tian* (voir pages 19 et 30) afin de garder l'équilibre dans l'exécution de tous les mouvements.

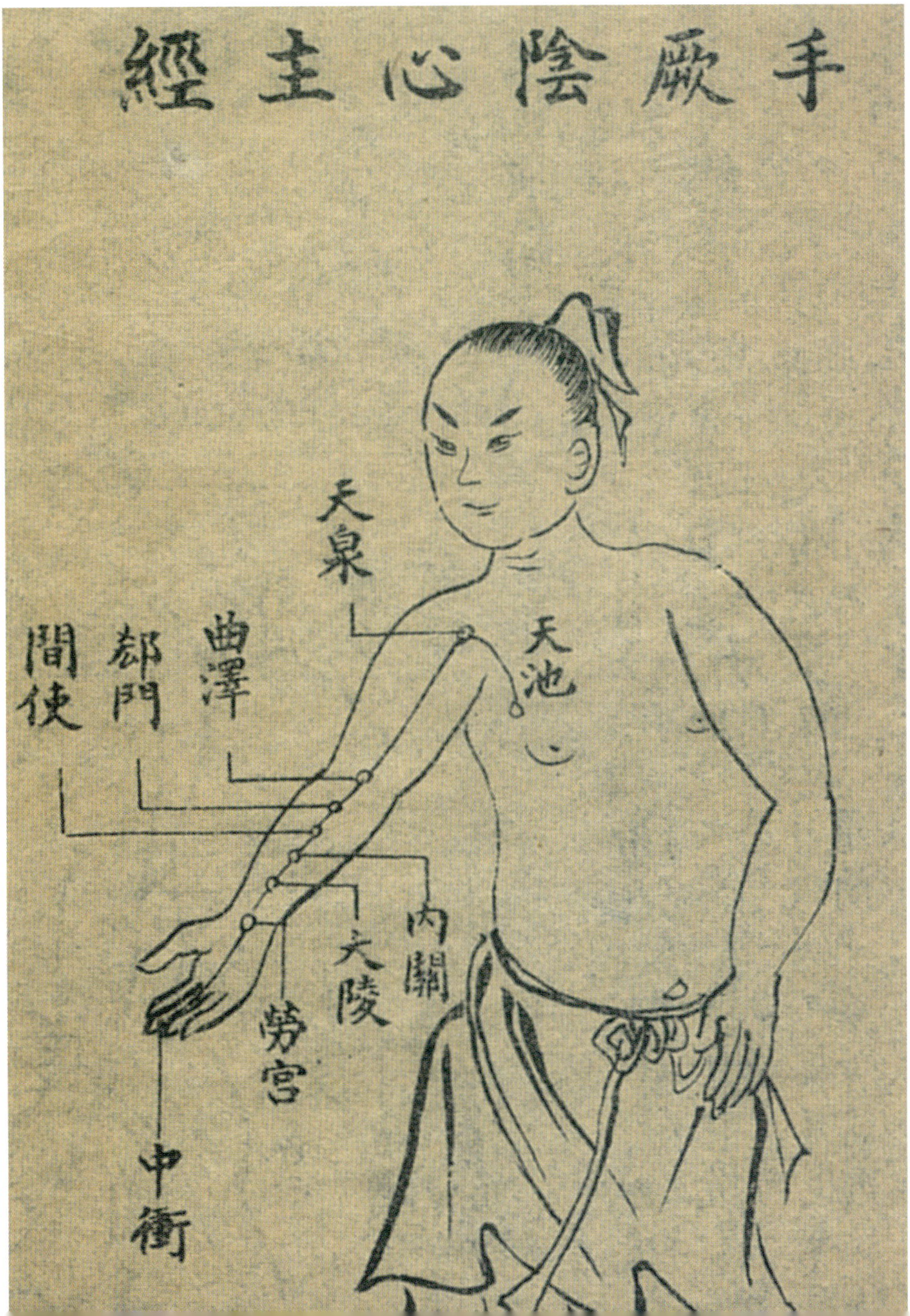

Respirez naturellement, en conjuguant souffle et mouvement - comme la marée monte et descend

La respiration a beaucoup d'importance en *taï-chi*. Il faut éviter qu'elle soit rapide, irrégulière ou superficielle, et ne jamais retenir son souffle. Elle doit être naturelle, lente, profonde et régulière – tout comme la marée monte et descend. En règle générale, préparez-vous à entamer chaque leçon en inspirant, puis, tandis que vous exécutez les mouvements, expirez. Laissez votre respiration suivre votre corps : s'il se ramasse sur lui-même, inspirez ; quand il se déploie – pour donner un coup de pied ou de poing – expirez.

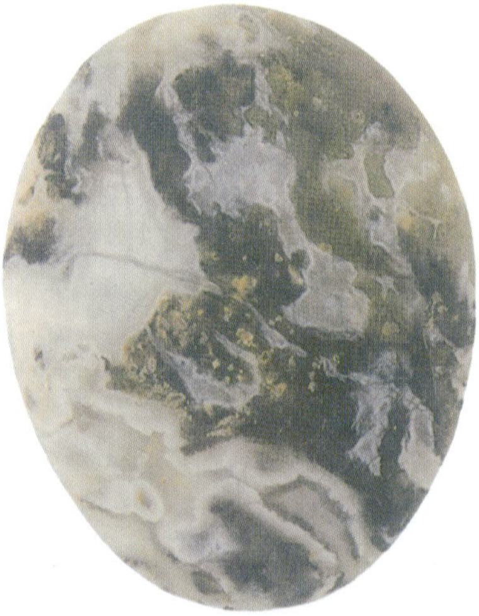

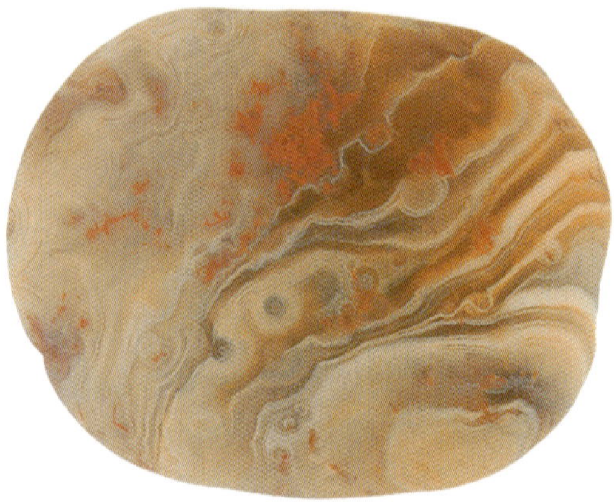

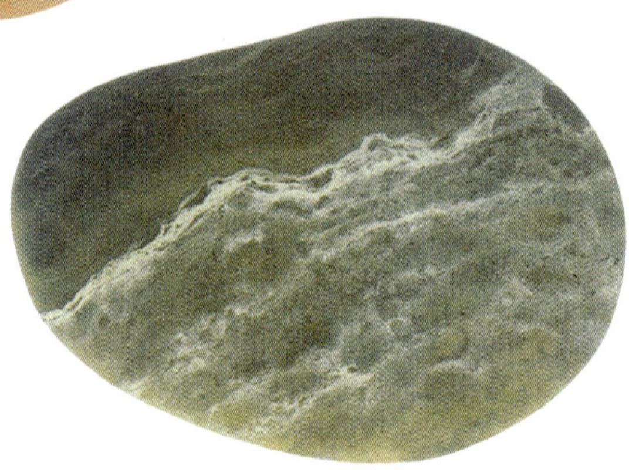

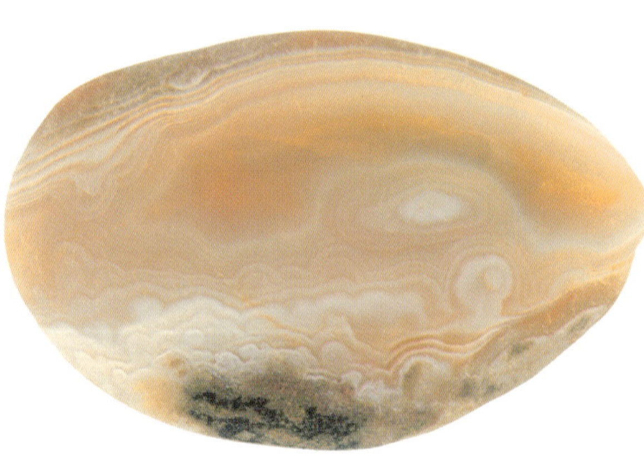

Respectez les règles, progressez pas à pas, ne renoncez jamais - et savourez une vie saine et longue

N'essayez pas de précipiter la réussite. Assimilez plutôt les leçons à petites doses, un mouvement après l'autre, jusqu'à ce que chacun soit correct, corps, esprit et souffle étant en harmonie. Améliorez-en progressivement la qualité d'exécution. Les 24 leçons que comporte cet ouvrage proposent la plupart des mouvements les plus importants, et exposent tous les principes fondamentaux inhérents à l'esprit du *taï-chi*, qui, bien compris, vous permettront de passer aisément à d'autres variantes. Efforcez-vous de pratiquer régulièrement ces exercices : accordez-vous le plaisir quotidien consistant à vous améliorer en y consacrant un petit moment. Vous en recueillerez des bienfaits durables sur les plans corporels et psychiques; enfin, comme l'énonce l'adage chinois, "Vous jouirez d'une longévité comparable à celle de la montagne".

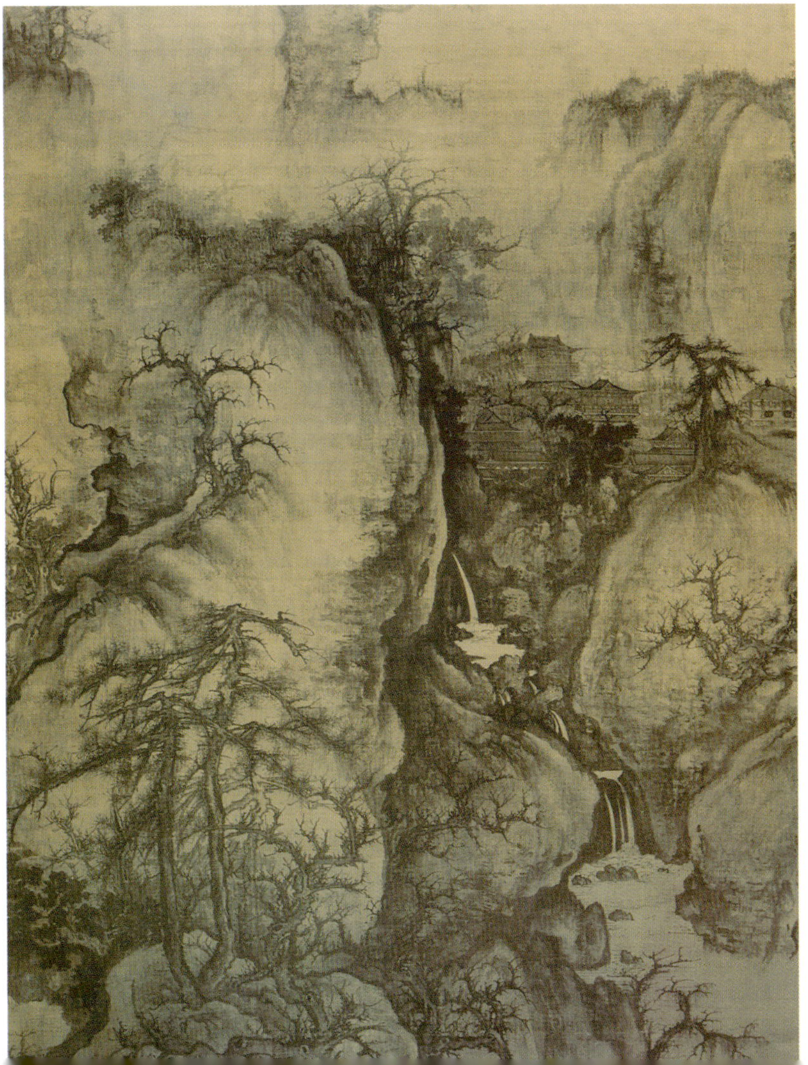

Techniques de base

Avant de pouvoir mettre en pratique la totalité des 24 leçons de taï-chi que dispense ce livre, vous devrez maîtriser plusieurs techniques de base. D'ailleurs, en tant qu'activité d'entretien, elles conviennent à tous les âges et toutes conditions physiques. La plupart d'entre elles, qui vous aideront à vous mouvoir avec élégance et fluidité, favorisent la libre circulation du *chi* dans le corps. Rappelez-vous ceci : ne vous forcez pas ; investissez-vous autant que possible dans l'exécution de chaque phase de mouvement et le positionnement des bras, mais sans nuire à votre confort. Même s'ils vous paraissent exiger peu d'effort, si vous leur accordez toute votre attention, vous en recueillerez toujours les bienfaits.

Le poing - *Quan*

Placez l'extrémité de votre pouce en contact avec les ongles de vos index et médius. Ne serrez pas le poing et détendez votre main ; faites comme si, tenant un œuf, vous évitiez de l'écraser. Cette position dérive de celle – fermée – prise initialement dans les arts martiaux. En *taï-chi*, il ne doit pas être serré, pour permettre la circulation de l'énergie (*chi*).

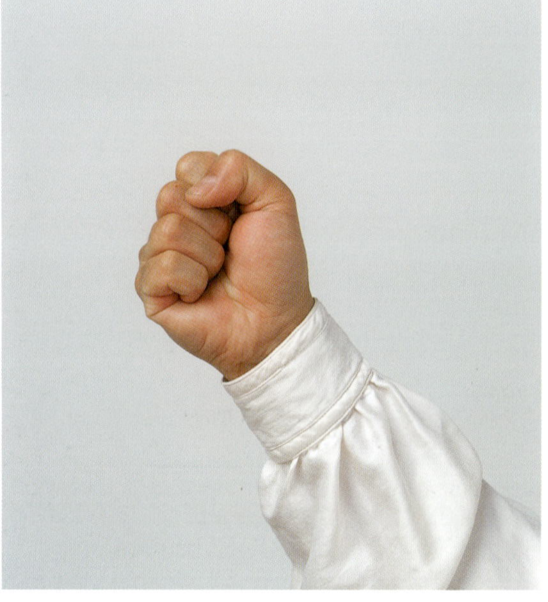

Ci-dessus :
Ici, le poing, fermé, est tenu dans la mauvaise position.

À droite :
Ici, le poing, ouvert, est tenu dans la bonne position.

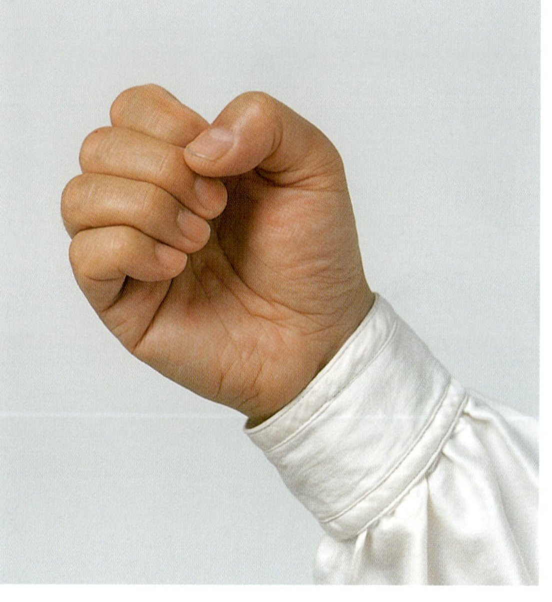

La paume - *Zhang*

Lorsque la main est inactive, elle doit s'ouvrir naturellement, l'index et les autres doigts étant légèrement écartés, surtout pas joints. Se détachant d'eux, l'auriculaire s'incline vers l'avant. Ouvrez votre pouce, et détendez-le en le plaçant à environ 45° par rapport à la paume, pour former ce qu'on appelle le *hu kuo*, c'est-à-dire la "gueule du tigre", espace compris entre pouce et index. Durant tous les mouvements, gardez ces deux doigts dans la même position, quel que soit l'angle formé par le poignet.

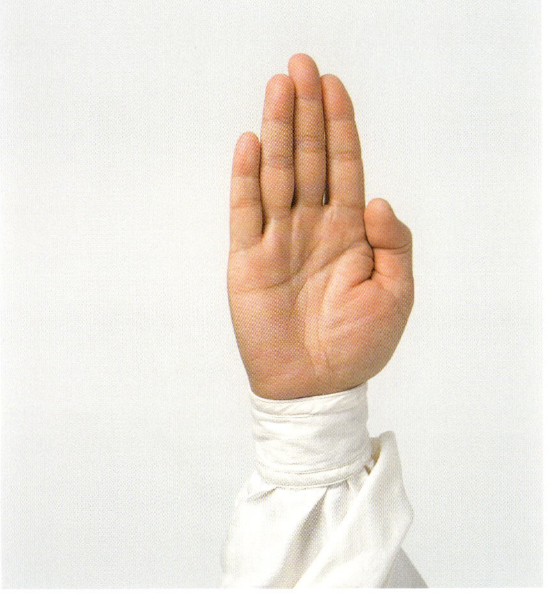

À gauche :
Ici, la main en extension, raide, est tenue dans la mauvaise position.

Ci-dessous, à gauche et à droite :
Deux clichés de la paume tenue correctement, concave et détendue.

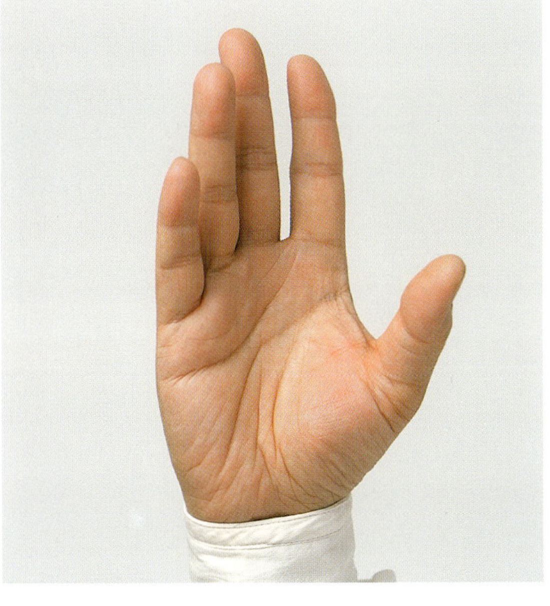

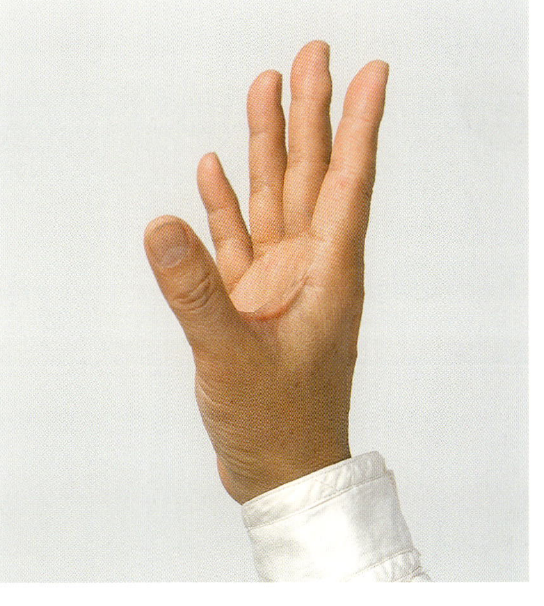

Tenir le ballon - *Bao qiu*

Il faut que les mains évoquent la forme du symbole *yin-yang* (voir page 8), aussi doivent-elles toujours exécuter un mouvement circulaire. Presque chaque fois qu'on passe d'une position des mains à une autre, elles se font face, comme si elles tenaient un ballon. Vous pouvez aussi "tenir le ballon" au-dessus de vos épaules quand, au cours d'un mouvement, et pendant un instant, vous faites un "arrêt sur image". Le diamètre du ballon peut être – au figuré – presque égal à l'écartement maximum de vos bras.

À droite :
La position élémentaire : une main est placée au-dessus de l'autre, les paumes se faisant face.

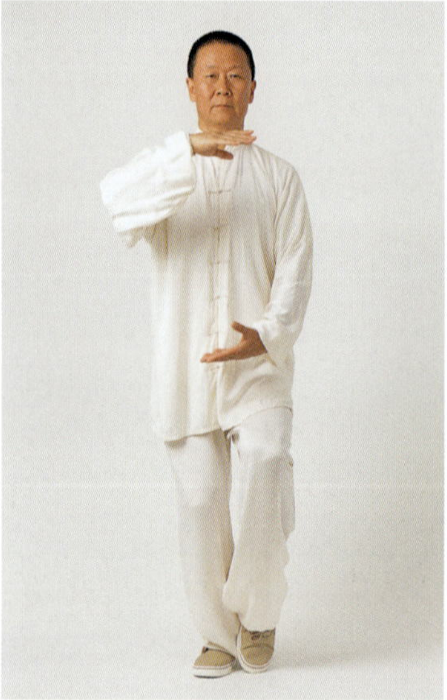

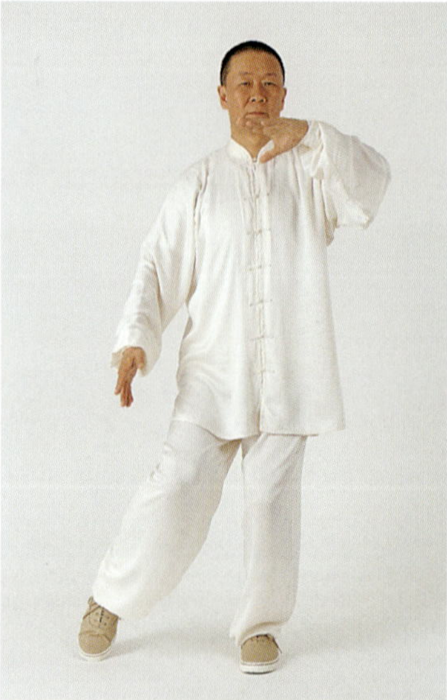

À gauche :
D'ordinaire, on prend la position "tenir le ballon" en se tournant pour faire un pas de côté.

À droite :
On peut également prendre la position "tenir le ballon" quand les deux mains se déplacent dans la même direction que le corps.

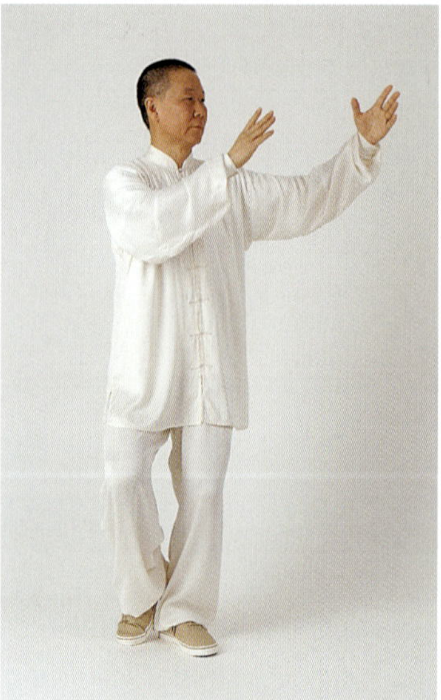

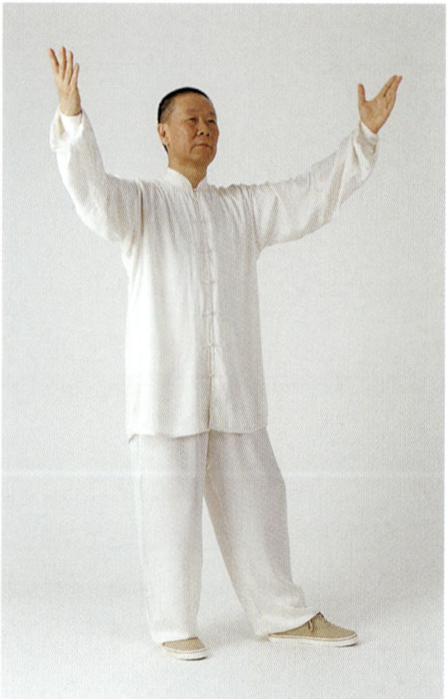

À gauche :
On peut aussi adopter cette position pour tenir un énorme ballon au-dessus de sa tête.

La pince - *Gou shou*

Levez et tendez votre bras en relâchant votre poignet, puis laissez pendre vos cinq doigts naturellement. Faites comme si vous preniez quelque chose, et rapprochez-les, en tenant votre bras à l'horizontale; cependant, vous pouvez parfois faire pivoter la pince et reculer votre bras.

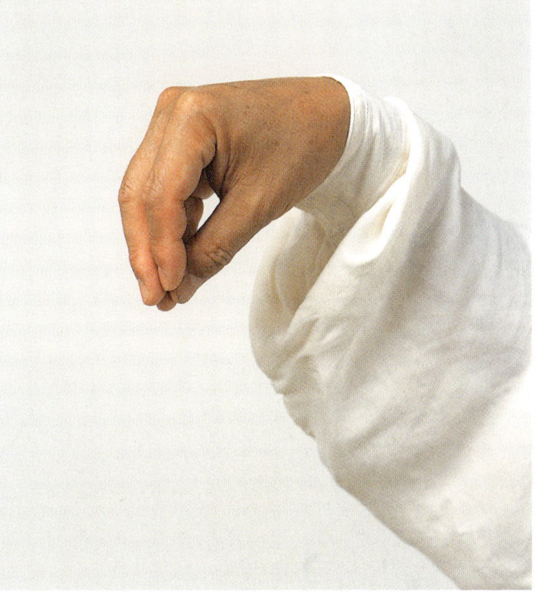

Tendre les mains - *Tui shou*

Bras fléchis à l'horizontale, mains en oblique et pouces tournés l'un vers l'autre, faites comme si vous teniez un ballon de basket. Ne placez jamais vos paumes verticales, et dirigées vers l'avant. L'énergie nécessaire à la poussée doit être canalisée par tout votre corps – imaginez-vous poussant une montagne – et pas seulement provenir de vos bras et de vos mains. Gardez le tronc droit ; ne vous penchez jamais en avant. Vos coudes, légèrement pliés, assurent à vos bras une courbure idéale. Tout cela permet au *chi* de circuler.

Concentrez-vous sur votre *dan tian* – *Yi shou dan tian*

Le *dan tian* est le centre du corps, situé 5 centimètres au-dessous et en arrière du nombril. Vous devez vous concentrez sur lui pendant toute la durée de vos séances de *taï-chi*. Il est le point de départ de tous les mouvements – jambes et bras ne font que suivre. Ne pensez jamais "jambe en avant ", mais toujours "*dan tian*" en avant.

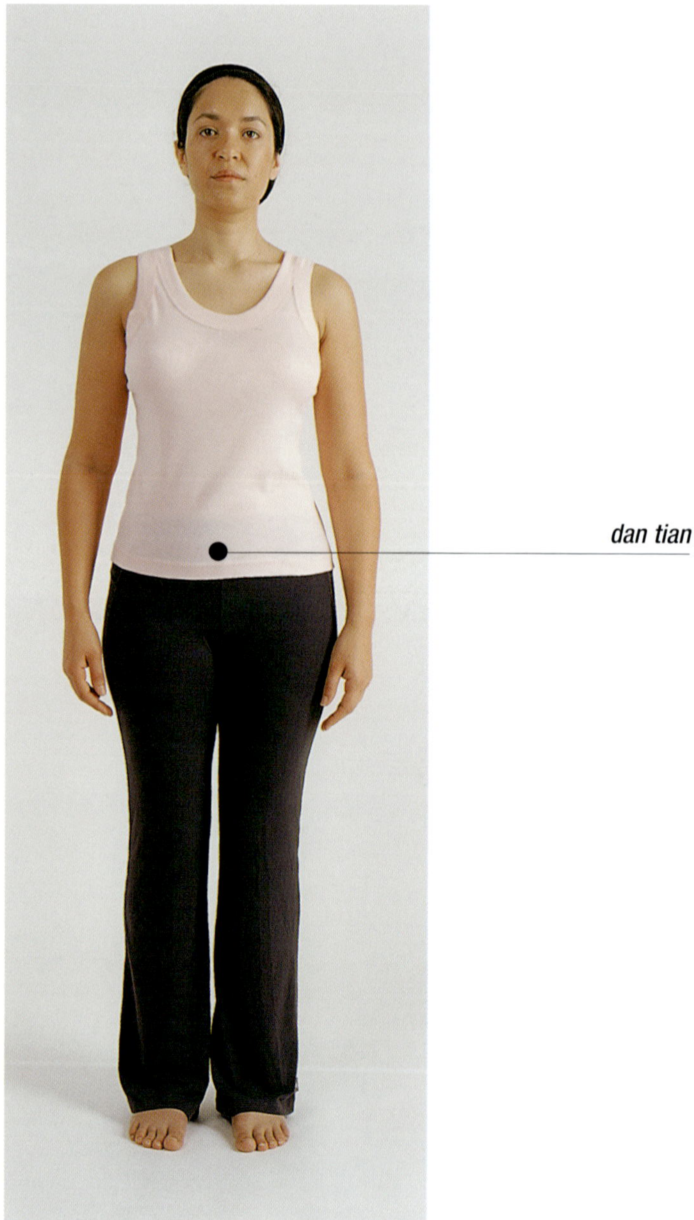

L'arc - *Gong bu*

Tenez-vous colonne vertébrale verticale, tête droite, épaules relâchées, hanches en position basse. Pliez la jambe antérieure jusqu'à ce que le genou soit à la verticale des orteils, et dépliez la jambe postérieure jusqu'à ce qu'elle soit tendue. Ne placez pas le talon postérieur dans l'alignement du talon antérieur. Le pied de devant doit être dirigé vers l'avant. Tandis que l'autre est en extension arrière, obligeant le corps à se présenter de face. Vérifiez que vos talons ne soient pas sur le même axe et que vos pieds ne forment pas un angle trop important.

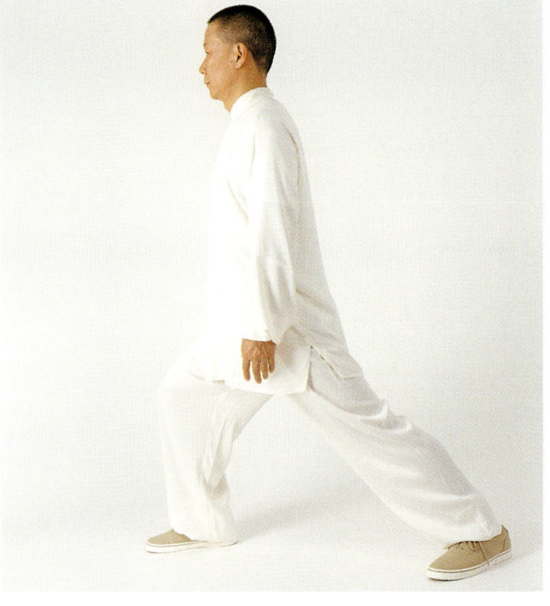

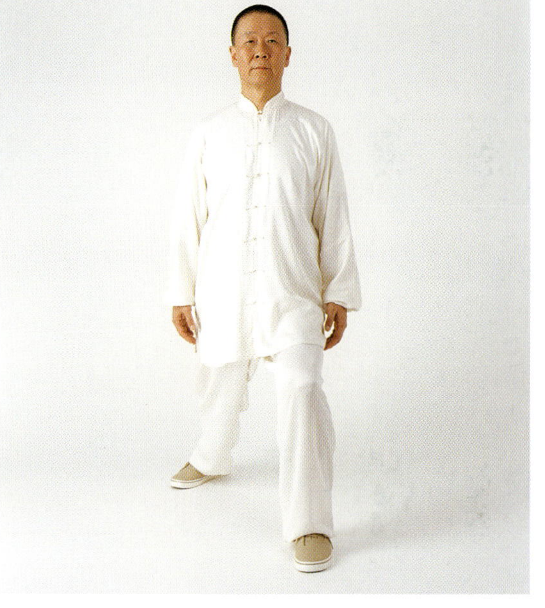

Ci-dessus :
Placez le genou antérieur à la verticale des orteils et gardez la jambe postérieure étendue.

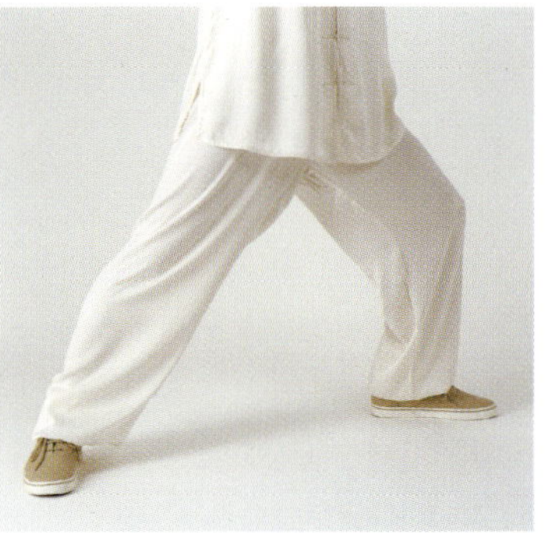

Ci-dessus :
Pour garantir que le corps soit complètement tourné vers l'avant, placez le talon postérieur en extension.

À gauche :
Mauvaise position : Si votre talon ne se place pas en extension arrière, votre gros orteil se tourne vers l'extérieur – et votre corps suit.

Monter à cheval - *Ma bu*

En *taï-chi* comme en équitation, la stabilité joue un rôle essentiel. Écartez les pieds d'une distance légèrement supérieure à une largeur d'épaules, orteils dirigés vers l'avant. Pliez les genoux jusqu'à ce qu'ils soient à la verticale des orteils. Gardez les hanches souples, tronc et tête droits, épaules relâchées. Regardez droit devant vous.

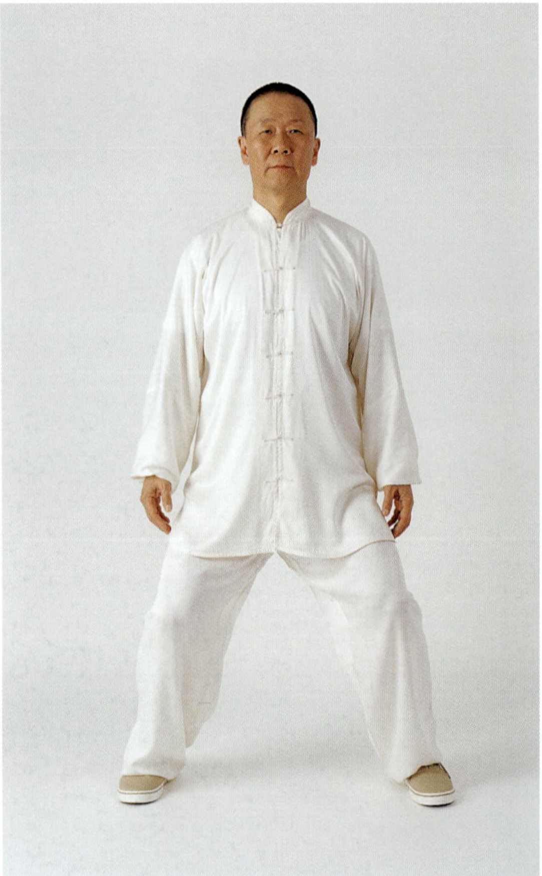

Ci-dessus :
Tenez-vous debout, sans crispation, mains près des hanches et pieds écartés d'un petit peu plus qu'une largeur d'épaules.

À droite :
Vérifiez que vos genoux sont à l'aplomb de vos orteils et que votre postérieur est à la verticale de vos talons.

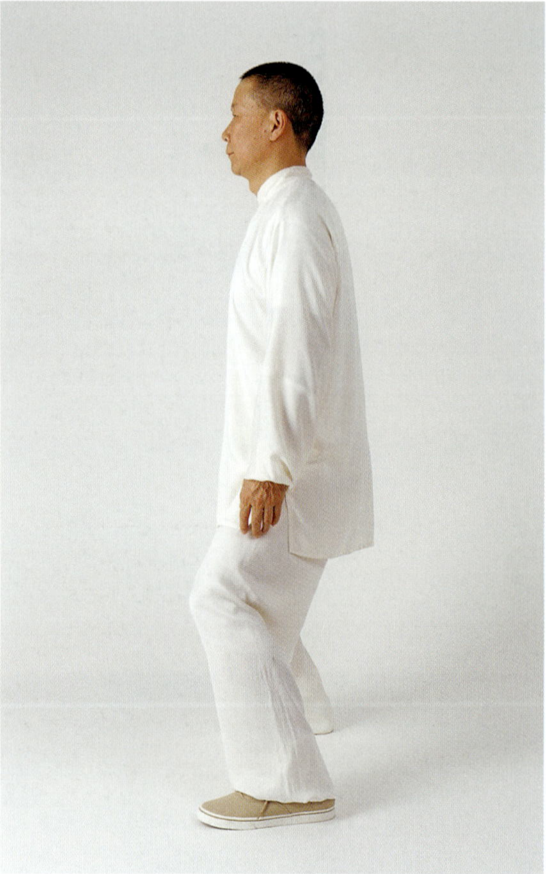

Le pas en suspens - *Xu bu*

Pratiquez ce pas lorsque le poids de votre corps est en appui total sur une jambe, seul le gros orteil de l'autre pied est en contact avec le sol. La jambe levée doit rester en suspension et souple afin de permettre, à volonté, un mouvement vers l'avant ou l'arrière. Tronc et tête doivent être droits.

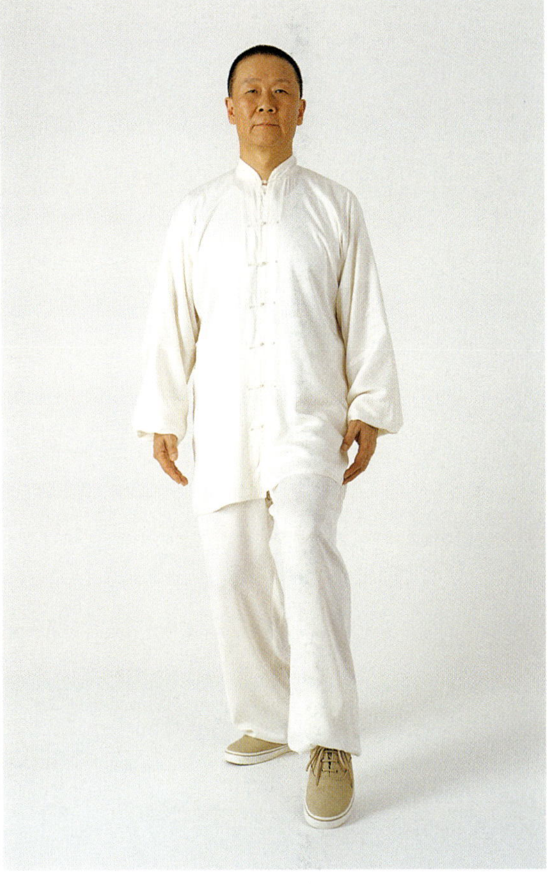

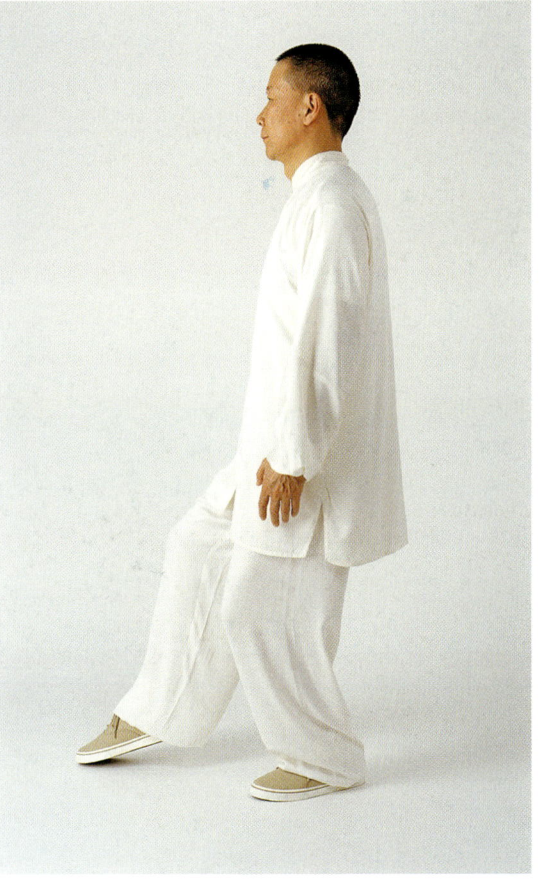

Ci-dessus :
Tout votre poids doit être supporté par le pied arrière – ne vous servez pas du pied avant, même pour garder l'équilibre.

À droite :
Pliez la jambe arrière pour amortir les changements d'appui pondéral entraînés par la jambe en suspension et garder l'équilibre.

Le pas en T - *Ding bu*

Pendant une séance, pour porter votre poids d'un pied sur l'autre, faites un demi-pas en avant (voir ci-dessous). Parfois, le pas en T se prolonge par le pas en suspens (voir page 33).

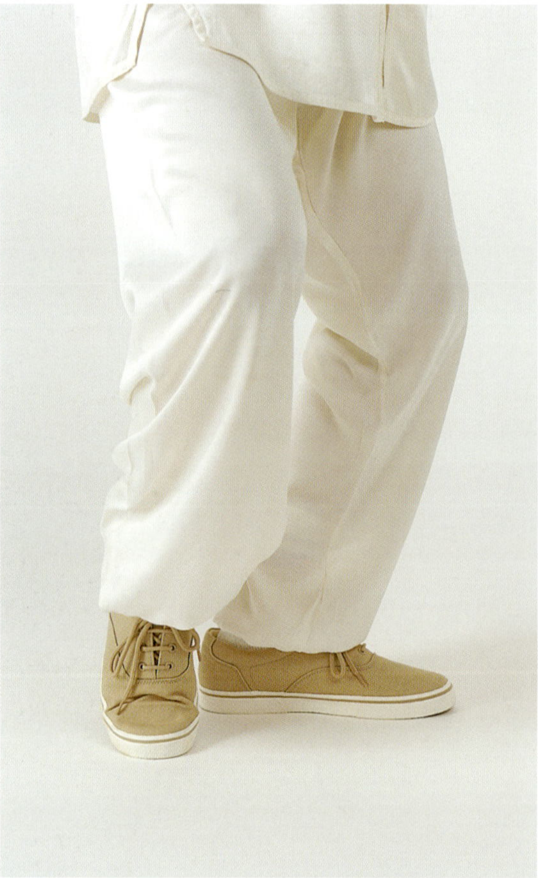

1 Levez un pied tout en prenant appui sur l'autre jambe. Gardez les pieds perpendiculaires l'un à l'autre, et maintenez votre équilibre en vous servant de l'orteil du pied levé.

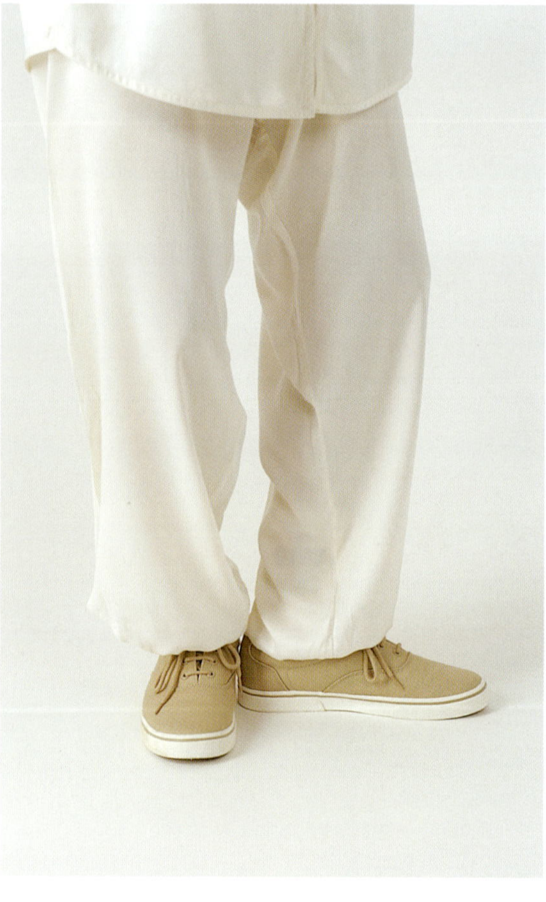

2 Ramenez le pied levé au sol, les deux restant perpendiculaires l'un à l'autre, talons joints. Faites immédiatement passer votre poids sur ce pied, l'autre retrouvant ainsi sa liberté de mouvement.

Le pas en génuflexion - *Pu bu*

Dans cette position basse, environ soixante-dix pour cent du poids du corps sont portés par la jambe pliée. Dans ce mouvement, conçu pour parer une attaque venue d'en haut, la tête doit se tourner dans la même direction que la jambe tendue, tandis que le corps chute rapidement. Ce faisant, ne sollicitez pas trop votre jambe ou votre aine à l'extension.

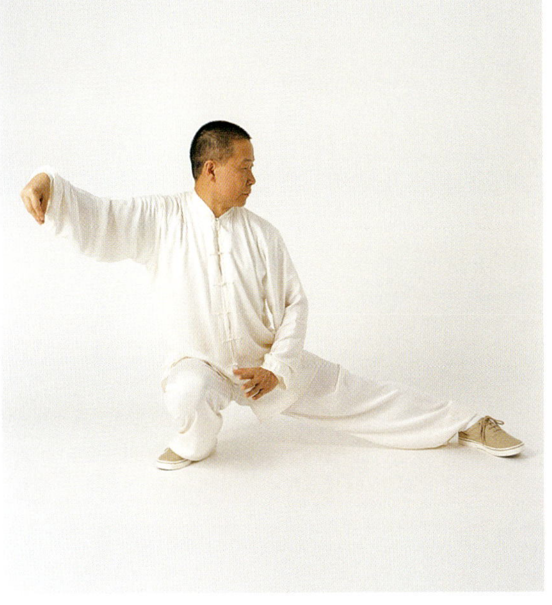

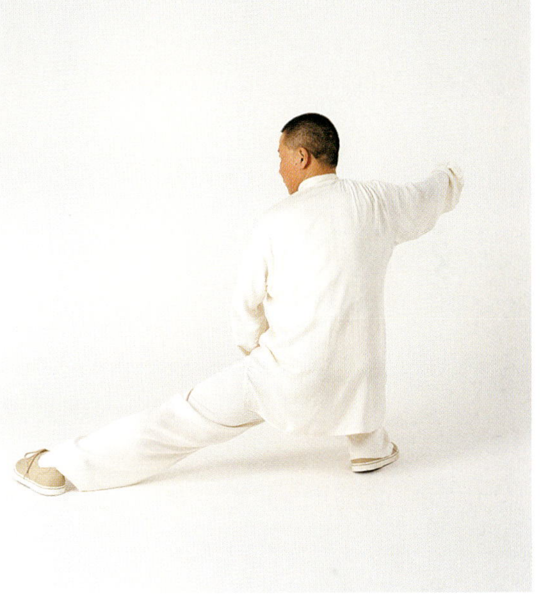

Ci-dessus :
Tendez un bras latéralement – main en pince (voir page 29) – et placez l'autre main devant vous, à hauteur du genou.

À droite :
Regardez en arrière, dans l'axe de votre épaule, corps tourné sur le côté. Vos pieds doivent former un angle légèrement obtus.

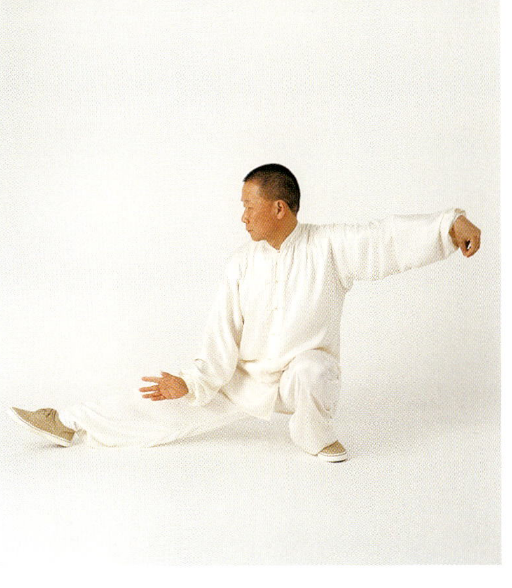

Ci-dessus :
Chutez autant que possible, mais sans nuire à votre confort – n'étirez jamais vos muscles à l'excès. Si vous le faites régulièrement, ils se délieront progressivement.

Échauffement

Chaque fois que vous pratiquez le *taï-chi*, vous devez entamer votre séance en vous échauffant pour délier vos muscles. La plupart du temps, les pratiquants se livrent à leurs exercices après de longs moments d'inactivité – par exemple le matin, juste après leur réveil, ou après plusieurs heures de travail. Or, pour prévenir tensions et traumatismes, il importe, avant de se lancer dans une activité physique, quelle qu'elle soit, de rendre sa souplesse à votre corps.

Les 12 phases de l'échauffement permettent l'étirement et la mobilisation de chaque muscle et articulation. Elles préparent l'appareil cardio-vasculaire aux efforts les plus intenses fournis pendant les leçons de *taï-chi*, pour que les muscles sollicités bénéficient d'une bonne irrigation sanguine. C'est en améliorant votre souplesse corporelle que vous éviterez la plupart des blessures. Et rappelez-vous ceci : procédez avec douceur, graduellement, et ne les amenez jamais à leur extension maximale.

Étirement de la jambe

Au début de la séance, il est important d'étirer d'abord les jambes. Cela permet aux ligaments et muscles du dos, du bassin et des jambes de s'échauffer et d'entrer en action.

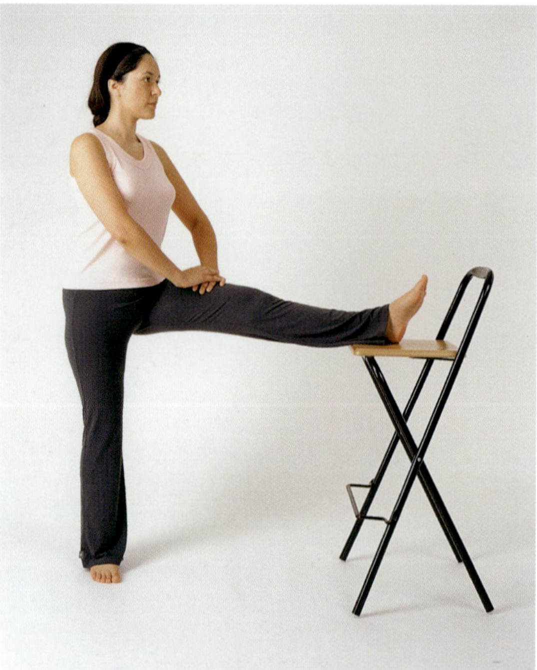

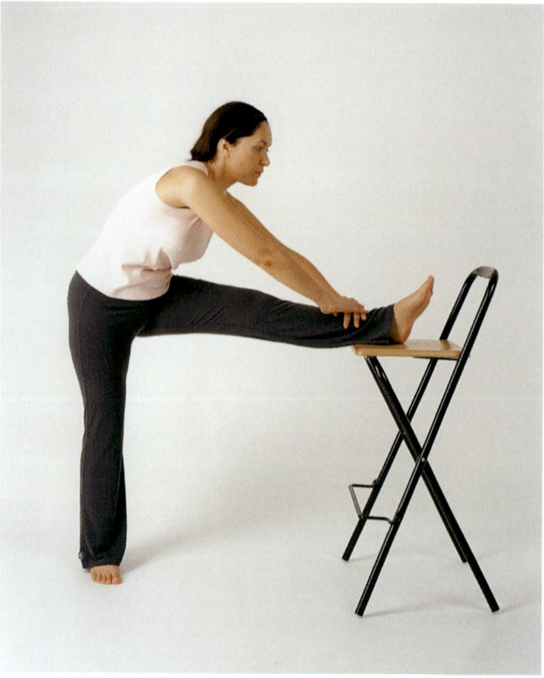

1 Cherchez un point d'appui situé à 60-100 cm du sol (par exemple, le siège d'une chaise) sur lequel poser votre pied. Commencez par la jambe gauche ; étendez-la en plaçant les mains sur votre cuisse.

2 Jambe à l'horizontale, penchez-vous lentement en avant. Ensuite, étirez-la deux fois presque au maximum, et comptez chaque fois jusqu'à huit. Changez de jambe et répétez l'exercice.

Mains et poignets

Ensuite, assouplissez mains et poignets pour y activer la circulation sanguine. Debout, adoptez une posture dans laquelle vous êtes à l'aise, détendue, pieds écartés d'une largeur d'épaules, mains pendantes le oong du corps, et coudes légèrement fléchis.

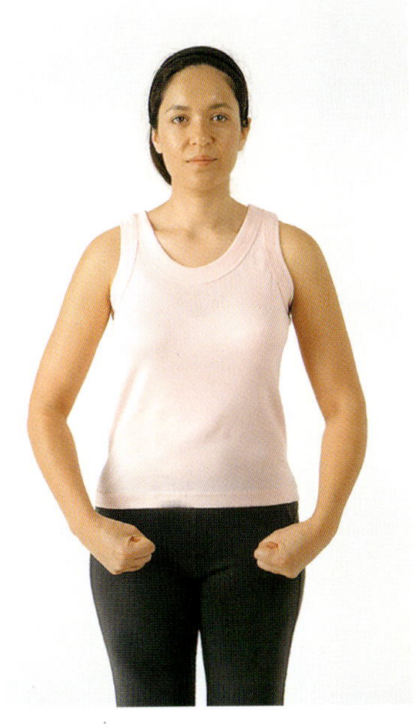

1 Serrez les poings, et comptez jusqu'à deux.

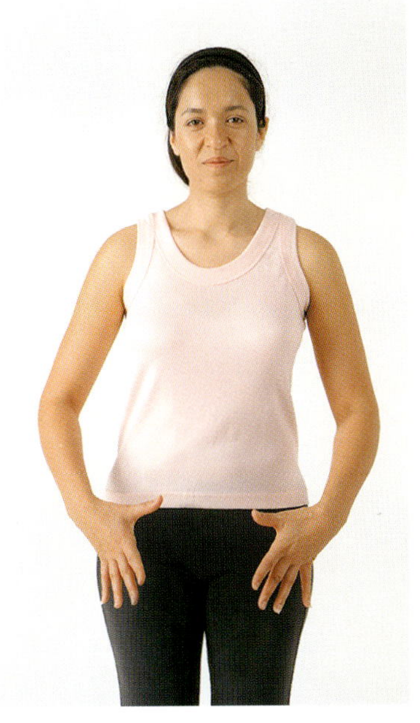

2 Ouvrez largement les mains, et comptez jusqu'à quatre. Répétez quatre fois ces deux mouvements successifs.

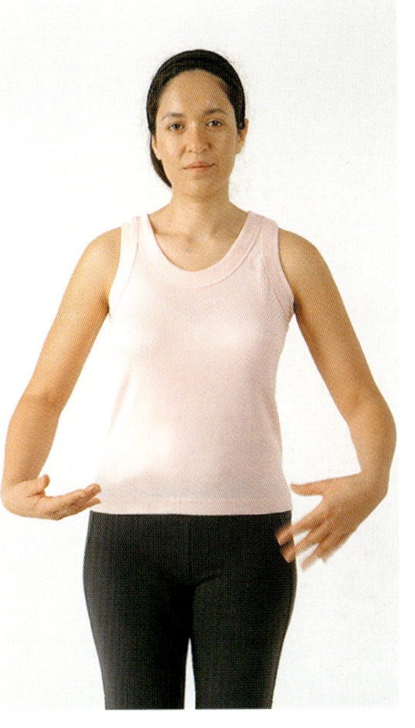

3 Détendez vos mains, et secouez-les énergiquement.

COMMENCER L'ÉCHAUFFEMENT : NOTES ET CONSEILS

- Tout comme dans certaines activités occidentales – la danse en particulier –, une cause importante de blessure dans le *taï-chi* est due à un échauffement inadéquat en début de séance.
- Quand vous commencez un exercice, ne forcez jamais sur une partie du corps. En pratiquant, les muscles s'échaufferont.

Cou 1

Le cou est la liaison vitale située au sommet de la colonne vertébrale, mais il est assez fragile. Il est plus important (ou presque) de prévenir les lésions de cette zone du corps que celle de n'importe quelle autre. Déliez d'abord les muscles grâce aux exercices les plus simples.

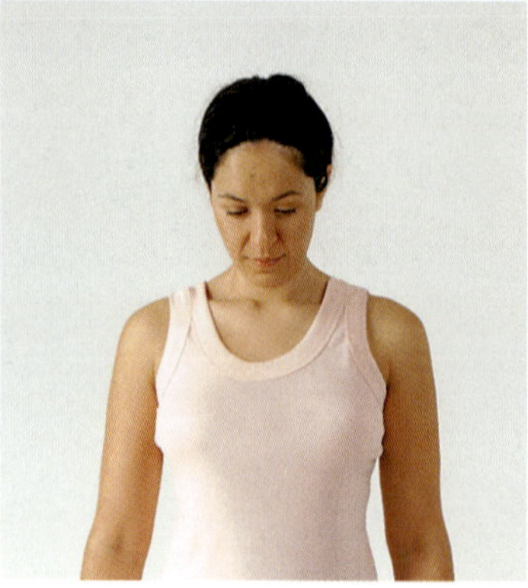

1 Penchez la tête en avant autant que possible – sans gêne.

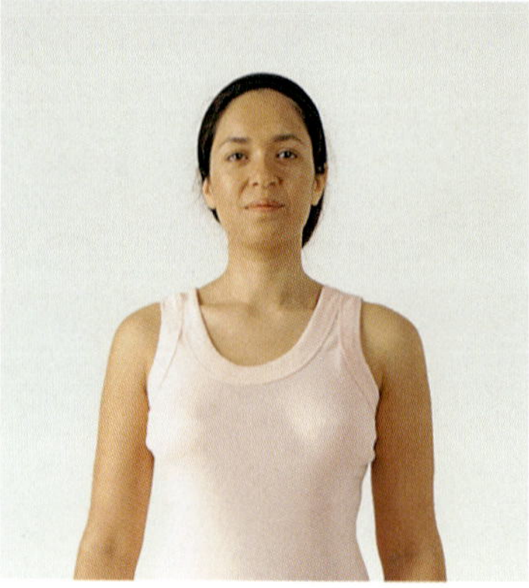

2 Ramenez-la en position normale – droite – et comptez "un, deux".

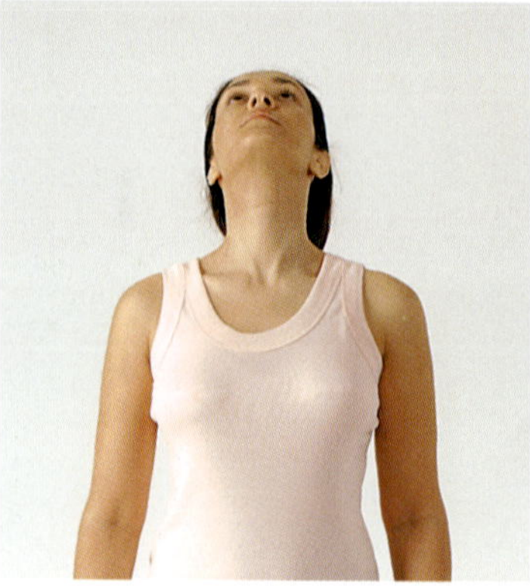

3 Levez le menton en renvoyant autant que possible la tête en arrière, comptez 3, puis ramenez la tête au centre et comptez 4.

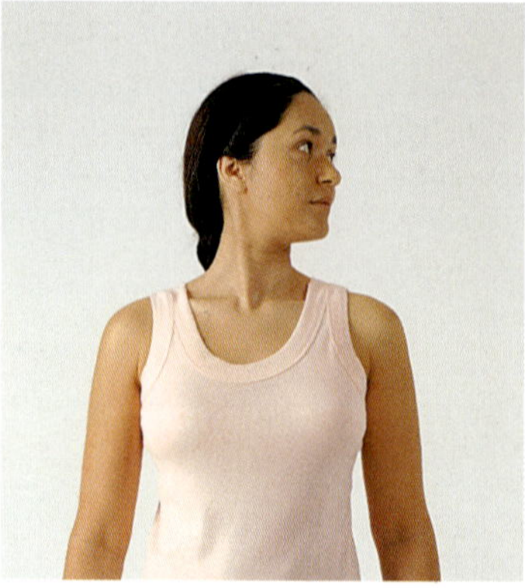

4 Tout en comptant "cinq, six", tournez la tête aussi loin que possible – sans gêne – vers la gauche, et ramenez-la à sa position de départ (au centre).

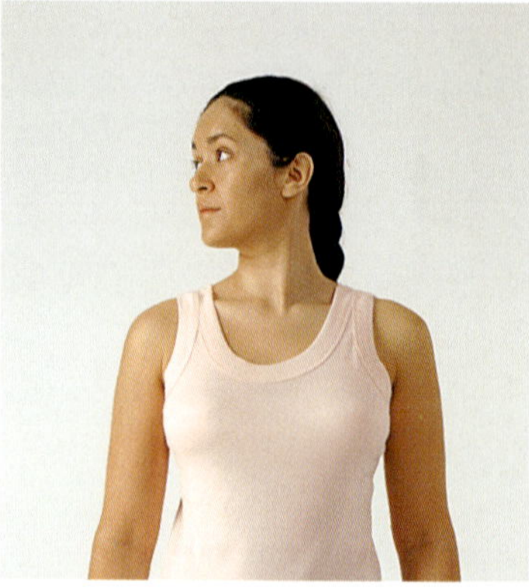

5 Tournez-la vers la droite, et revenez à la position de départ en comptant "sept, huit". Répétez une fois l'intégralité de l'exercice.

Cou 2

Une fois délié, le cou est apte à une activité plus intense. Le mouvement circulaire ininterrompu de cet exercice d'échauffement renforce la gaine musculaire et tendineuse qui en protège les zones vitales.

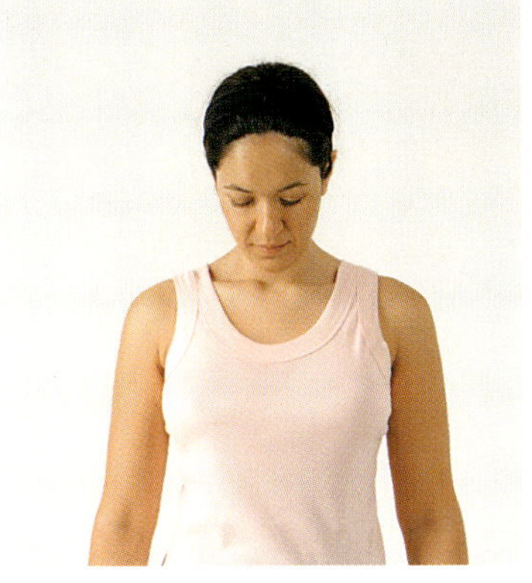

1 Penchez la tête en avant autant que possible – sans gêne.

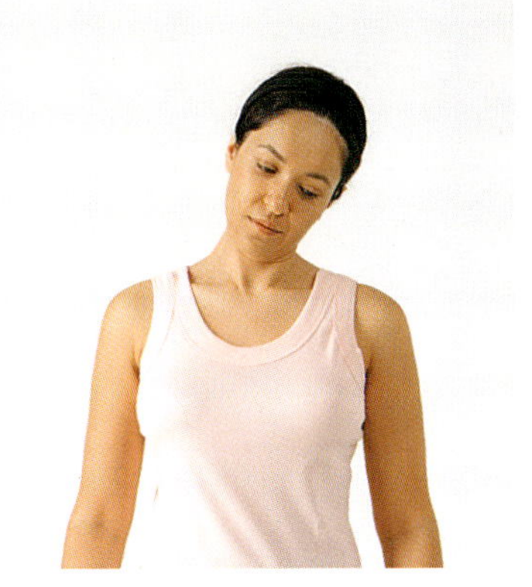

2 Faites décrire un cercle à votre cou. Débutez du côté gauche, en le penchant, poursuivez par la droite, puis redressez-le.

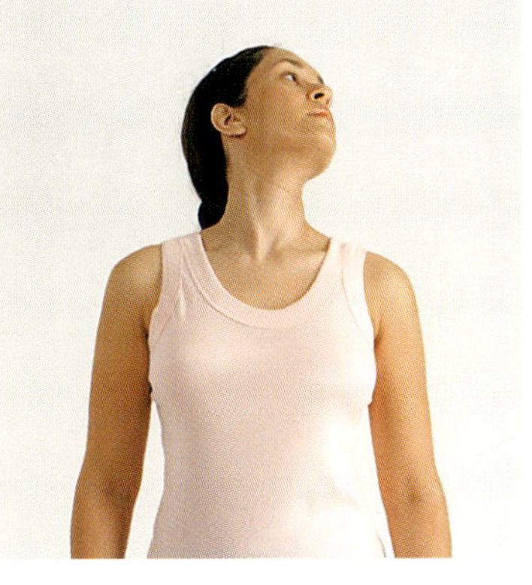

3 En décrivant ce cercle, comptez de un à quatre et concentrez-vous sur l'étirement des muscles cervicaux. À quatre, vous devez regarder à nouveau droit devant vous.

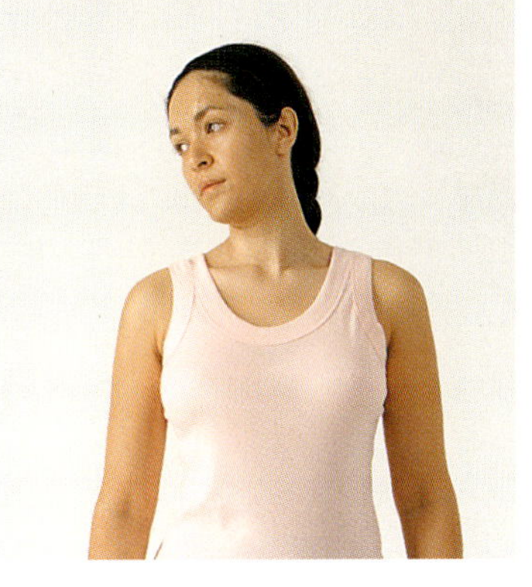

4 Reprenez ce mouvement, en débutant cette fois vers la droite et en comptant de cinq à huit. Enfin, répétez l'intégralité de l'exercice.

Épaules

Déliez épaules, clavicules et parties hautes des bras en décrivant des cercles avec les épaules. Cet exercice apparemment doux prépare également nombre de muscles situés au nouveau du rachis supérieur. Conjuguez toujours cet échauffement avec le suivant.

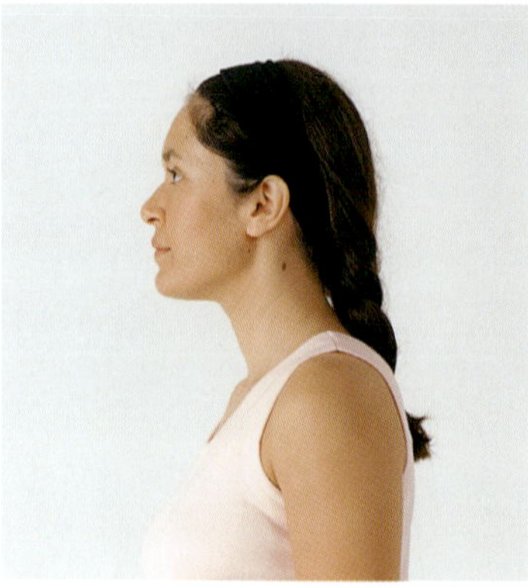

1 Tenez-vous debout, bras détendus et pendants le long du corps.

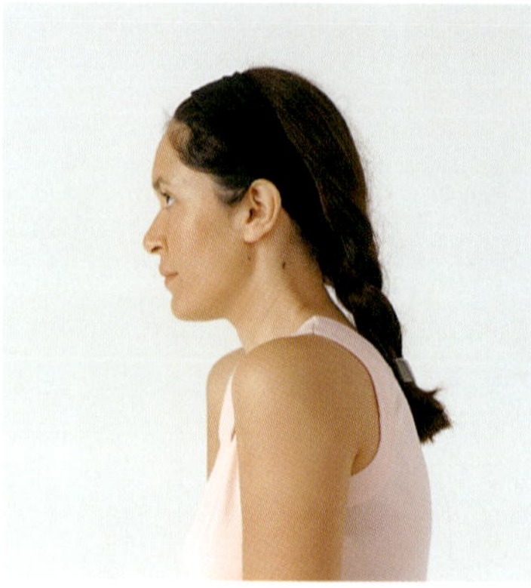

2 Gardez tronc et tête immobiles. Haussez les épaules vers l'avant dans un mouvement circulaire.

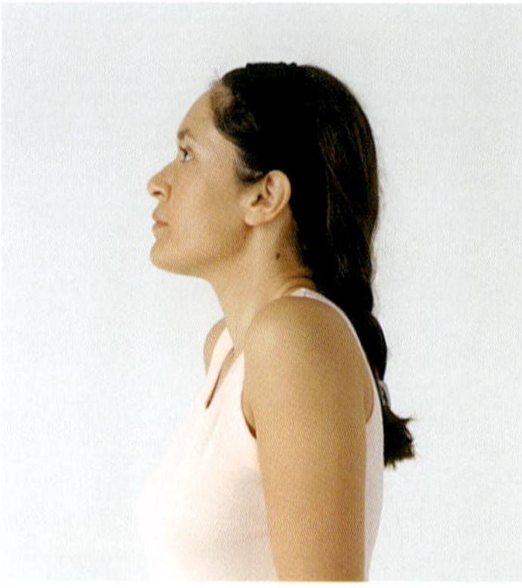

3 Poursuivez en descendant, puis vers l'arrière, et en remontant pour fermer le cercle. Exécutez l'intégralité de ce mouvement en comptant de un à quatre (phases 2 et 3).

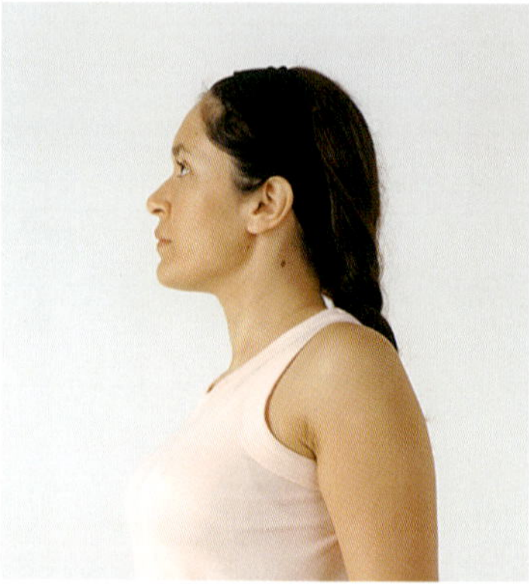

4 Comptez de cinq à huit en décrivant un cercle dans l'autre sens : haussez les épaules vers l'arrière, puis descendez vers l'avant, et remontez. Répétez la totalité de l'exercice.

Épaules et dos

Synchronisez vos épaules et la zone supérieure de votre colonne vertébrale en les étirant vers l'avant et le haut. Poursuivez l'échauffement en exécutant des étirements et en vous tournant des deux côtés pour faire travailler les muscles de la région lombaire.

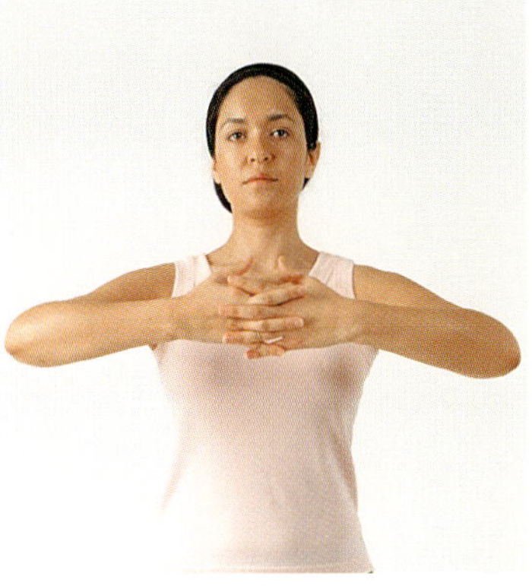

1 Croisez les doigts à hauteur de la poitrine, paumes tournées vers vous.

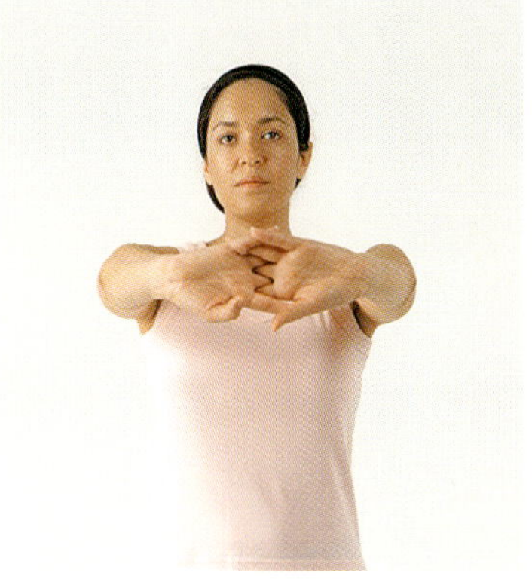

2 Tournez les paumes vers l'extérieur. Poussez-les vers l'avant ; inspirez. Retournez-les ; expirez. Comptez "un, deux".

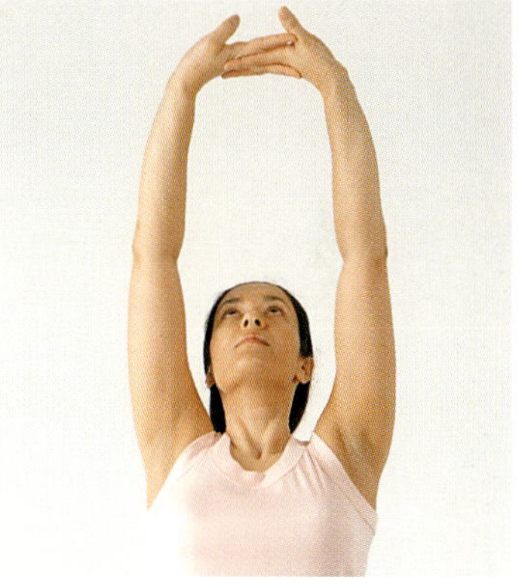

3 Poussez vers le haut, paumes tournées dans cette direction ; inspirez ; revenez à la position de départ ; expirez et comptez "trois, quatre".

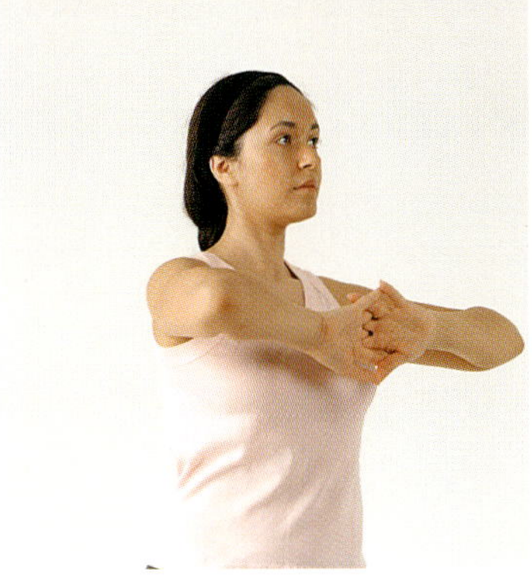

4 Sans bouger les pieds, pivotez vers la gauche, mains contre la poitrine.

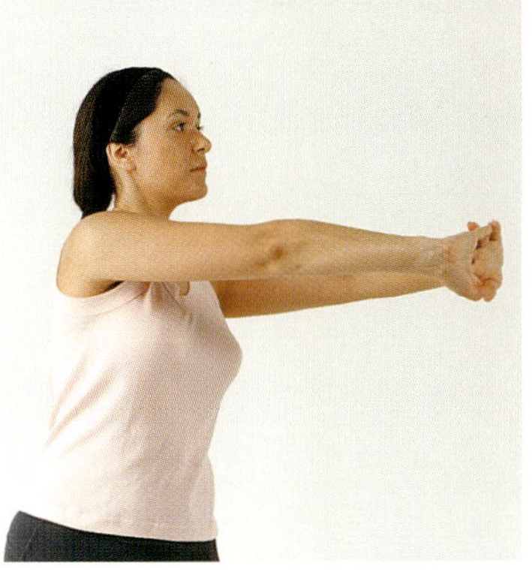

5 Poussez vers l'avant en inspirant. Revenez à la position de départ, en expirant. Comptez "cinq, six".

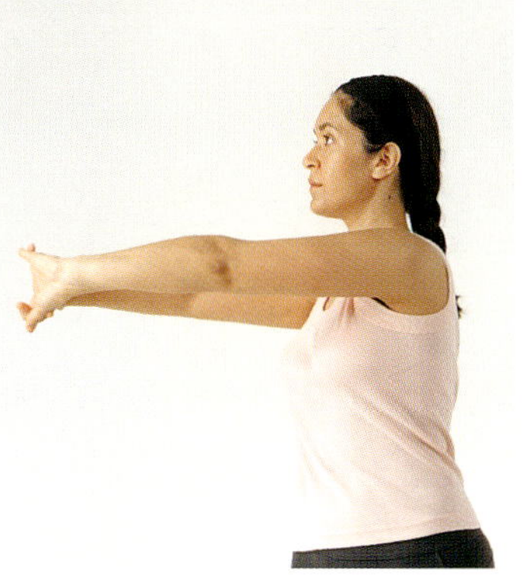

6 Recommencez, cette fois en vous tournant vers la droite. Comptez "sept, huit". Répétez l'intégralité de l'exercice.

Taille

Maintenant, conjuguez la relaxation de votre région lombaire avec celle de votre taille dans un échauffement plus étendu qui étirera les muscles latéraux. Il dissipera toute tension piégée au niveau du *dan tian* (voir page 30), la zone qui, en *taï-chi*, commande tout mouvement.

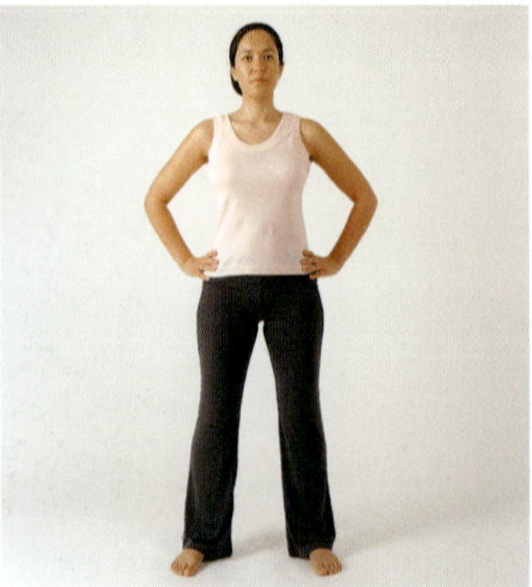

1 Tenez-vous debout, mains posées au niveau de la taille. Pieds légèrement écartés, relaxez vos jambes et vos hanches.

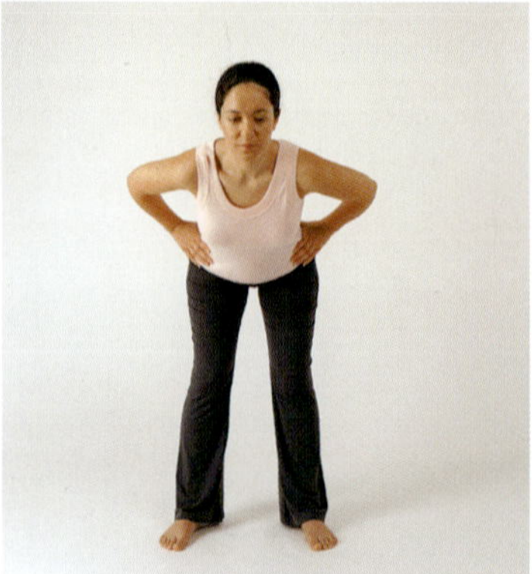

2 Pliez-vous lentement en avant, à hauteur de la taille, autant que possible, et sans ressentir de gêne.

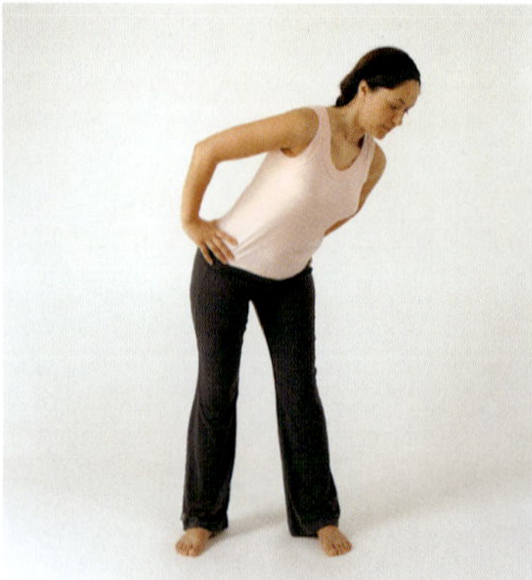

3 Tournez-vous vers la gauche en gardant les mains sur les hanches.

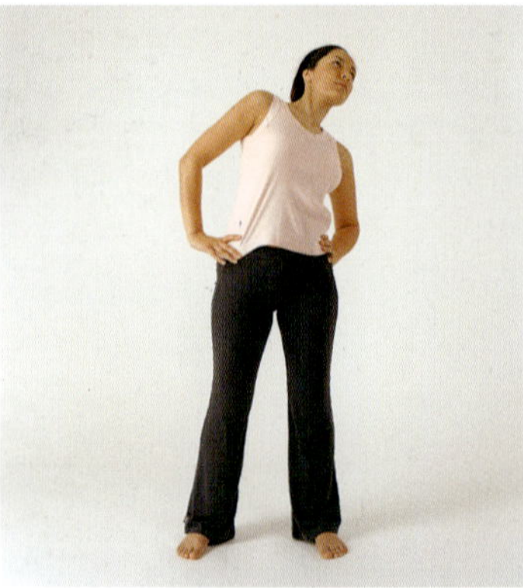

4 À la faveur d'un mouvement circulaire, continuez vers la gauche et l'arrière, pour étirer toute votre colonne vertébrale.

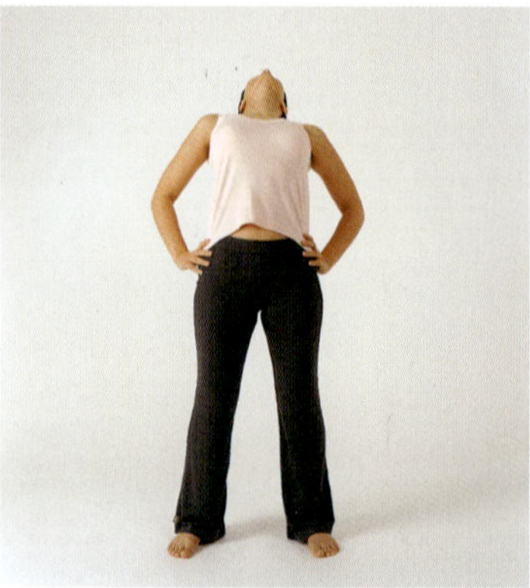

5 Penchez-vous autant que possible en arrière, mais en veillant à ne jamais provoquer d'étirement excessif.

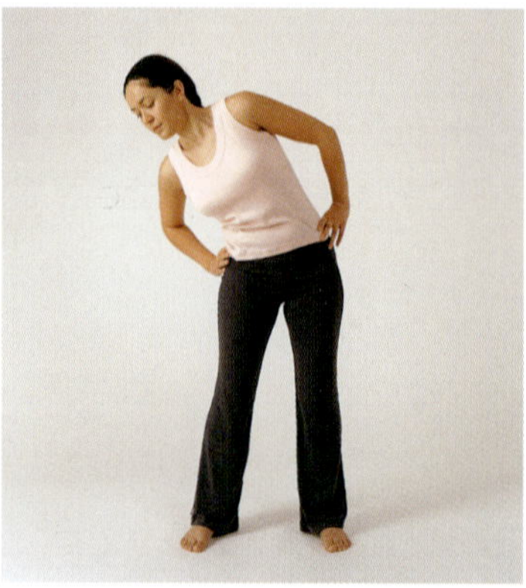

6 Continuez vers le côté droit. Revenez à la position de départ. Recommencez trois fois, puis reprenez ce mouvement quatre fois en sens inverse.

Genoux

Genoux 1 : Nombre des phases et positions des jambes que comportent les leçons de *taï-chi* nécessitent un effort plus grand que vous ne pourriez l'imaginer. Il est donc essentiel que les articulations des genoux soient souples, de même que les muscles des mollets et des cuisses doivent être échauffés.

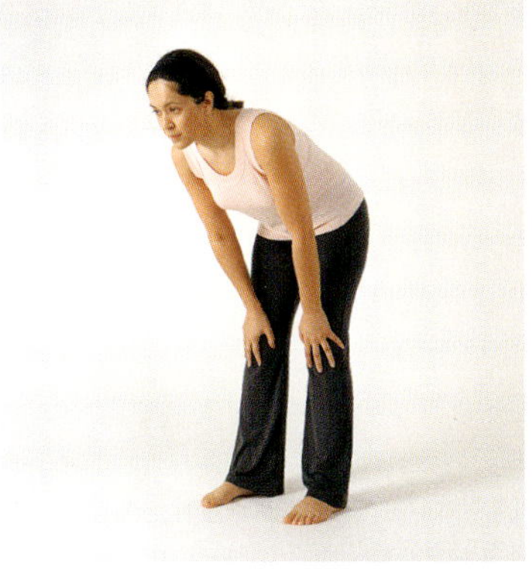

1 Pieds écartés d'une largeur d'épaules, penchez-vous naturellement en avant, mains posées sur les genoux.

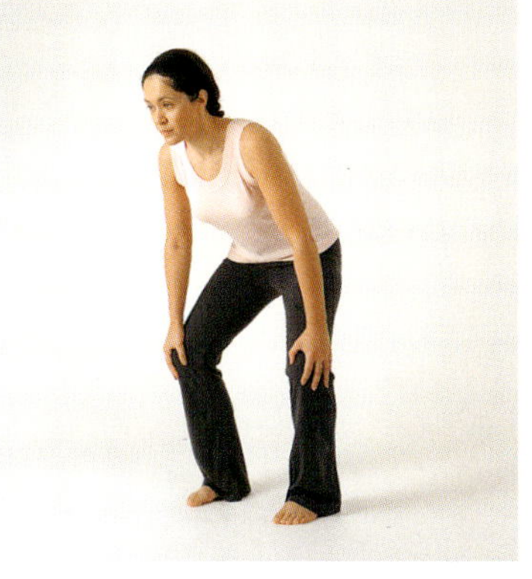

2 Écartez les genoux et fléchissez-les, comme indiqué, en comptant "un, deux".

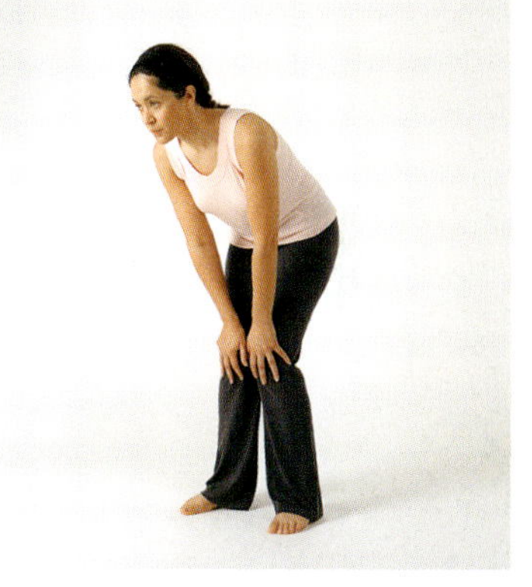

3 Tout en comptant "trois, quatre", rapprochez-les et poussez-les vers l'avant. Revenez à la position de départ.

Genoux 2 : Tout en vous échauffant, le deuxième exercice destiné aux genoux étire aussi les hanches et les chevilles.

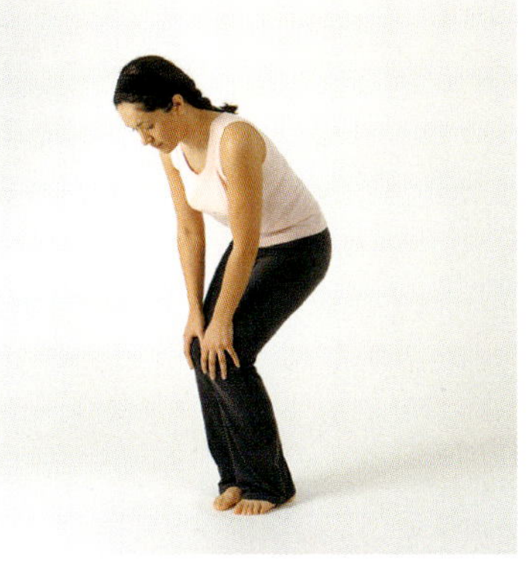

1 Pieds joints, mains posées sur les genoux, décrivez avec ces derniers un cercle dans le sens contraire des aiguilles d'une montre, en comptant "un, deux".

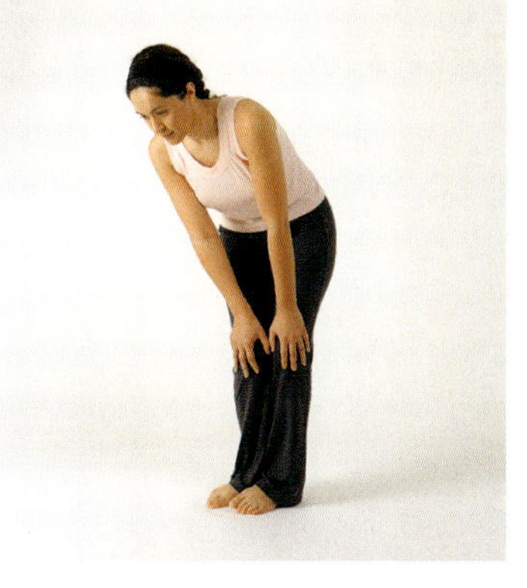

2 Maintenant, décrivez un cercle dans le sens des aiguilles d'une montre, en comptant "trois, quatre". Reprenez les deux phases de l'exercice.

Jambes

Une fois que les éléments de la jambe ont été échauffés grâce aux étirements des genoux, vous pouvez l'étirer totalement et – un petit peu plus – votre colonne vertébrale. Vous devez maintenant pouvoir vous courber davantage, mais veillez à ne pas surmener une articulation ou un muscle.

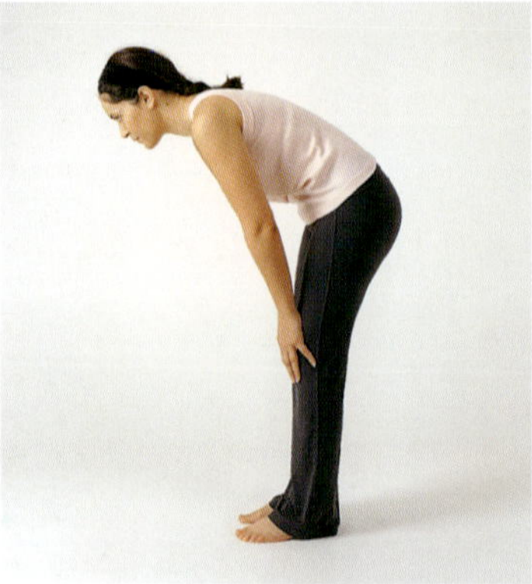

1 Pieds joints et jambes dépliées, posez les mains sur vos genoux et penchez-vous en avant.

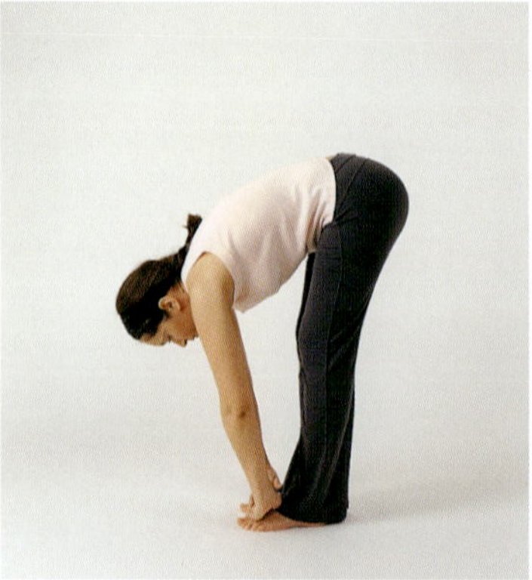

2 Baissez-vous jusqu'à ce que vos mains touchent vos orteils ou s'en approchent le plus possible sans gêne, et restez ainsi en comptant "un, deux".

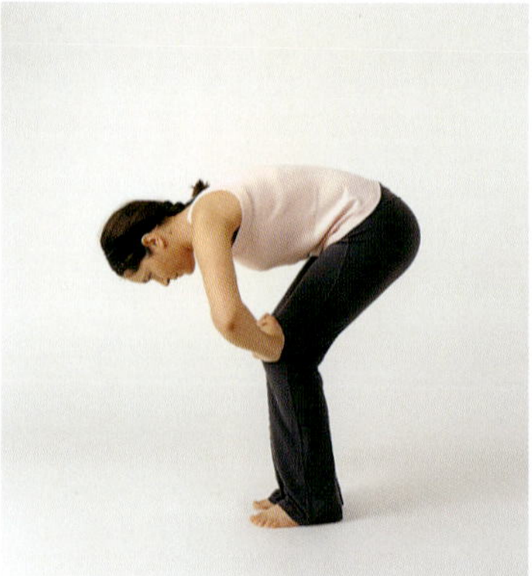

3 Ramenez les mains sur vos genoux que vous pliez légèrement.

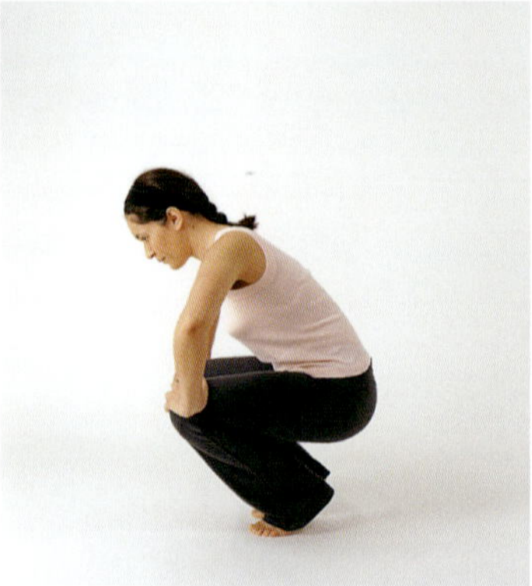

4 Acroupissez-vous en décollant nettement les talons du sol, tandis que vous comptez "trois, quatre".

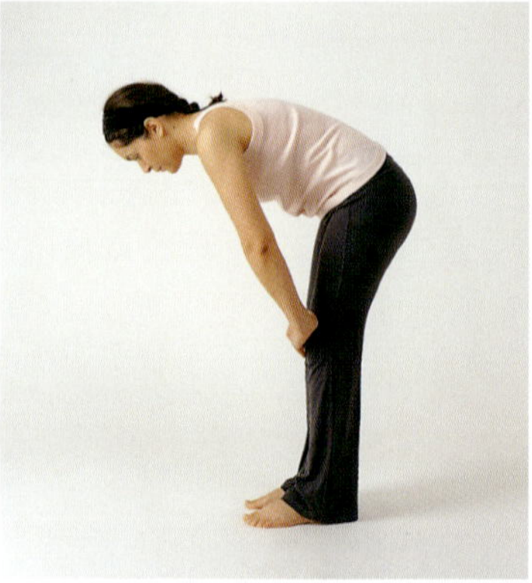

5 Relevez-vous jusqu'à ce que vos jambes soient dépliées. Recommencez l'exercice.

Chevilles

La dernière articulation de la jambe à échauffer est la cheville. Veillez à ne pas soumettre les orteils à une contrainte excessive lorsque vous tournez votre pied – ils doivent seulement servir de pivot. Protégez-les par des chaussures si nécessaire.

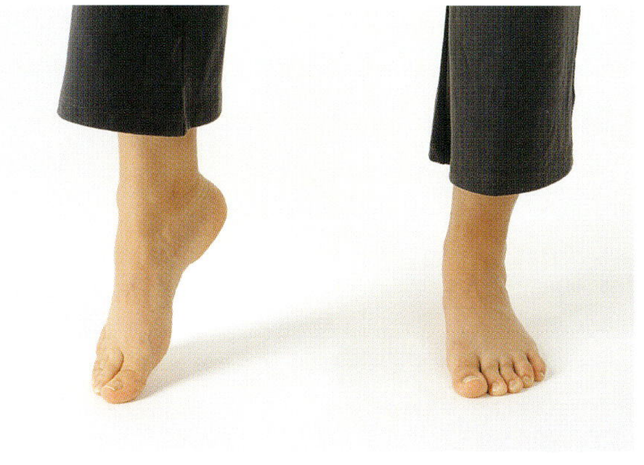

1 En appui sur le pied gauche, levez le droit jusqu'à ce que seul le gros orteil touche le sol.

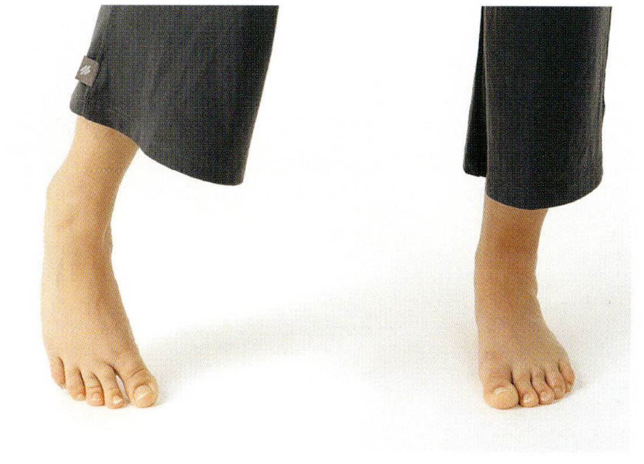

2 Le gros orteil doit rester en contact avec le sol. En partant de la cheville, décrivez avec votre pied un cercle dans le sens contraire des aiguilles d'une montre. Recommencez quatre fois.

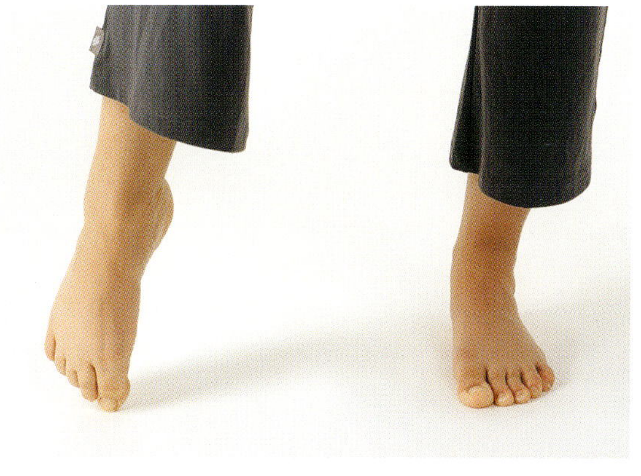

3 Maintenant, faites tourner quatre fois votre pied dans le sens des aiguilles d'une montre. Répétez les étapes 1 à 3. Ensuite, reprenez intégralement l'exercice avec appui sur pied droit.

Hanches – Génuflexion

Quand vous étirez vos hanches, gardez le tronc et le cou droits, tête dirigée vers l'avant. Abaissez-vous dans la position de l'Arc (voir page 31) en gardant toujours la colonne vertébrale dans l'alignement de la jambe postérieure.

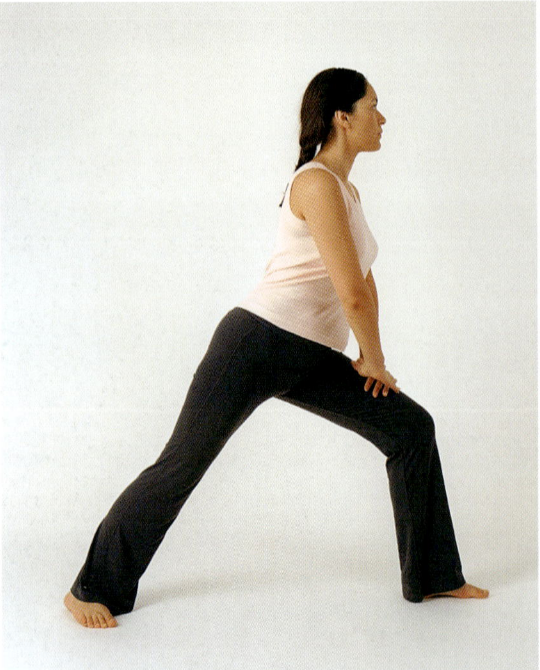

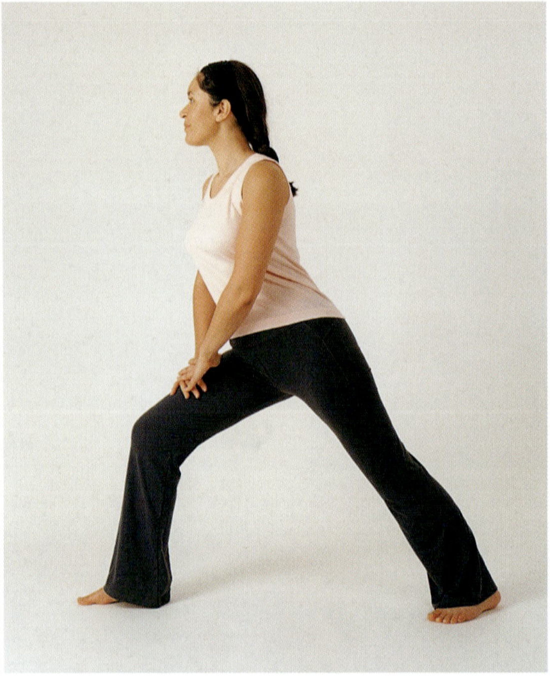

1 Prenez la position de l'Arc (voir page 31), jambe gauche en avant. Posez les mains sur le genou de celle-ci, et abaissez-vous au maximum tant que vous n'éprouvez pas de gêne. Comptez jusqu'à huit, et revenez à la position de départ.

2 Ensuite, tournez-vous de l'autre côté, la jambe droite placée en avant. Posez les mains sur le genou droit. Abaissez-vous autant que vous le pouvez. Comptez jusqu'à huit. Reprenez la totalité de l'exercice.

Hanches – Génuflexion

Étirez-vous au maximum, mais en ménageant votre confort. Aucun objectif particulier – étirement – n'est à atteindre, aussi respectez vos limites personnelles ; vous recueillerez quand même les bienfaits de cet exercice. À la longue, vos muscles se délieront.

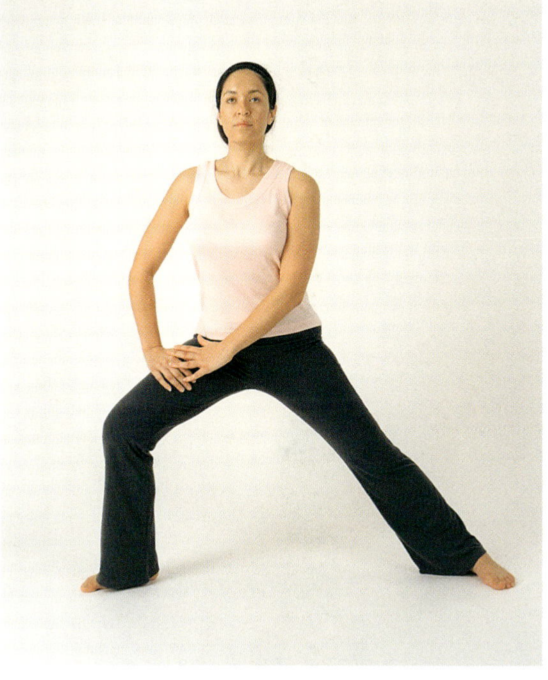

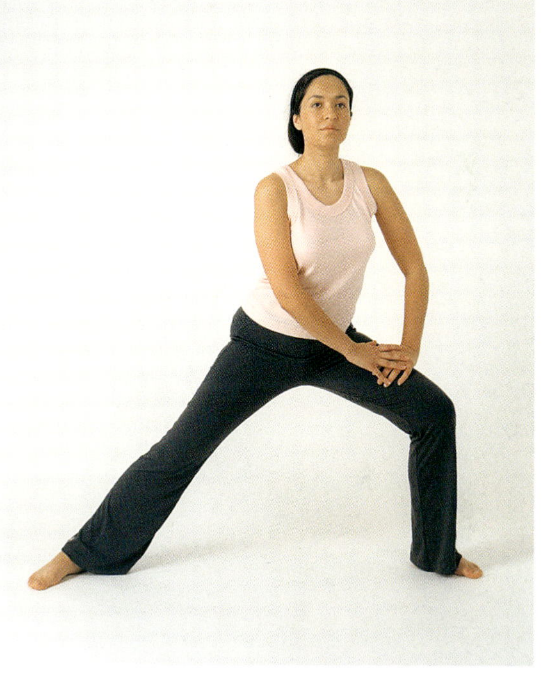

1 Abaissez-vous en exécutant le Pas en génuflexion (voir page 35) – jambe gauche tendue, en vous acroupissant sur celle de droite. Étirez-vous en descendant, et comptez jusqu'à huit.

2 Changez de jambe et recommencez. Reprenez une fois la totalité de l'exercice.

PRÉPARATION : NOTES ET CONSEILS

- À l'origine art martial, le taï chi exige que tout le corps soit souple, et donc apte au combat, aussi veillez à n'entamer votre pratique que lorsque vous vous êtes correctement échauffé.
- En fin d'échauffement, accordez une attention particulière aux mouvements des hanches (ci-dessus) ; la qualité et la fluidité de ceux-ci dépendent de la souplesse de ces articulations.

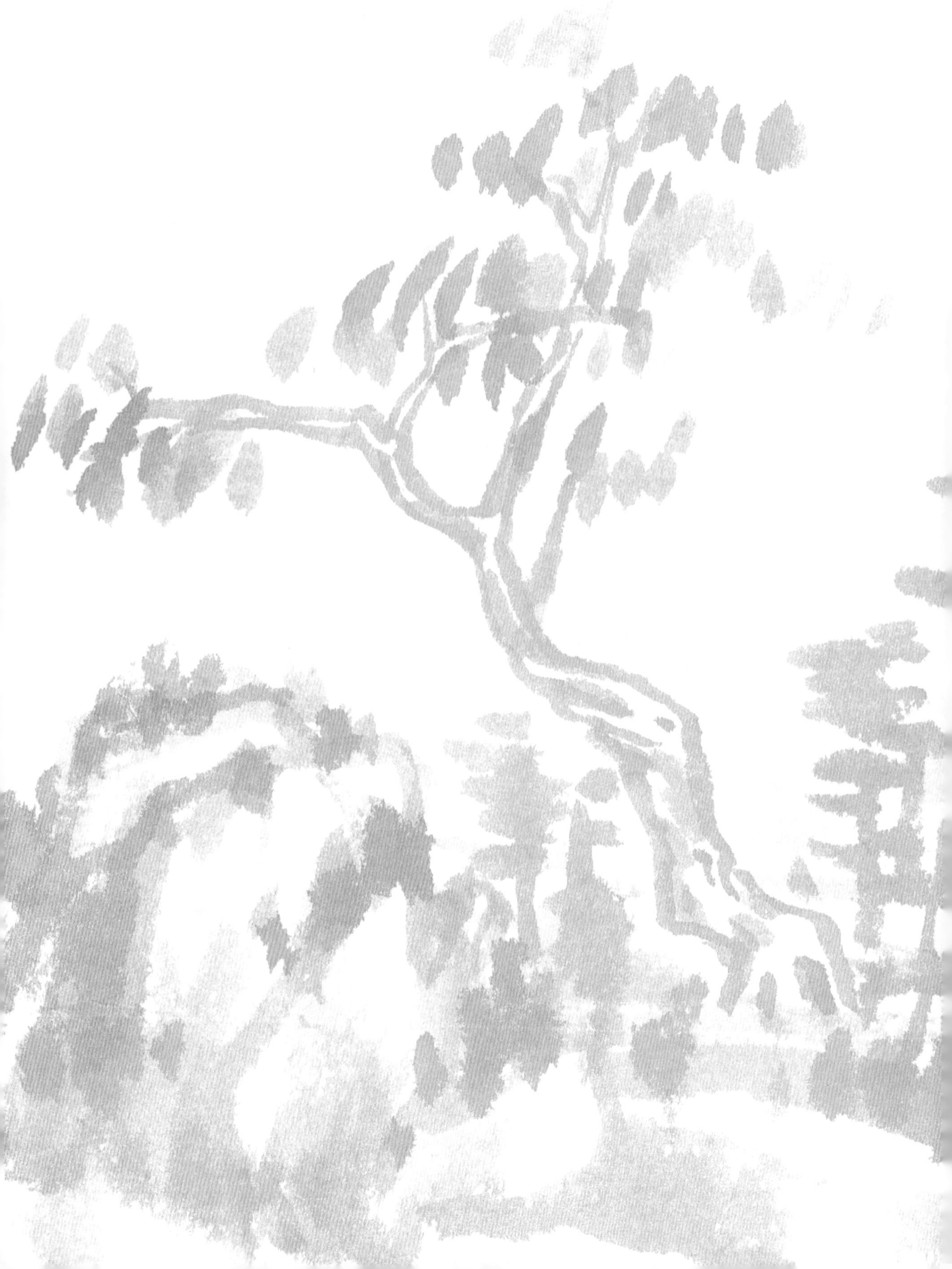

Les 24 Leçons

Les 24 leçons de type *Yang* présentées ici sont une introduction parfaite à la philosophie du Taï chi et aux bienfaits corporels qu'on en recueille. Mises au points dans les années 50, elles sont une synthése exhaustive des nombreux courants du taï chi. Tous les mouvements nés de ces derniers y ont été intégrés ; ils constituent une base idéale permettant d'approfondir l'étude de cette discipline. Chaque leçon vous apprendra à vous détendre, ainsi qu'à maîtriser votre corps et votre psychisme. Décomposez-le en mouvements isolés. Répétez chaque phrase d'un exercice jusqu'à ce que, votre corps étant parvenu à l'équilibre, il vous permette d'exécuter un ballet fluide.

1ère leçon

"LEÇON - PRÉAMBULE"

Salutaire à tout l'organisme et introduction en douceur, elle est une préparation idéale aux 23 leçons suivantes. Rappelez-vous en permanence ceci : thorax et cou doivent rester droits. Maintenez bien le *chi* en position basse, à hauteur du *dan tian* (centre du corps, voir pages 19 et 30) en respirant fortement.

起式

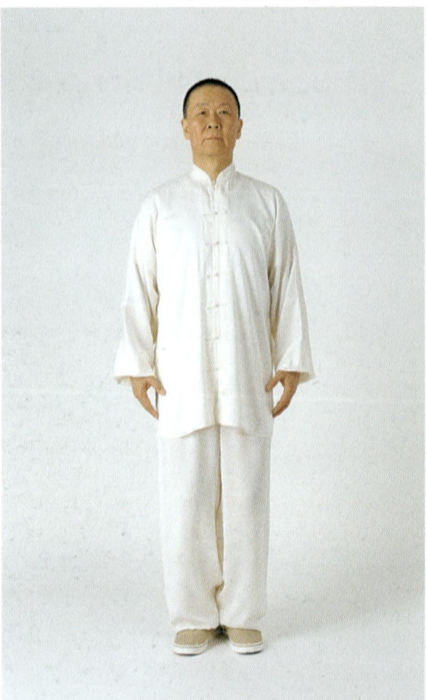

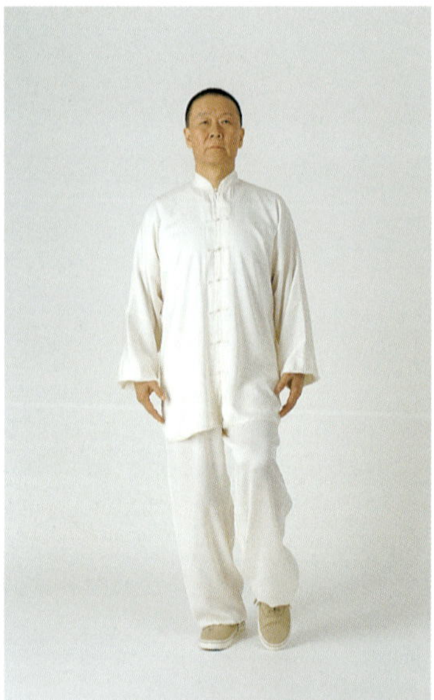

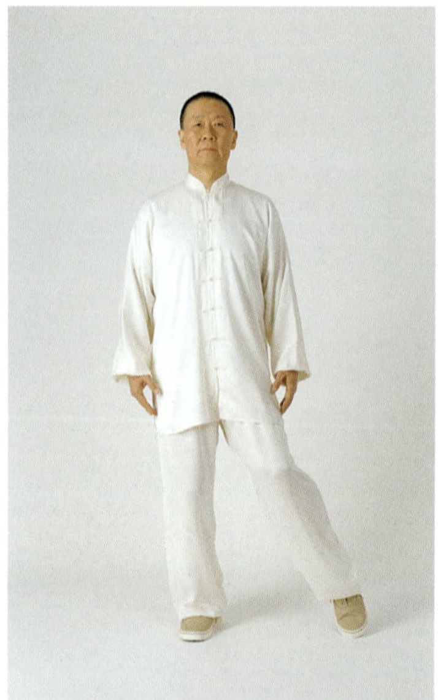

1 Tenez-vous debout, talons joints, orteils naturellement écartés, colonne vertébrale droite, épaules relâchées et bras détendus le long du corps. Regardez droit devant vous, mais sans effort.

2 Tout en inspirant, laissez la pesanteur abaisser naturellement votre centre de gravité en fléchissant légèrement les genoux avant de lever le talon gauche tandis que vous portez tout votre poids du côté droit.

3 Déplacez le pied gauche d'une largeur d'épaules vers l'extérieur, par rapport au pied droit.

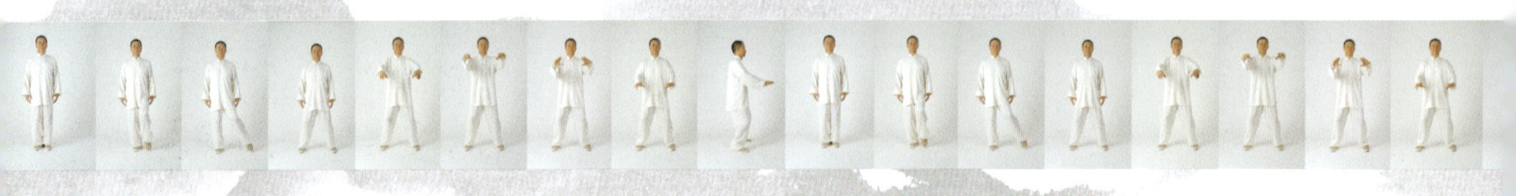

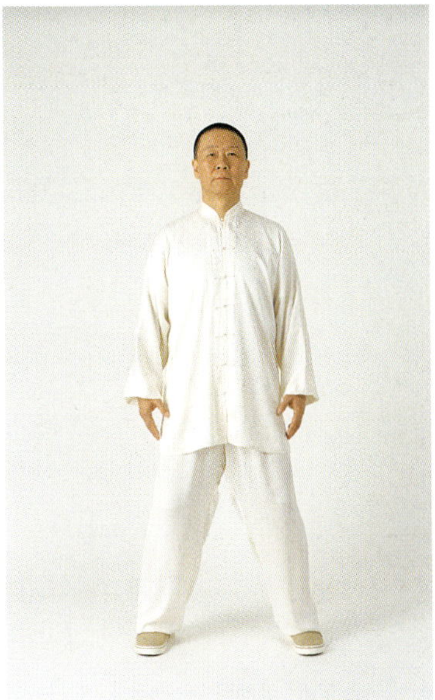

4 En expirant et en vous concentrant, ramenez votre tronc vers le centre.

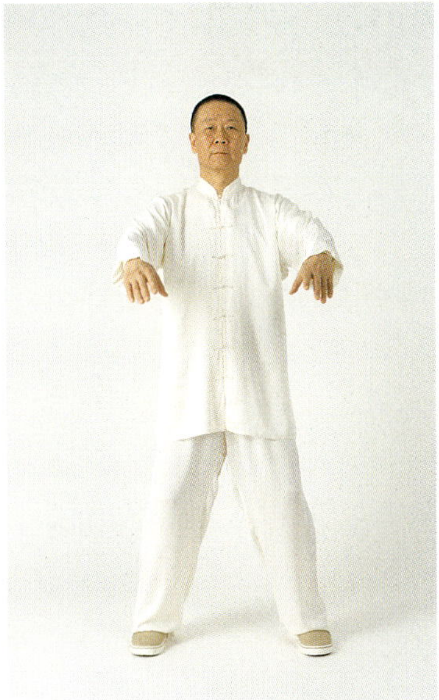

5 Tout en inspirant, levez lentement les bras en gardant les paumes tournées vers le sol.

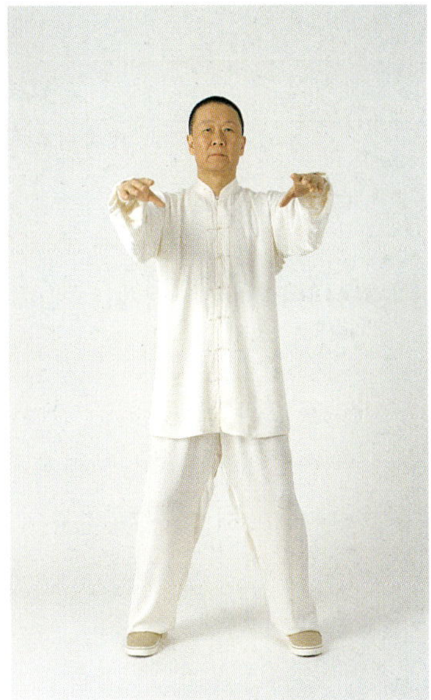

6 Continuez à lever les bras jusqu'à hauteur d'épaules.

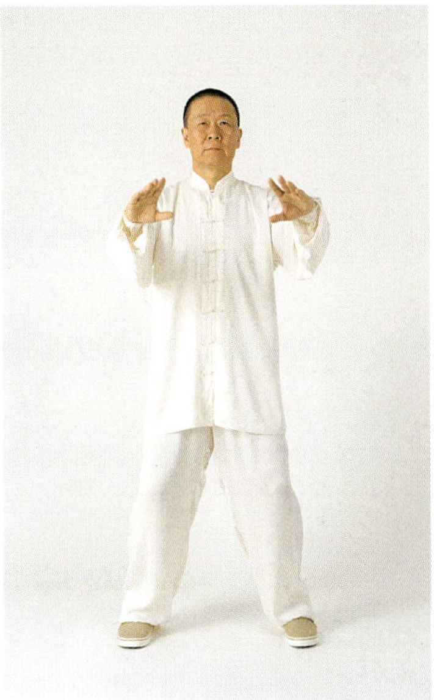

7 En expirant, pliez les genoux et, des paumes, exercez une pression vers le bas.

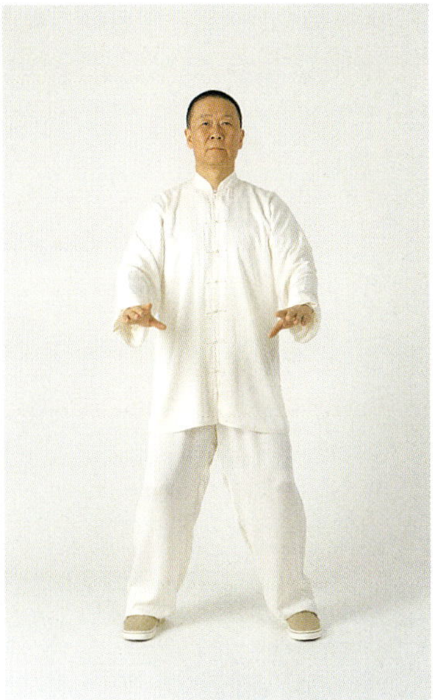

8 Laissez vos coudes descendre jusqu'à ce que vos mains arrivent au niveau de votre *dan tian* (voir photo de profil, ci-contre).

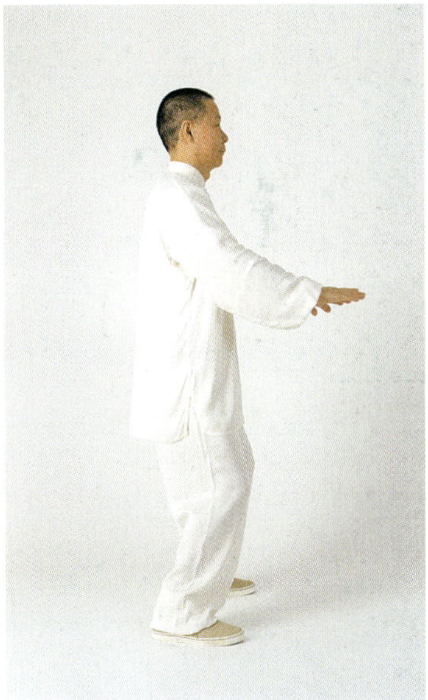

Maintenez toujours tronc et colonne vertébrale droits. Votre menton ne doit être ni levé, ni baissé, même quand vous pliez les genoux. Lorsque ces derniers sont sollicités, gardez taille et hanches détendues, ainsi que les épaules et les coudes, en position basse.

Leçon 2

"LE CHEVAL SAUVAGE SECOUE SA CRINIÈRE TROIS FOIS DE CHAQUE CÔTÉ"

野馬分鬃

Quand les mains s'écartent, l'énergie du *dan tian* (voir page 30) peut entamer sa propagation à tout le corps. L'étirement dans la posture de l'Arc (voir page 31), au cours des étapes 13 et 17, dégage les méridiens (voies empruntées par le *chi*) musculaires jusqu'aux extrémités des membres.

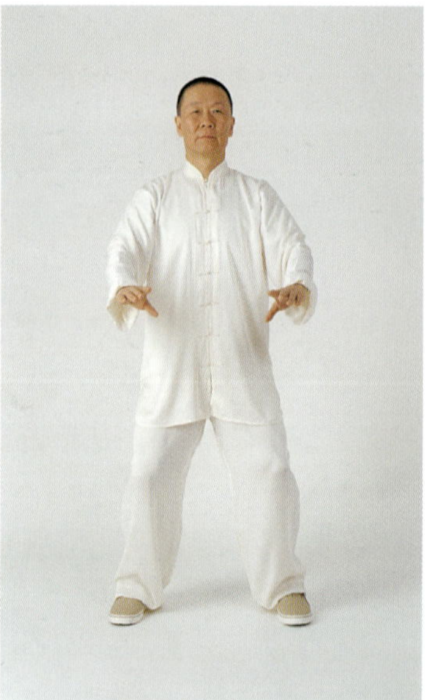

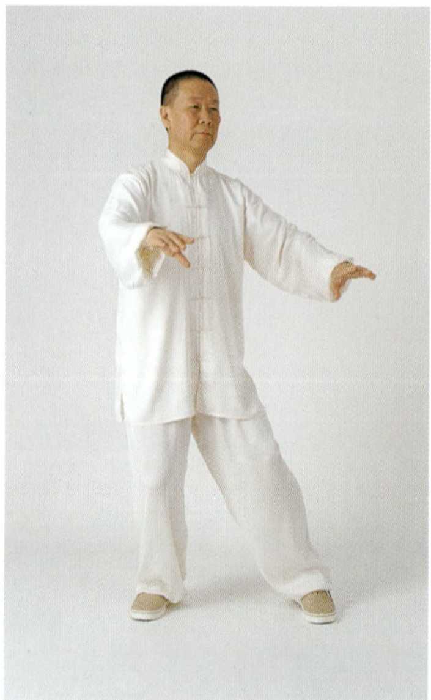

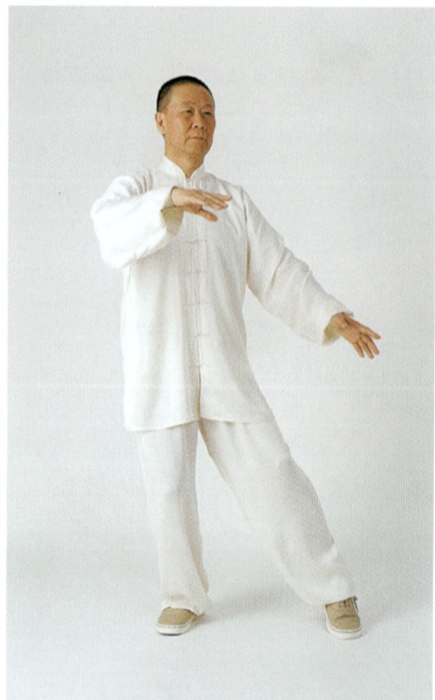

1 Tenez-vous debout, dans une posture détendue, pieds écartés d'une largeur d'épaules. Abaissez bras et mains devant vous, leurs muscles ne devant pas être totalement relâchés comme si vous portiez quelque chose.

2 Inspirez en gardant les genoux légèrement fléchis. Commencez à lever la main droite vers l'avant et latéralement, au niveau de la poitrine, en pivotant à hauteur de la taille pour permettre à la jambe droite de se tendre.

3 Jambe droite complètement tendue, soulagez le pied gauche de tout votre poids. Levez le talon gauche tandis que le bras droit monte à l'horizontale et que la main gauche s'écarte en décrivant une courbe descendante.

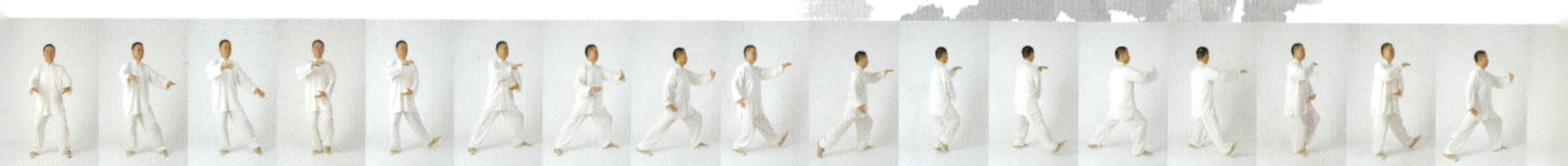

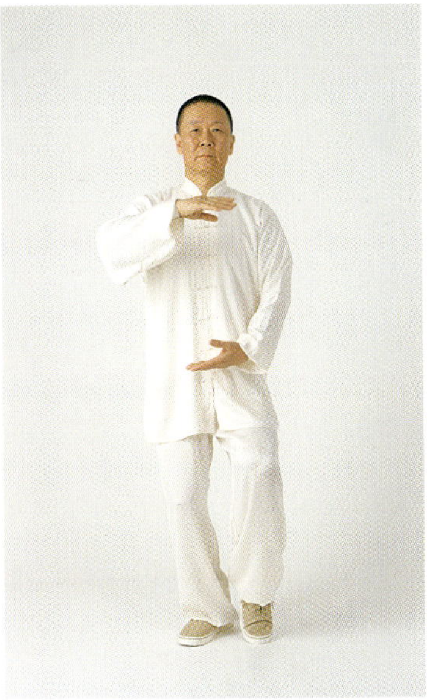

4 Revenez vers la droite en pivotant pour regarder devant vous. Placez le pied gauche près du droit, genou plié, orteils touchant le sol. Mettez les mains dans la position "Tenir le ballon" (voir page 28).

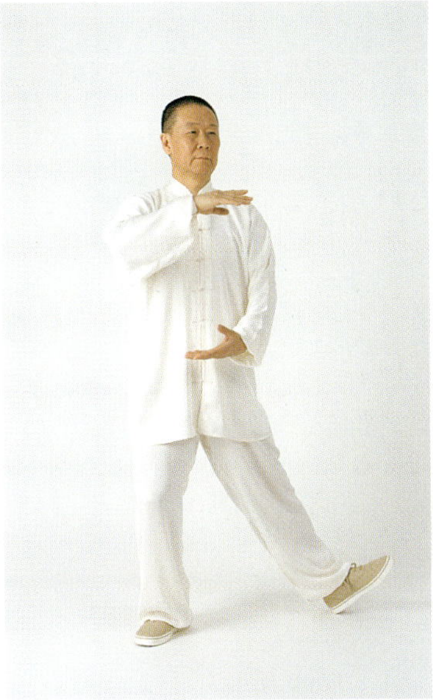

5 Votre poids en appui sur la jambe droite, déplacez le pied gauche vers l'extérieur, talon d'abord seul en contact avec le sol. Restez tourné vers l'avant, bras se mouvant en sens contraires.

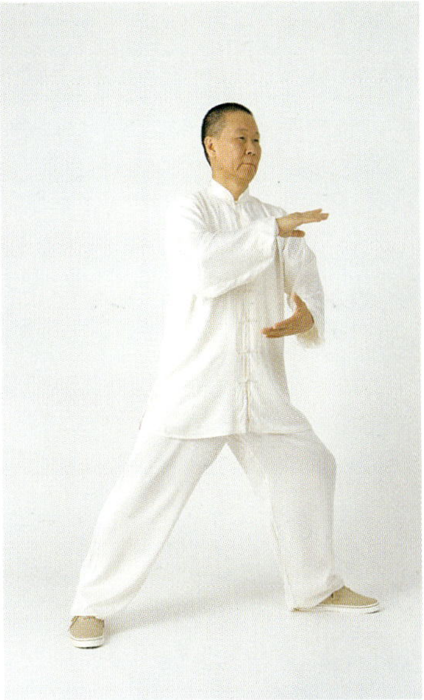

6 Expirez en portant progressivement votre poids sur le pied gauche, pendant que vos bras passent devant vous. Pliez le genou gauche.

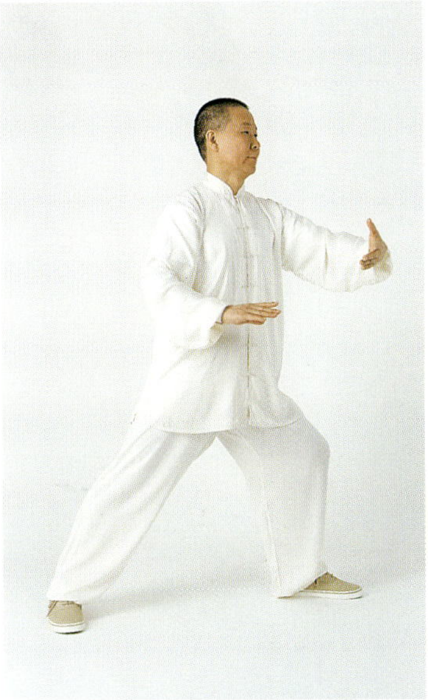

7 Pivotez vers la gauche, à hauteur de la taille, pour que votre corps soit dans l'alignement de la jambe tendue. Votre poids reste en appui sur le genou gauche, plié.

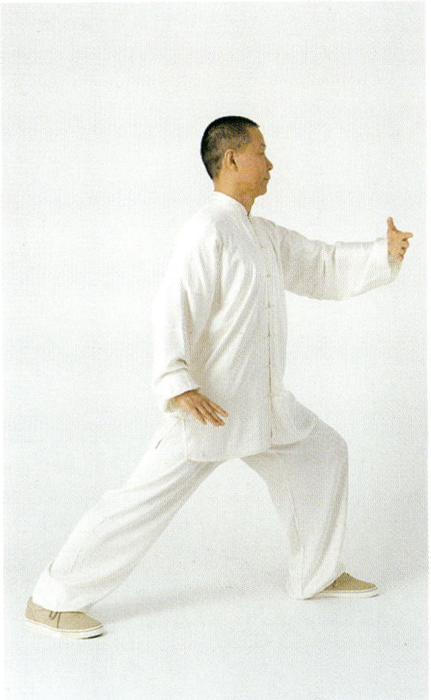

8 Pivotez en levant la main gauche devant vous, à hauteur de poitrine, paume tournée vers vous (voir photo ci-contre). Amenez la main droite au niveau de la hanche correspondante. Gardez le genou gauche plié jusqu'à la fin de la première phase.

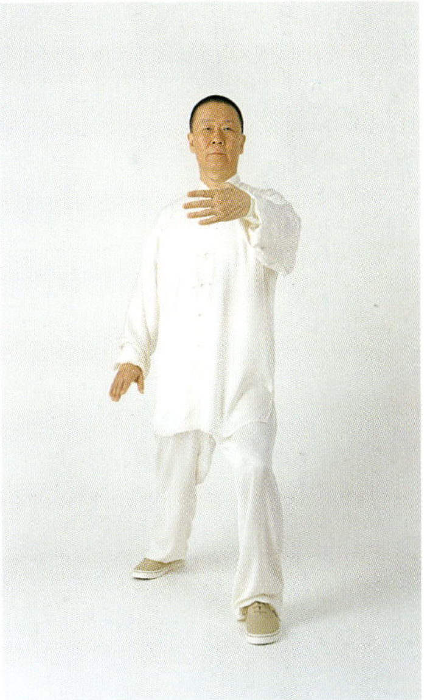

Dans la même position vue de face, vos pieds restent en ligne droite, tandis que votre main gauche est maintenue devant votre poitrine, à l'aplomb de votre genou.

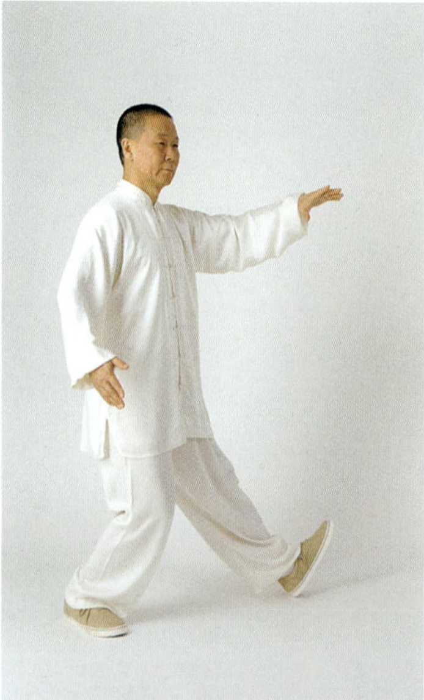

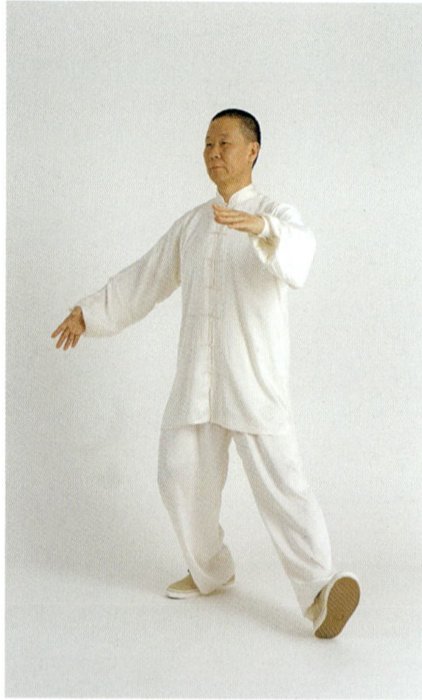

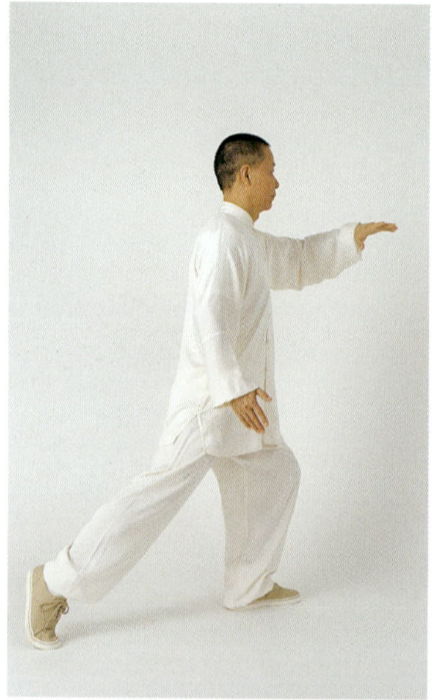

9 En inspirant, relaxez-vous lentement tout en faisant passer votre poids sur la jambe droite (voir la photo ci-contre). Relevez les orteils du pied gauche et tournez-les vers l'extérieur.

Durant le changement d'appui, le tronc reste droit – vos mouvements débutant au-dessous de la taille – et servez-vous de votre main droite pour garder l'équilibre.

10 Pliez la jambe gauche, puis pivotez du même côté, vers l'avant, en faisant passer votre poids sur cette jambe. Votre main droite suit naturellement le mouvement du corps.

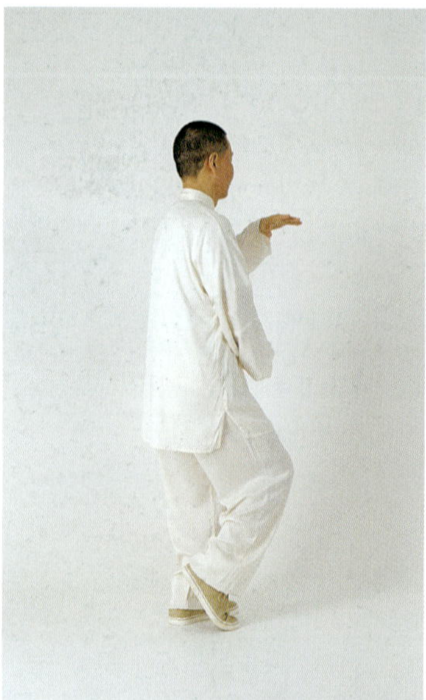

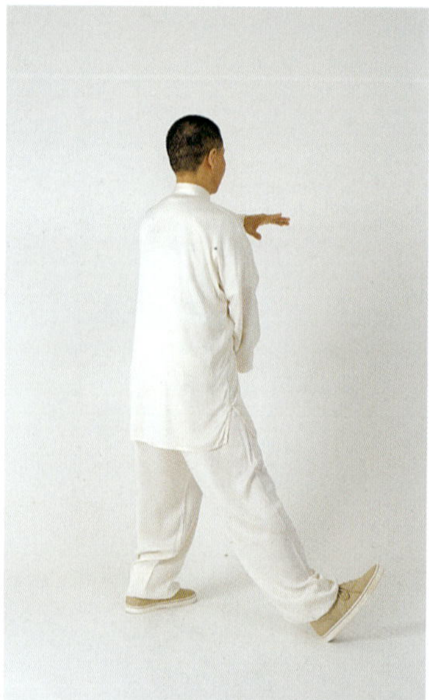

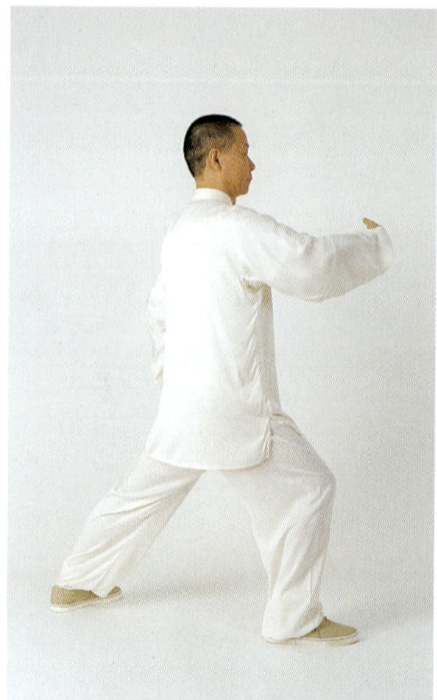

11 En appui sur la jambe gauche, amenez vos orteils droits en contact avec le sol, vos bras étant dans la position "Tenir le ballon", main gauche en haut.

12 En expirant, déplacez le pied droit d'un pas vers l'avant, votre talon seul touchant d'abord le sol.

13 Déplacez votre poids vers l'avant, dans la posture de l'Arc (voir page 31), paume de la main droite tournée vers vous, coude légèrement plié. De la main gauche, exercez une pression vers le bas, paume tournée dans la même direction.

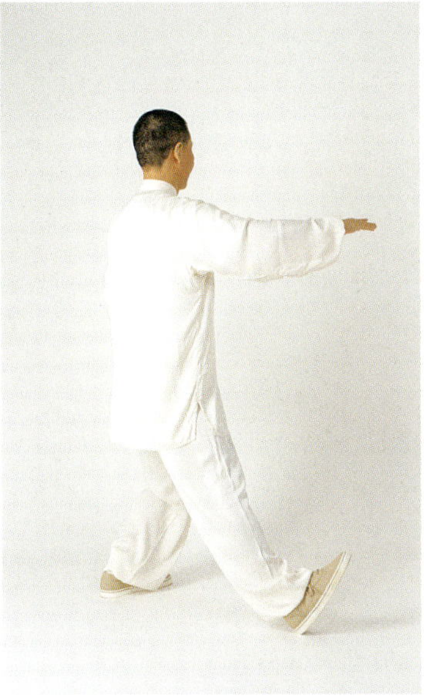

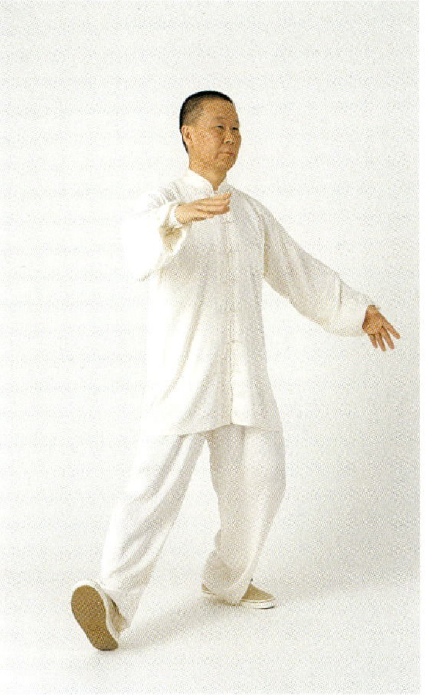

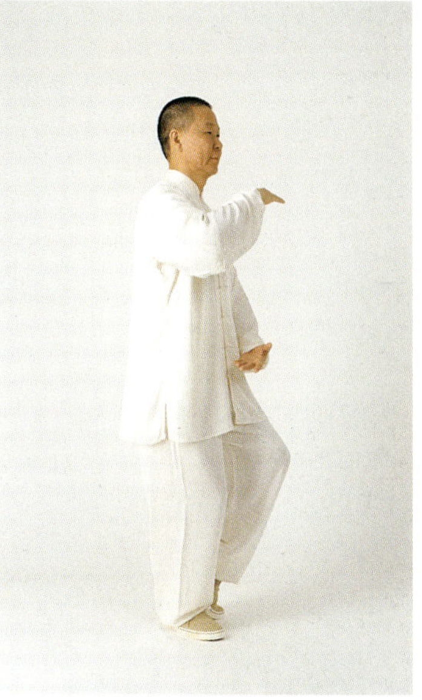

14 En inspirant, relaxez-vous lentement tout en faisant passer votre poids sur la jambe gauche (voir la photo ci-contre). Relevez les orteils du pied droit, et tournez-les vers l'extérieur.

Alors que vous entamez la dernière phase de la leçon, n'oubliez pas d'exécuter les mouvements précédents en sens inverse.

15 Portez à nouveau le poids de votre corps en avant, dans la posture "Tenir le ballon". Il doit être en appui total sur le pied droit.

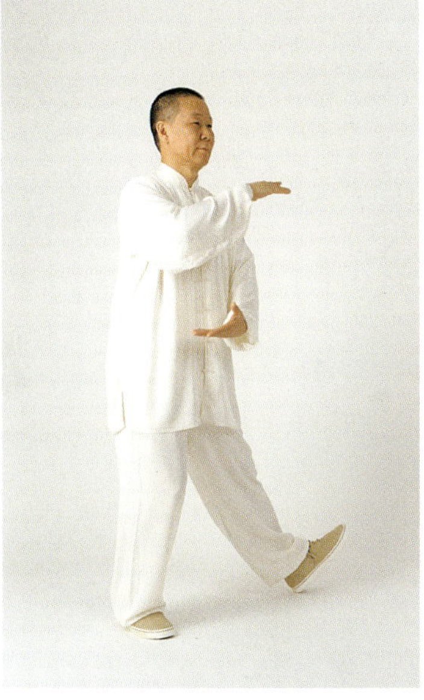

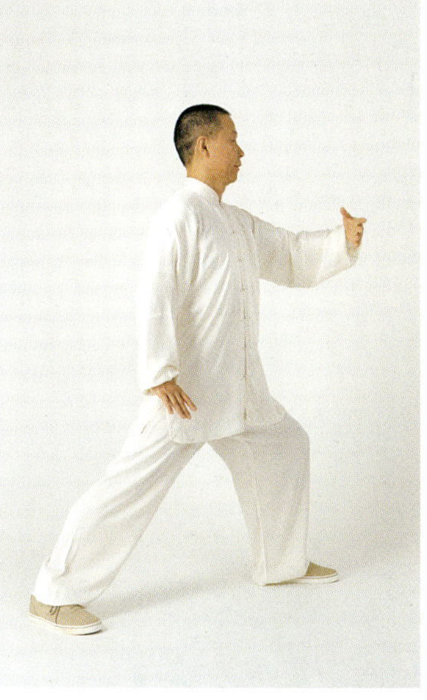

NOTES ET CONSEILS

- Quand votre corps s'abaisse dans la posture de l'Arc, pivotez d'abord à hauteur de la taille pour projeter l'épaule en avant, puis tendez le bras.
- Lorsque les mains sont dans la position "Tenir un ballon", gardez le coude supérieur dirigé vers le bas.

16 Une fois encore, faites porter votre poids par la jambe droite, placée en arrière, pied gauche tourné vers l'extérieur.

17 Concluez en prenant la posture de l'Arc, votre poids étant en appui avant, et en pivotant à hauteur de la taille.

Leçon 3

"LA GRUE BLANCHE BAT DES AILES"

白鶴亮翅

Abaissez votre centre de gravité tandis que le *chi* monte en vous. Concluez, en traçant avec vos bras un "S" fluide, tout en courbes, contrastant avec la rectitude de votre tronc.

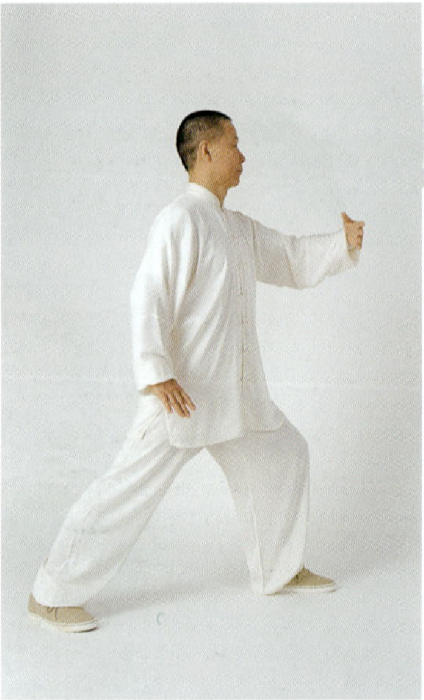

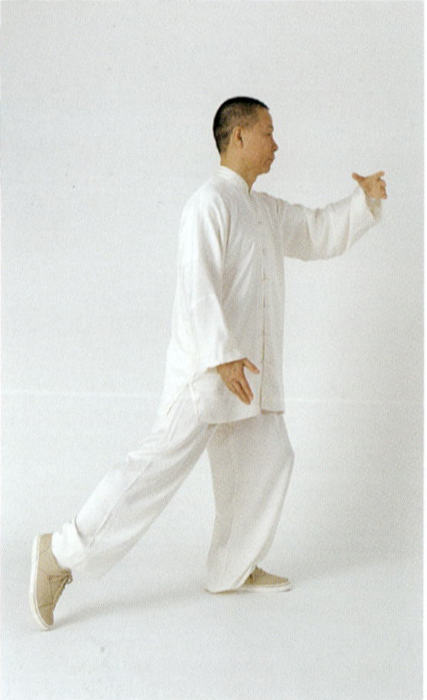

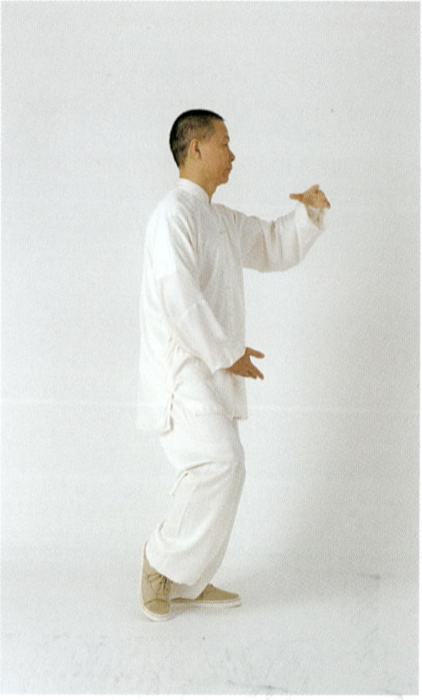

1 Prenez d'abord la posture de l'Arc (voir page 31), par laquelle s'achevait la leçon précédente.

2 En inspirant, levez le talon du pied en arrière et entamez une rotation de la main droite pour qu'elle se tourne vers la gauche.

3 Tandis que vos bras continuent à décrire des courbes, faites un demi-pas en avant et placez les orteils du pied droit près du talon gauche.

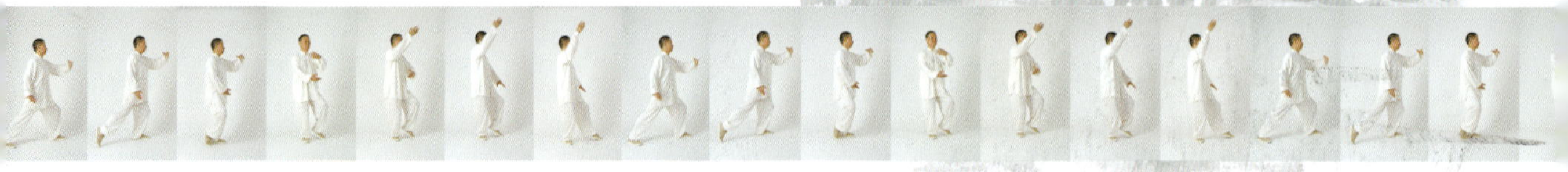

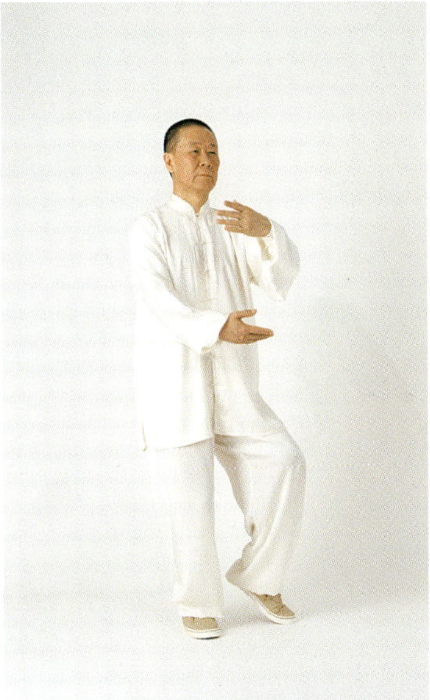

4 Posez le pied droit à plat en portant votre poids sur lui, puis levez le talon gauche tandis que, ce faisant, vous poursuivez votre lente rotation vers la droite.

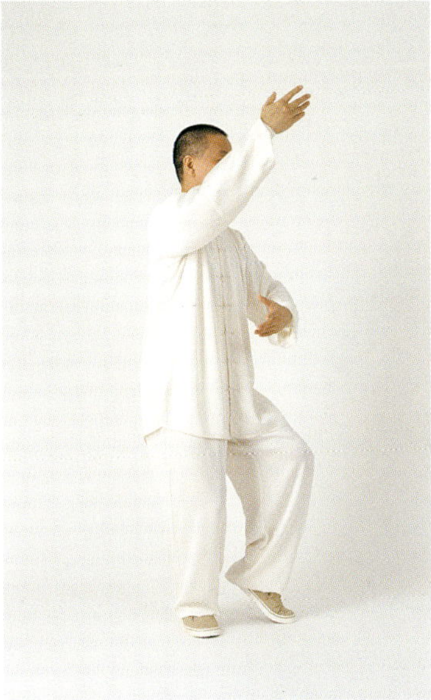

5 Regardez droit devant vous en levant la main droite, paume tournée vers l'intérieur, et en abaissant la gauche. Gardez les pieds dans la même position qu'en phase 4.

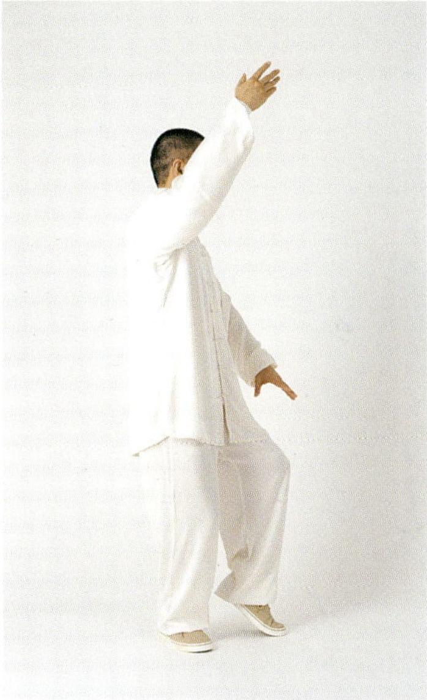

6 Tout en expirant, pivotez vers l'avant, vos bras poursuivant leur mouvement. Votre poids doit rester constamment en appui sur la jambe droite, et votre pied gauche, dirigé vers l'avant.

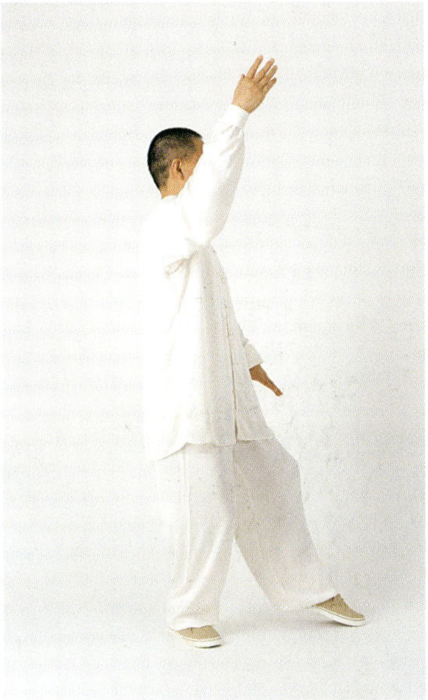

7 Levez la main droite – paume tournée vers l'intérieur – au-dessus et en avant de la tempe, la gauche se plaçant en avant de la hanche, paume dirigée vers le bas (voir la photo ci-contre).

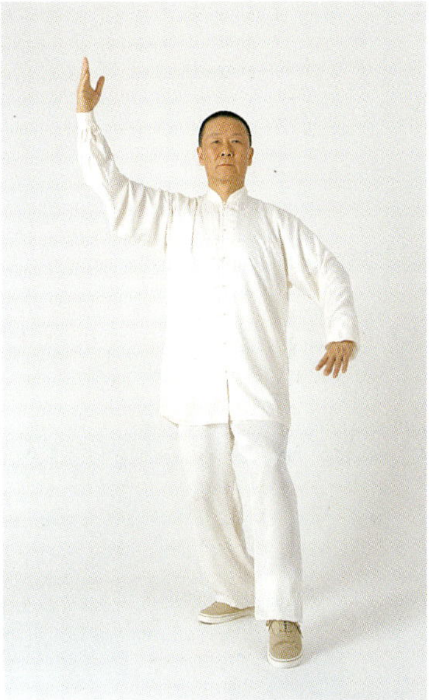

Cette photo de face montre que les bras doivent être pliés selon un angle identique, les mains étant éloignées du corps.

NOTES ET CONSEILS

- À la fin de cette leçon, votre centre de gravité s'abaisse, mais votre tronc s'étire vers le haut pour permettre au *chi* – l'énergie – de monter.
- Pliez les bras pour qu'ils forment un "S".
- Ne soumettez le pied qui touche le sol à aucune contrainte – il ne doit même pas vous servir à garder l'équilibre.

Leçon 4

EFFLEUREMENT DU GENOU, TROIS FOIS DE CHAQUE CÔTÉ"

摟膝拗步

L'un des principes majeurs qu'il faut se rappeler en *taï-chi*, notamment durant cette leçon, est le suivant : tout mouvement de tronc et des bras doit être commandé par la taille. Les bras ne doivent jamais en être les moteurs ; leur balancement devant obéir à l'impulsion donnée par la taille.

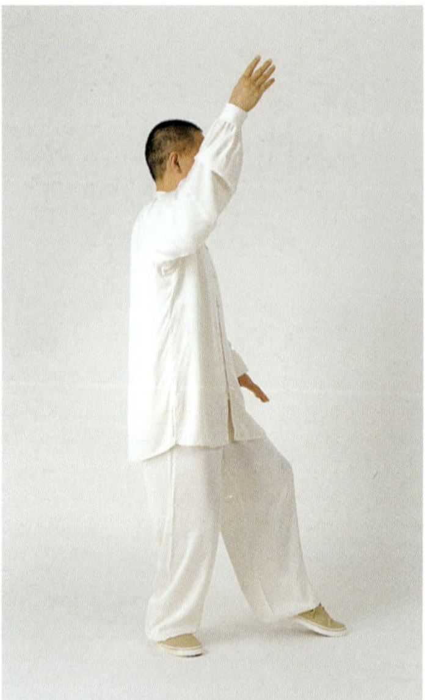

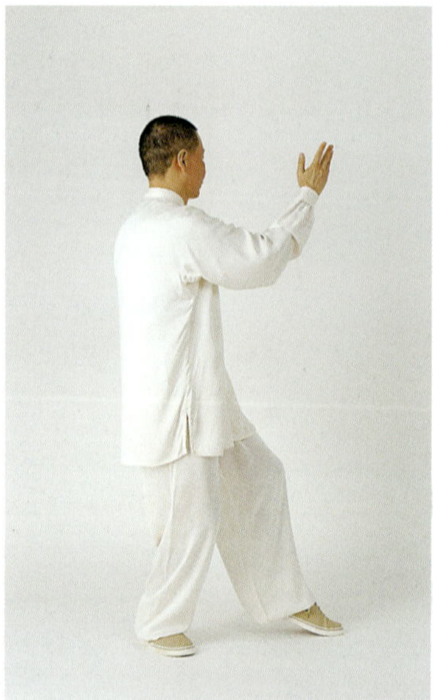

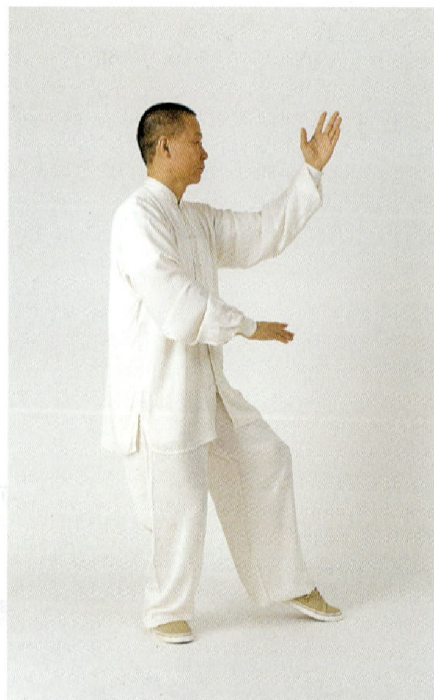

1 Prenez la posture par laquelle s'achevait la leçon précédente – bras droit levé, et poids en appui sur la jambe droite. Les orteils du pied gauche touchent légèrement le sol, dans la position du pas en suspens (voir page 33).

2 Inspirez profondément, pivotez légèrement vers la gauche tandis que votre main droite s'abaisse et que la gauche s'élève.

3 Tournez-vous à nouveau vers la droite, la main de même latéralité décrivant un arc de cercle devant votre abdomen. Simultanément, la main gauche décrit une courbe ascendante vers le côté droit, passant devant votre visage.

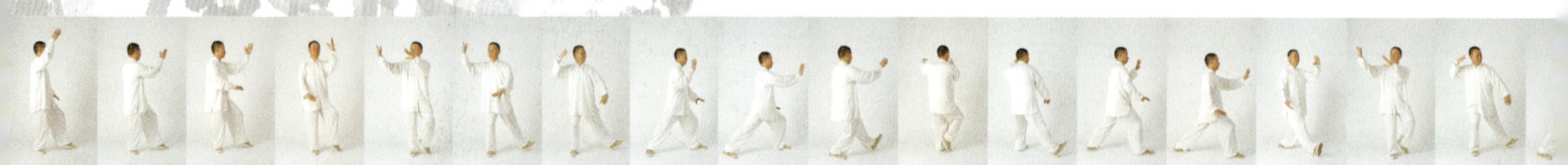

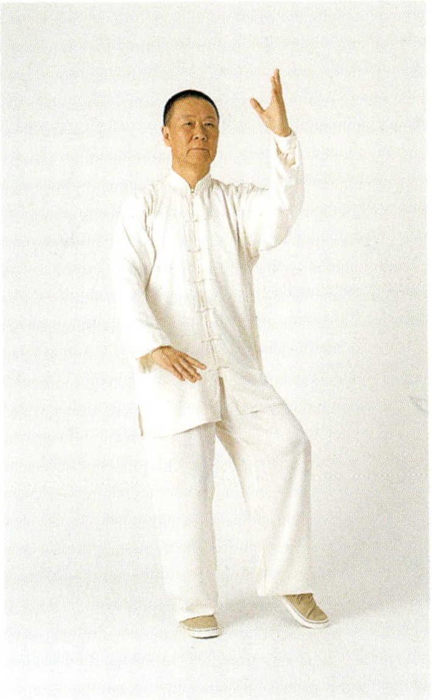

4 Votre taille joue alors le rôle d'un essieu, faisant exécuter à votre bras un mouvement courbe, tandis que le corps pivote vers la droite.

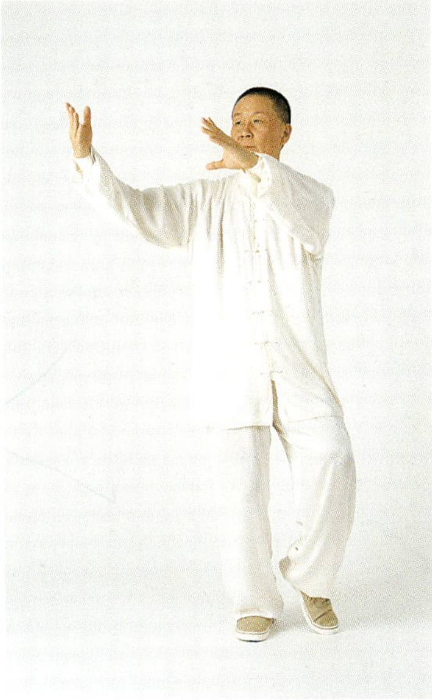

5 Continuez à lever la main droite à hauteur d'oreille, en gardant le bras légèrement plié. La main gauche passe devant la poitrine. Vos mains se faisant face, regardez la droite.

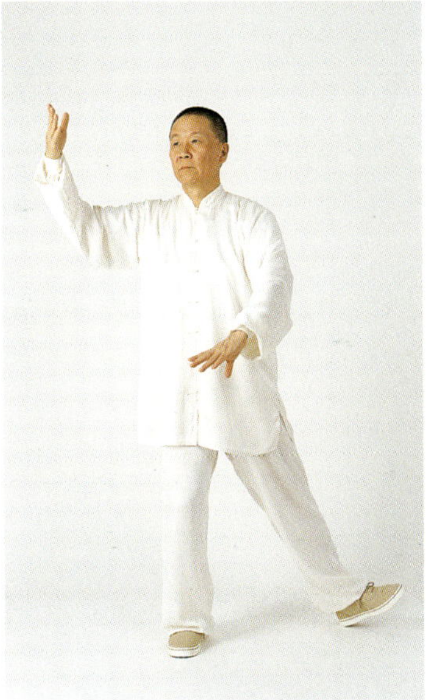

6 Tournez le pied gauche vers l'extérieur, la main correspondante prolongeant son mouvement pour passer devant vous en exerçant une pression dirigée vers le bas.

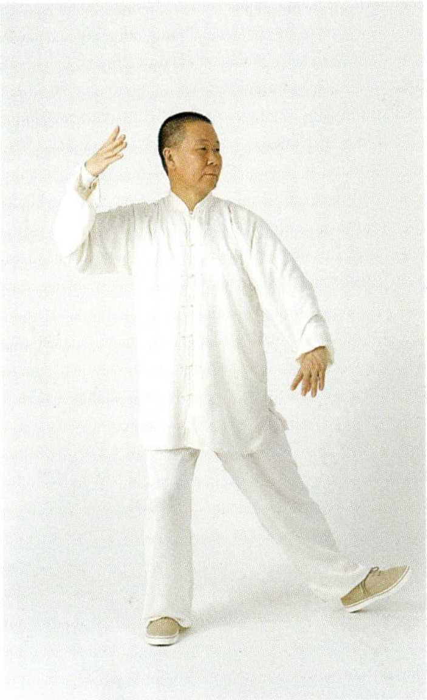

7 Tandis que votre talon gauche touche le sol, votre main droite se déplace vers la gauche, en direction de votre oreille, alors que votre main gauche plonge vers le sol.

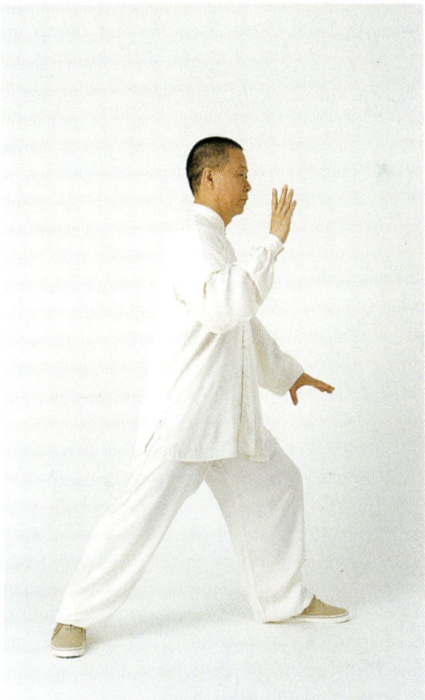

8 Votre taille servant de pivot, tournez-vous vers la gauche, la main correspondante près du genou. Surveillez la trajectoire de la main droite et portez votre poids en avant, dans la posture de l'Arc (voir page 31). Poussez votre main droite vers l'avant.

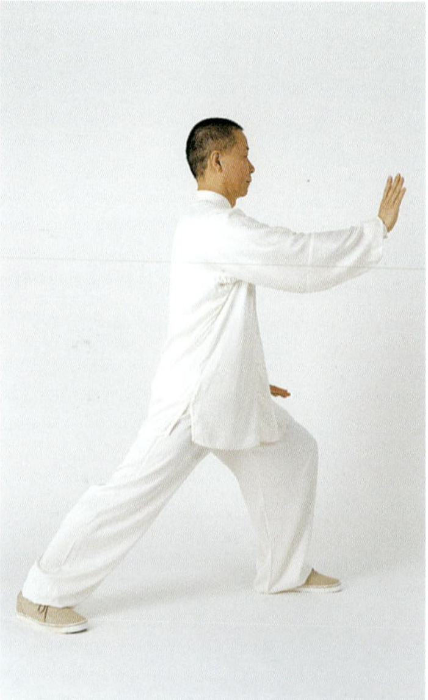

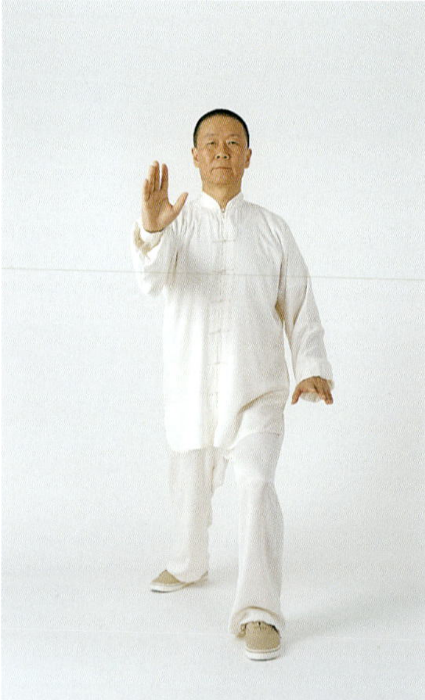

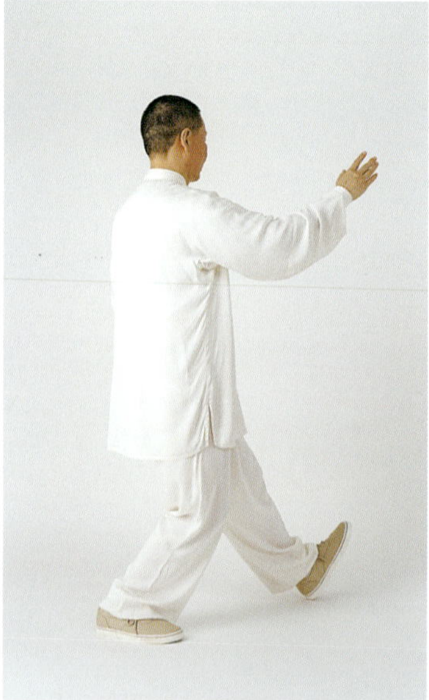

9 Une fois votre bras droit en extension, étirez le talon correspondant pour être sûr que votre corps est dans l'axe afin de conclure le premier enchaînement (voir l'autre photo, à droite).

Sous cet angle, vous constatez que la paume gauche doit être dirigée vers le sol, et très près de la hanche. La paume droite est tournée vers l'avant.

10 Inspirez et relaxez-vous lentement tout en pliant la jambe droite pour faire passer votre poids sur elle. Relevez les orteils du pied gauche et tournez-les légèrement vers l'extérieur.

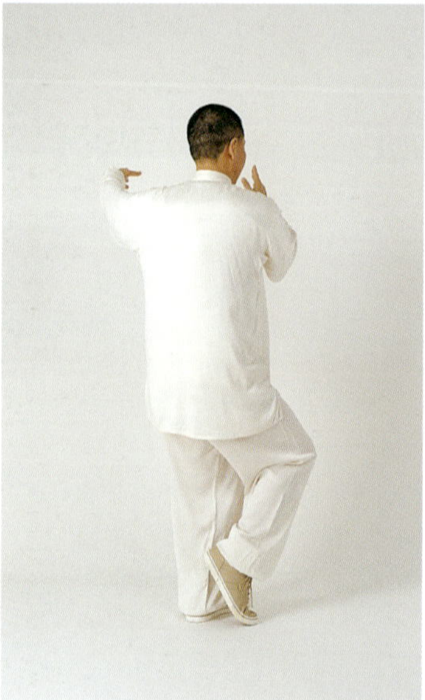

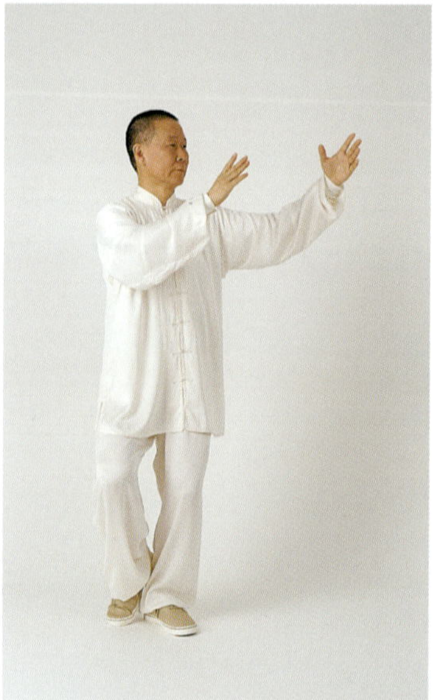

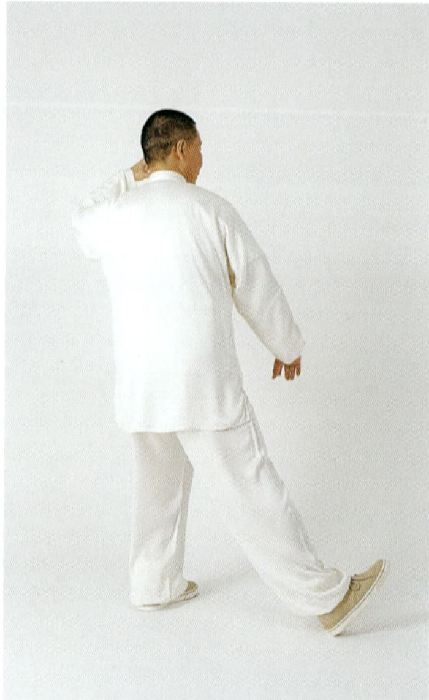

11 Faites passer votre poids sur la jambe gauche en déplaçant votre corps vers l'avant, légèrement du même côté, et en pliant la jambe gauche. Tandis que vos paumes se font face, regardez celle de gauche (voir ci-contre).

Alors que votre talon gauche touche légèrement le sol, votre main droite se dirige vers la gauche, près de l'oreille, et la main gauche descend.

12 Du pied droit, faites un pas vers l'extérieur. Quand le talon correspondant touche le sol, la main gauche se déplace vers la droite, près de l'oreille, et la main droite descend le côté de l'abdomen.

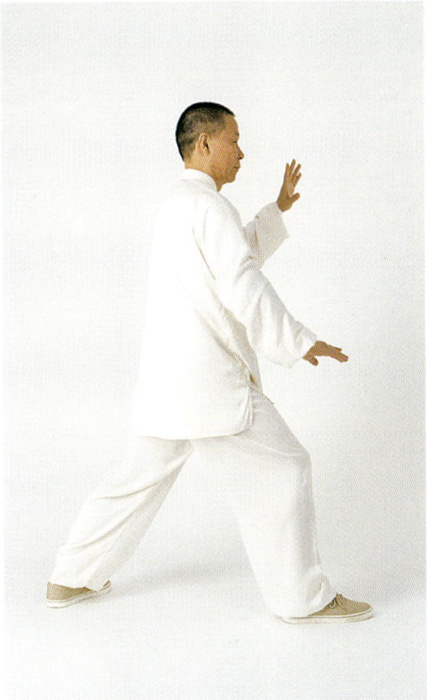

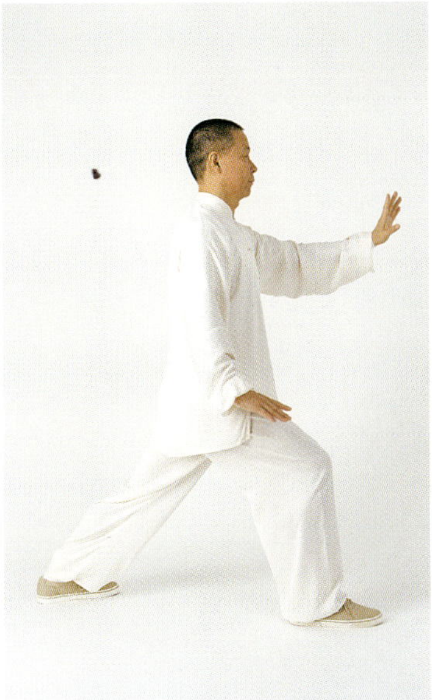

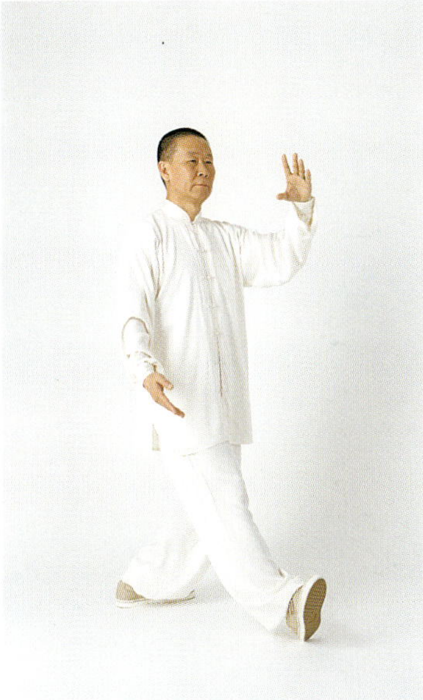

13 Pivotez vers la droite, à hauteur de la taille, tandis que votre poids se porte sur l'avant et que votre main droite est à l'aplomb du genou correspondant, votre main gauche entamant sa poussée vers l'avant.

14 Portez votre poids sur l'avant en prenant la posture de l'Arc ; simultanément, de la main gauche, exercez une poussée vers l'avant, tandis que la main droite s'abaisse.

15 Inspirez, relaxez-vous lentement, pliez la jambe gauche et faites passer votre poids sur elle. Relevez les orteils du pied droit et tournez-les légèrement vers l'extérieur.

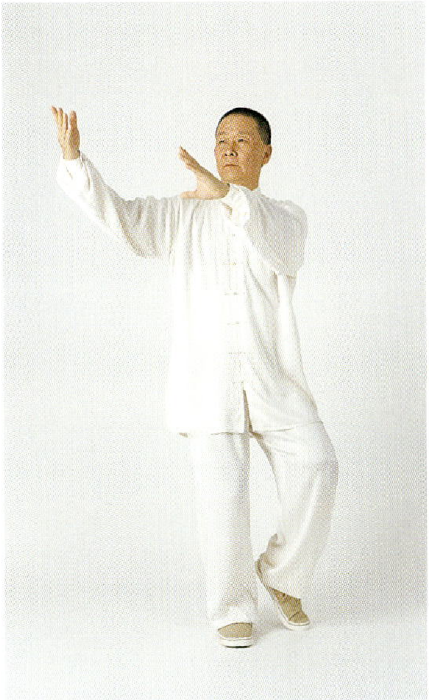

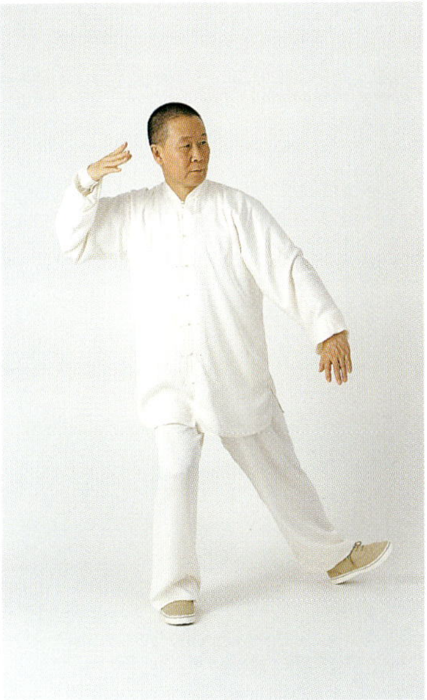

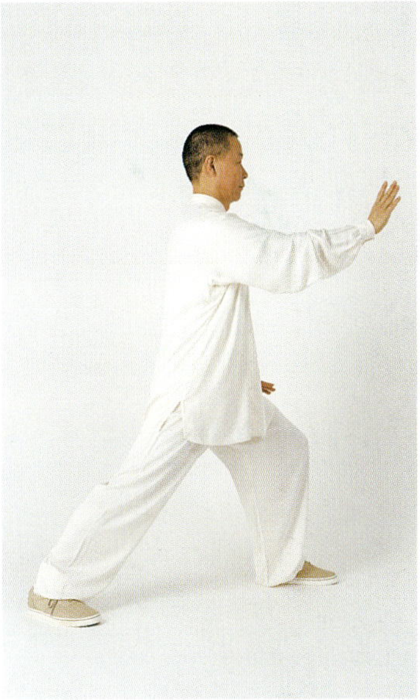

16 Déplacez votre corps vers l'avant, et légèrement vers la droite, en pliant la jambe droite et en déportant votre poids. Tandis que vos paumes se font face, regardez celle de droite.

17 Expirez, puis du pied gauche, faites un pas vers l'extérieur. Tandis que le talon gauche touche le sol, la main droite passe devant l'oreille alors que la gauche s'abaisse en direction du genou droit.

18 Pivotez vers la gauche, à hauteur de la taille, votre poids se portant sur l'avant, dans la posture de l'Arc. De la main droite, exercez une poussée vers l'avant et amenez la gauche – proche du genou correspondant – le long du corps.

Leçon 5

"JOUER DU LUTH"

手揮琵琶

Que votre corps se déplace vers l'avant ou vers l'arrière, votre tronc et votre colonne vertébrale doivent être droits. C'est un impératif, car lorsque vos membres sont en extension avant et arrière, cette verticalité vous permet d'enchaîner les positions avec fluidité, et maintient le *chi* au niveau du *dan tian* (voir page 30).

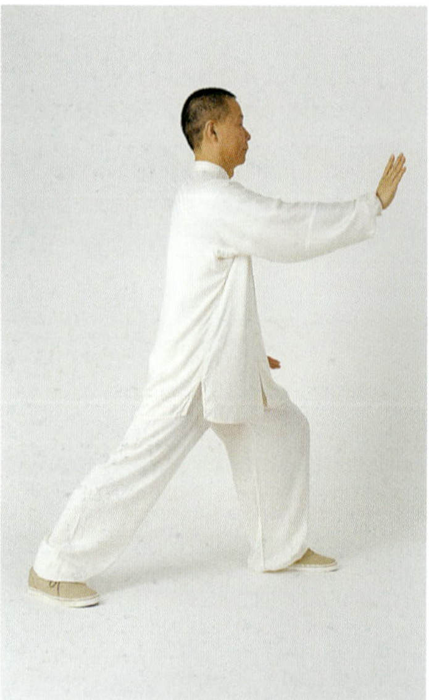

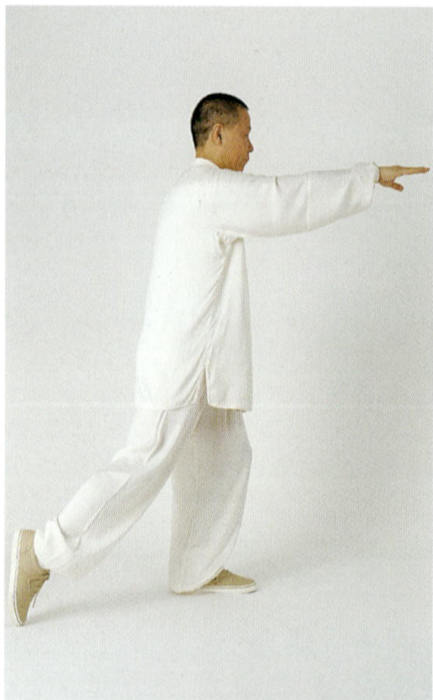

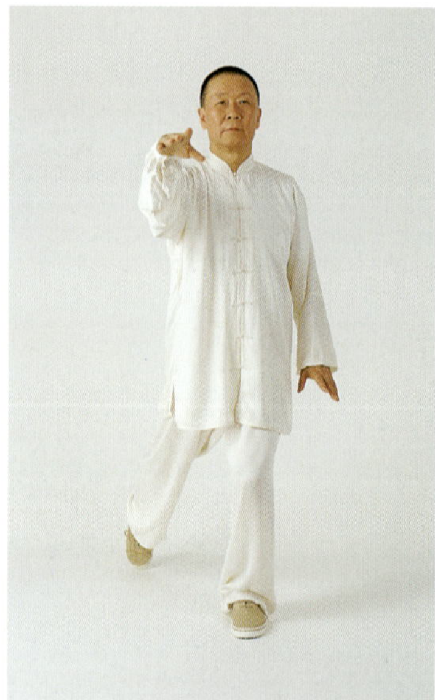

1 Mettez-vous dans la position de l'Arc (voir page 31) par laquelle s'achevait la leçon précédente : bras droit tendu en avant, et bras gauche le long du corps.

2 Inspirez tandis que vous portez votre poids sur la jambe gauche, en étendant le bras droit, paume tournée vers le sol, et en exerçant, de la main gauche, une pression dirigée vers le bas (voir la photo ci-contre).

Sous cet angle, vous constatez qu'il faut tendre les doigts de la main droite vers l'avant, la main gauche restant inactive.

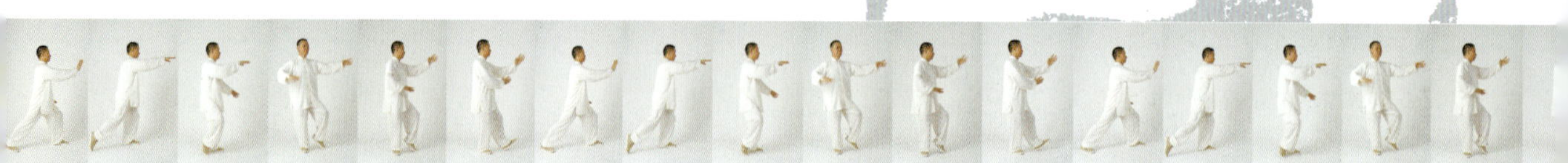

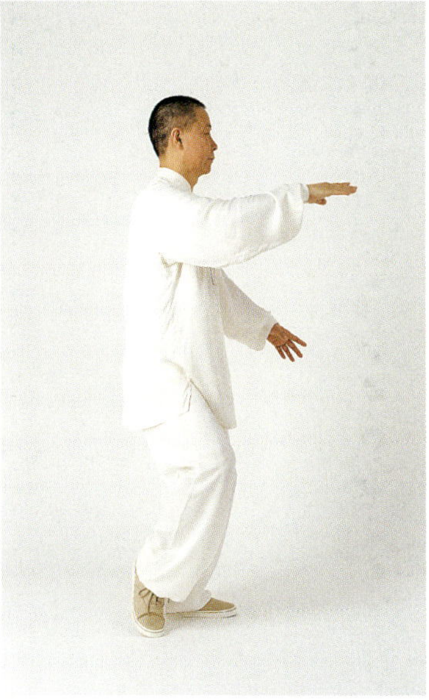

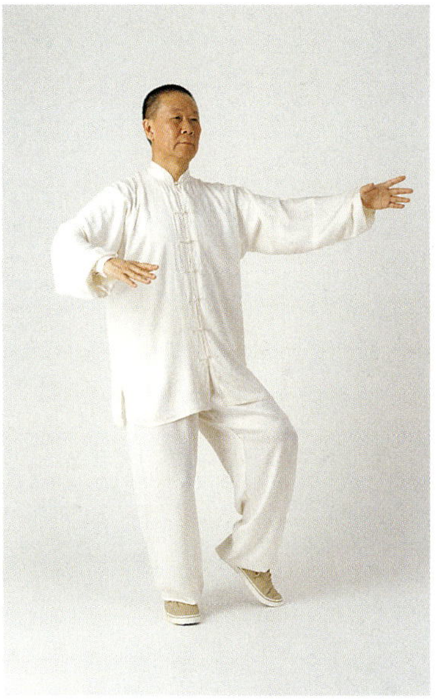

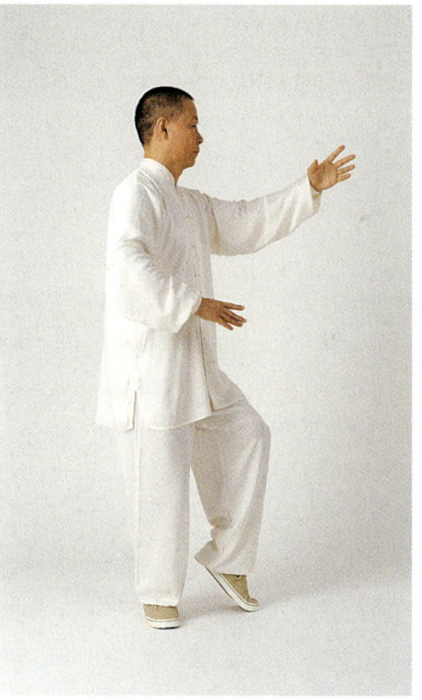

3 Avec la jambe droite, faites un demi-pas en avant pour prendre la posture du pas en T (voir page 34), en commençant à ramener le bras droit en arrière, vers vous. Du bras gauche, décrivez un arc de cercle ascendant, vers l'avant.

4 Faites passer votre poids sur la jambe droite et levez le talon gauche. Simultanément, tirez votre bras droit en arrière et étendez la gauche vers l'avant. Pivotez vers la droite, au niveau de la taille.

5 Expirez et commencez à vous retourner vers la gauche, en rapprochant coude gauche et main droite, vers l'intérieur et l'avant.

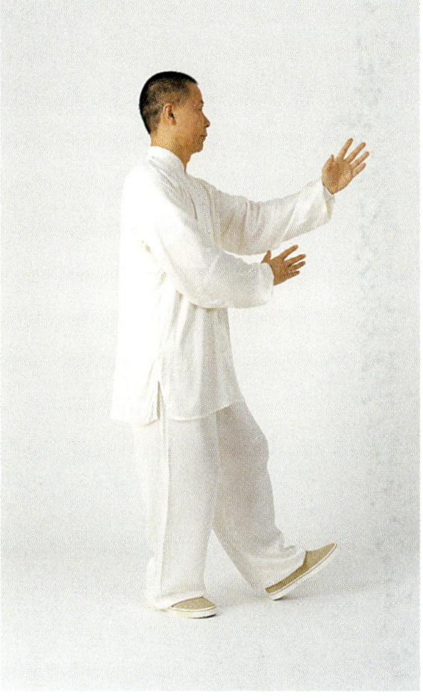

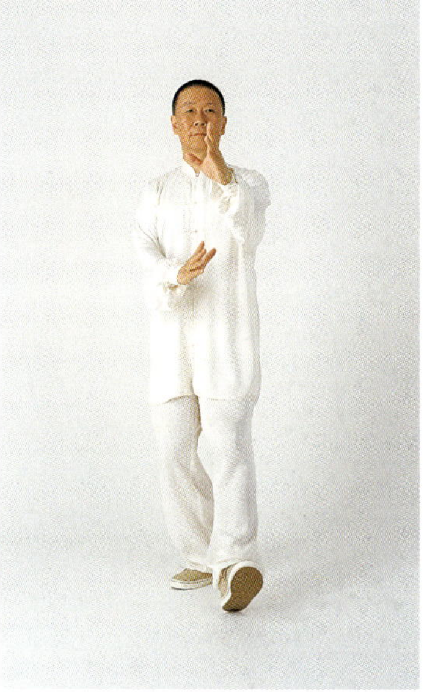

NOTES ET CONSEILS

- Que vous vous déplaciez vers l'avant ou vers l'arrière, votre tronc doit rester droit : ne vous penchez jamais en avant.
- Vos bras ne doivent se diriger vers l'avant ou vers l'arrière qu'en réaction au mouvement de la taille.

6 Tout en relevant les orteils et en tournant légèrement votre pied gauche vers l'extérieur, terminez, talon gauche touchant le sol et bras dans la position permettant de "Jouer du luth" (voir photo ci-contre).

Concluez, main gauche devant votre visage, et main droite juste au-dessous.

Leçon 6

"OUVREZ LES BRAS, QUATRE FOIS DE CHAQUE CÔTÉ"

倒卷肱

Quand vous faites un pas en arrière, pour garder l'équilibre, ne placez jamais vos pieds dans le même alignement. Durant les différents mouvements que comporte cette leçon, votre corps doit aussi rester à la même hauteur par rapport au sol.

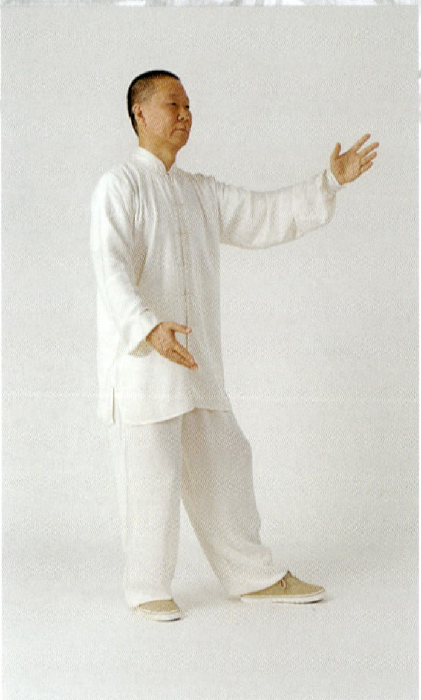

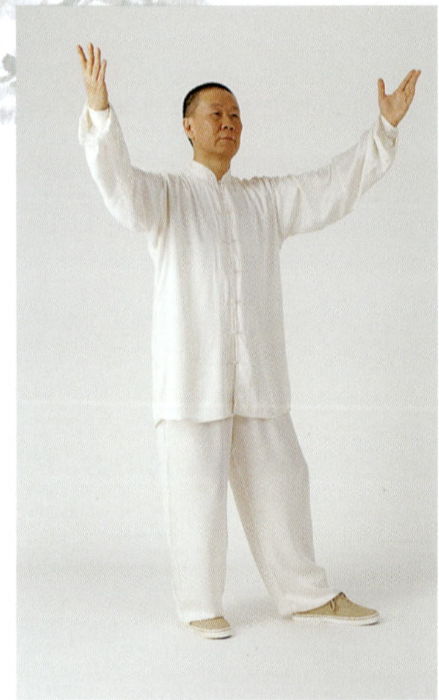

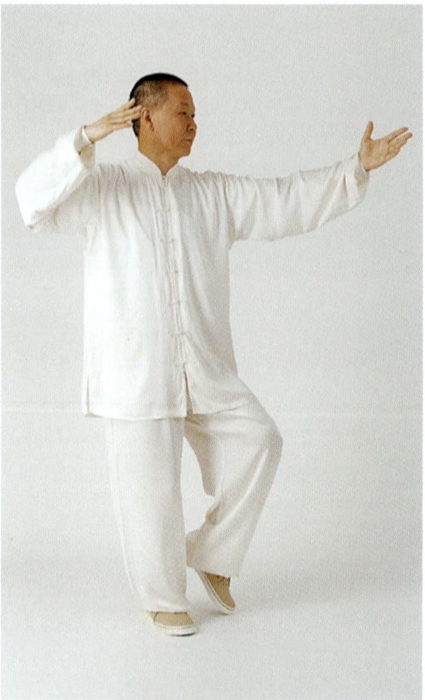

1 Dans la position par laquelle s'achevait la leçon précédente, commencez par basculer votre corps vers la droite en abaissant la main droite.

2 Inspirez, bras levés, légèrement pliés, mains au-dessus des yeux, paumes tournées vers le haut.

3 Tout en faisant passer votre poids du côté droit, levez le talon gauche et amenez votre main droite à hauteur de l'oreille correspondante.

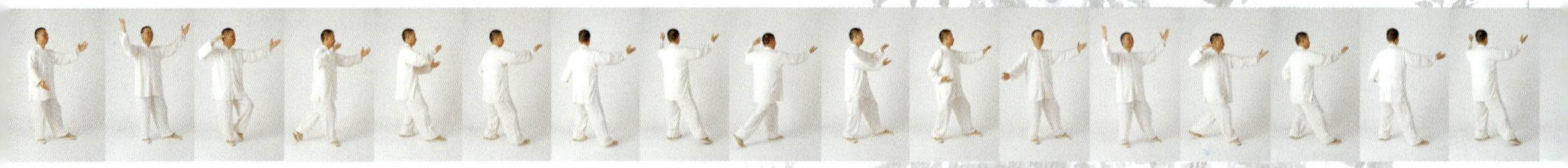

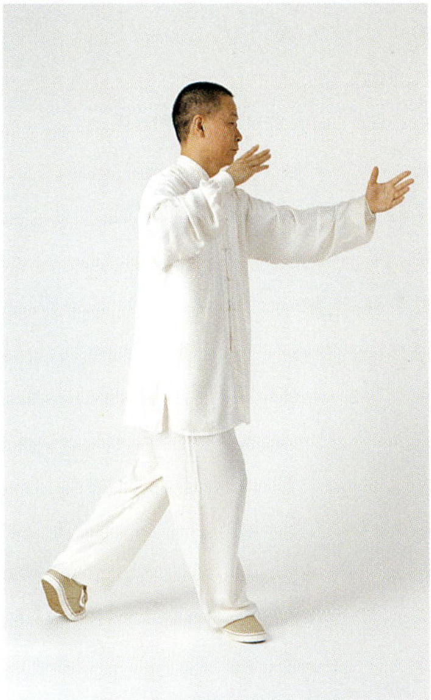

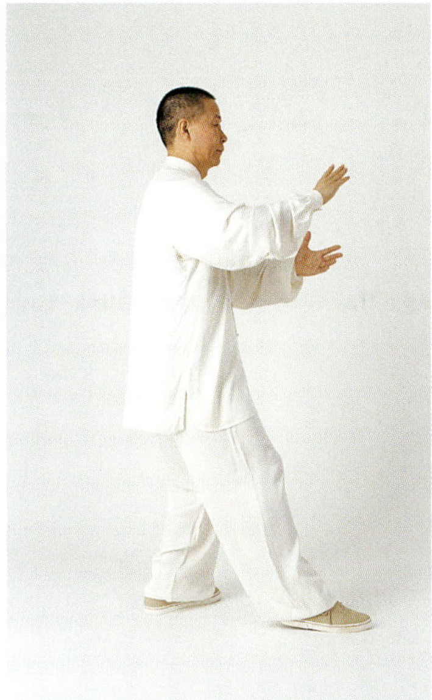

4 Tandis que vous expirez, faites un pas en arrière avec le pied gauche en continuant à pivoter vers la gauche, sans quitter des yeux votre main gauche.

5 Penchez-vous – légèrement – en arrière et exercez une poussée de la main droite, paume tournée vers l'avant, en reculant la main gauche, paume dirigée vers le haut.

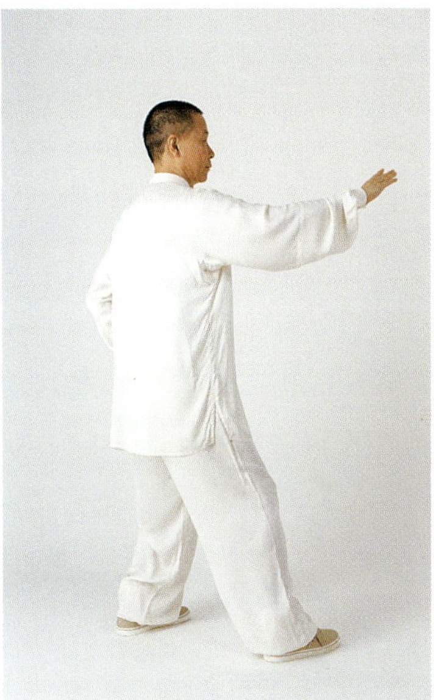

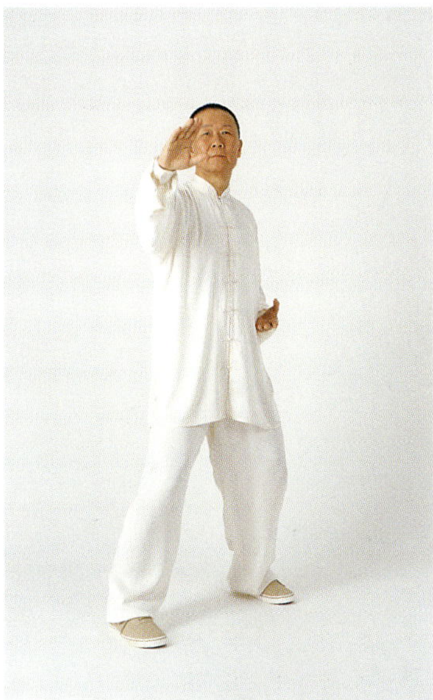

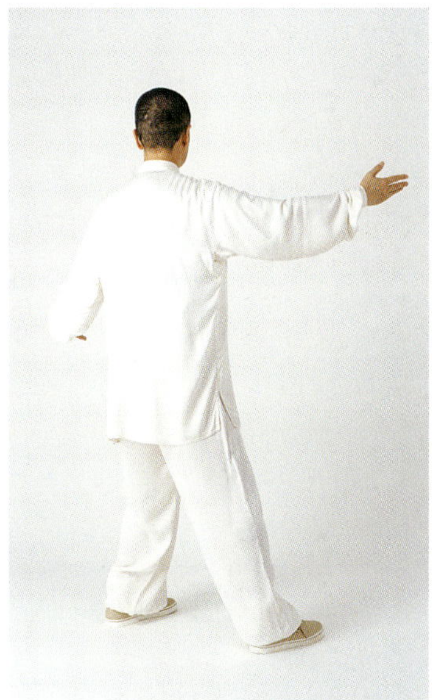

6 Surveillez votre main droite qui avance alors que la gauche arrive à hauteur de la hanche. Veillez à ce que vos pieds soient parallèles et votre bras gauche près du corps pour achever le premier mouvement (voir la photo ci-contre).

Sous cet angle, vous constatez que les pieds sont parallèles, et que la main droite est à l'aplomb du pied droit.

7 Pivotez vers la gauche tandis que vous abaissez le bras gauche, en tournant la main droite pour que sa paume soit dirigée vers le haut.

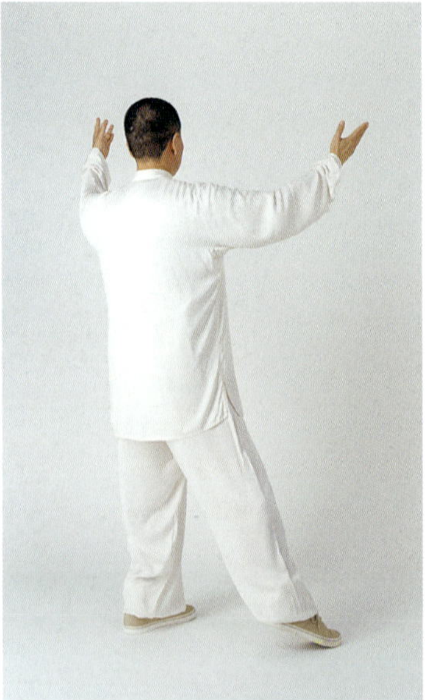
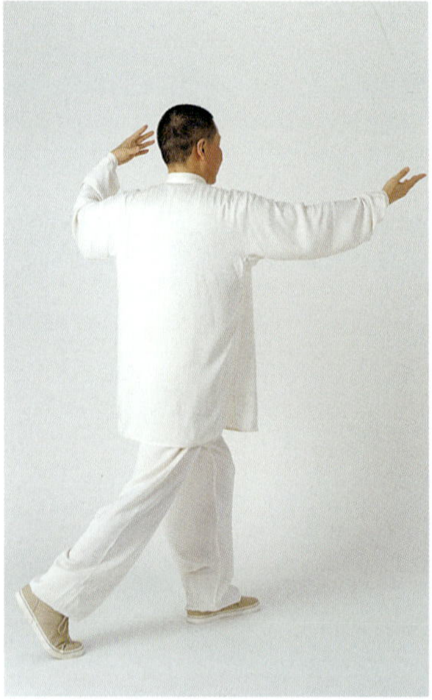
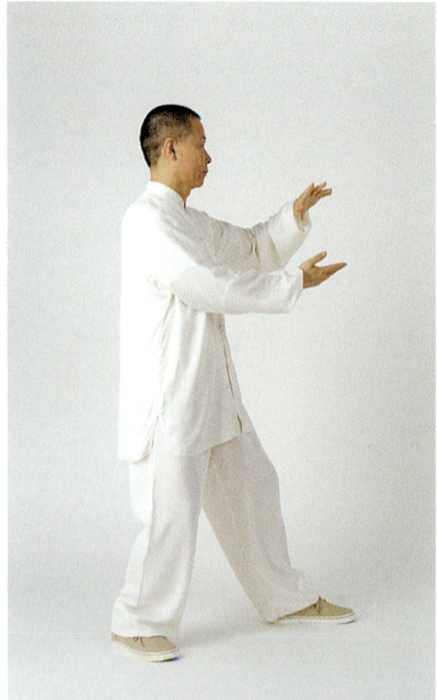

8 Inspirez et adoptez une attitude d'ouverture en levant le talon droit tandis que votre main gauche décrit une courbe ascendante jusqu'à hauteur d'épaule, paume tournée vers le haut. Faites pivoter votre main droite pour qu'elle soit également en supination.

9 Du pied droit, faites un pas en arrière, en faisant pivoter votre corps vers la droite, reprenant ainsi, à l'envers, le mouvement précédent – mais cette fois en surveillant votre main droite.

10 Penchez-vous – légèrement – en arrière et avancez la main gauche, paume tournée vers l'avant, en reculant votre main droite, paume dirigée vers le haut.

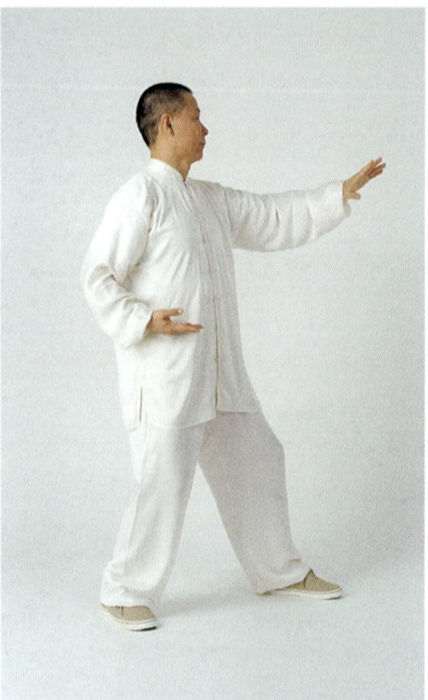
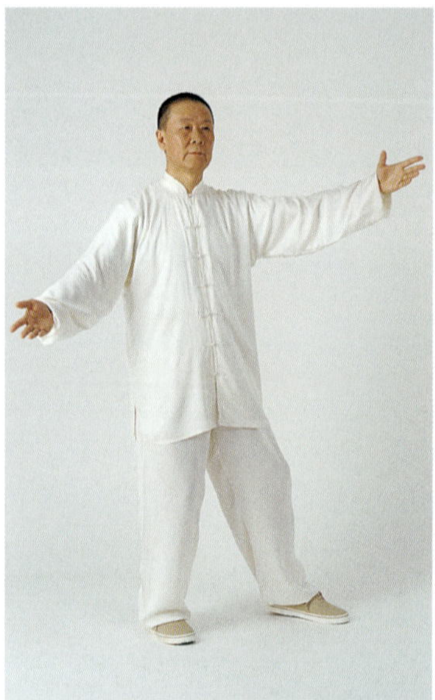
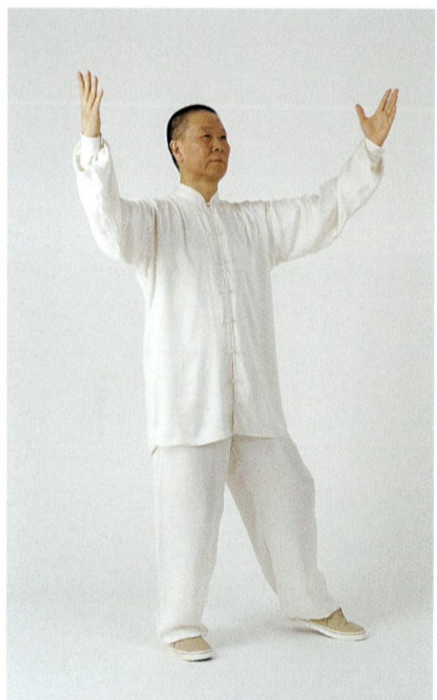

11 Surveillez votre main gauche alors qu'elle avance et que la droite arrive au niveau de la taille, achevant ainsi le deuxième mouvement de cette leçon.

12 Adoptez une attitude d'ouverture en tournant la main gauche vers le haut et en ouvrant la droite.

13 Inspirez en levant les mains, paumes en supination, à hauteur des yeux.

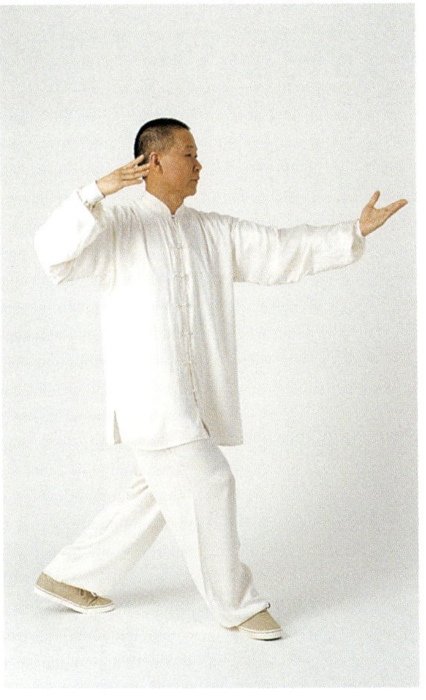

14 Expirez puis, du pied gauche, faites un pas en arrière tandis que vous pivotez vers la gauche, répétant ainsi le mouvement précédent de l'autre côté, en regardant la main gauche.

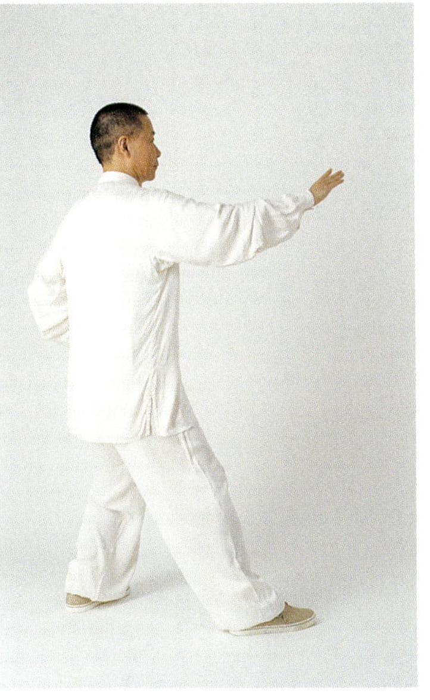

15 Penchez-vous en arrière et avancez la main droite, paume tournée vers l'avant, en levant le bras gauche, paume dirigée vers le haut, achevant ainsi le troisième mouvement.

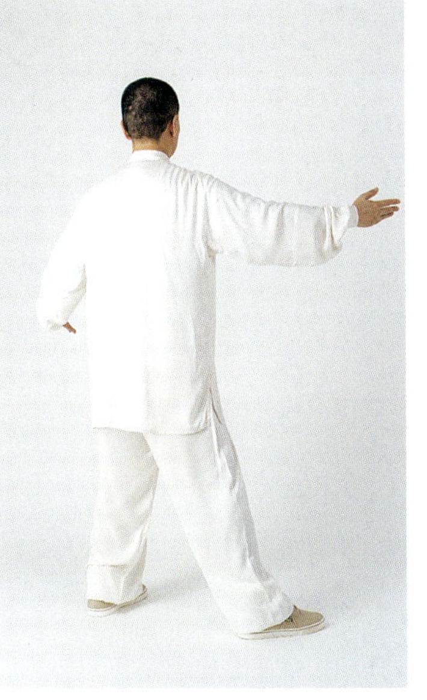

16 Pivotez vers la gauche et écartez votre bras gauche latéralement, dans un gste d'ouverture.

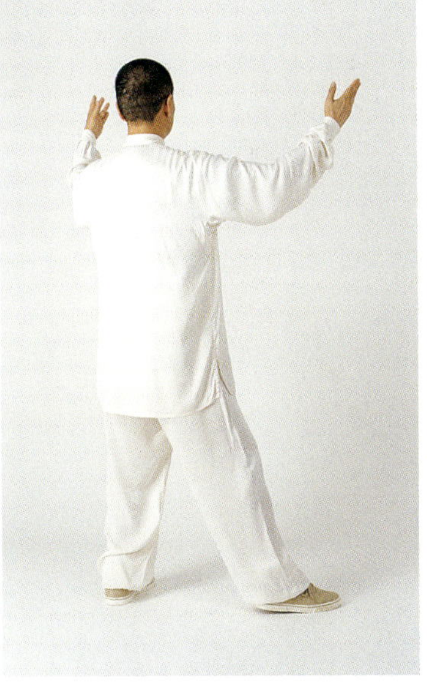

17 Inspirez et adoptez une attitude d'ouverture en levant les mains à hauteur des yeux.

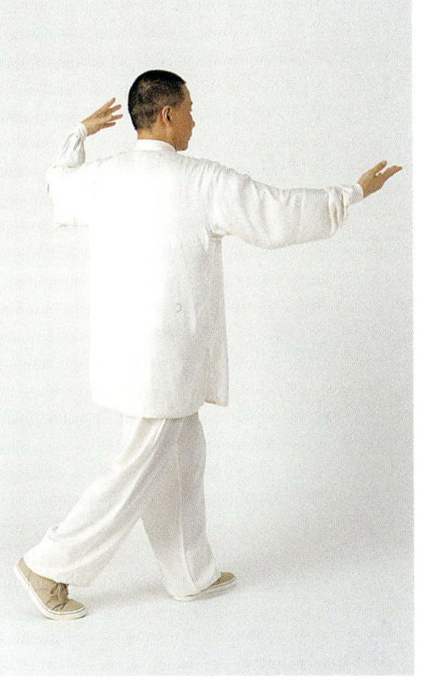

18 En expirant, faites un pas en arrière avec le pied droit, tandis que vous pivotez vers la droite, reprenant ainsi le mouvement antérieur, mais de l'autre côté – cette fois en regardant votre main droite.

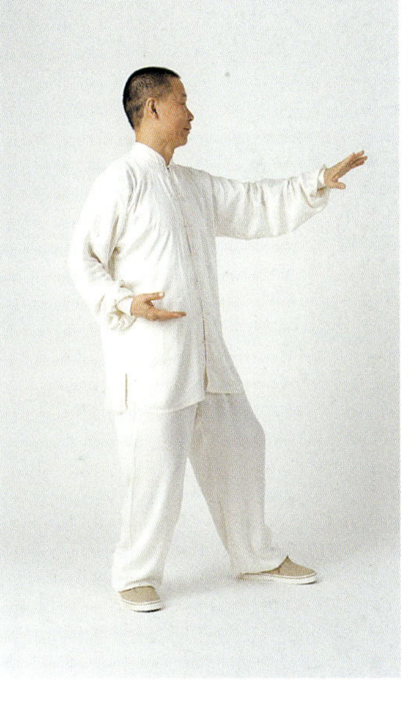

19 Avancez la main gauche et regardez-la pendant que la droite s'abaisse à hauteur de la taille, concluant ainsi le quatrième mouvement de cette leçon.

Leçon 7

"SAISISSEZ LA QUEUE DE L'OISEAU - CÔTÉ GAUCHE"

左攬雀尾

Durant cette leçon en particulier, rappelez-vous que le corps pivote vers la gauche ou la droite, et qu'il recule ou avance, la taille devant être le moteur de tous les mouvements. Lenteur et fluidité sont permanentes. De même, vos mouvements favorisent votre équilibre. En *taï-chi*, vous ne devez jamais ni agir par à-coups, ni vous forcer.

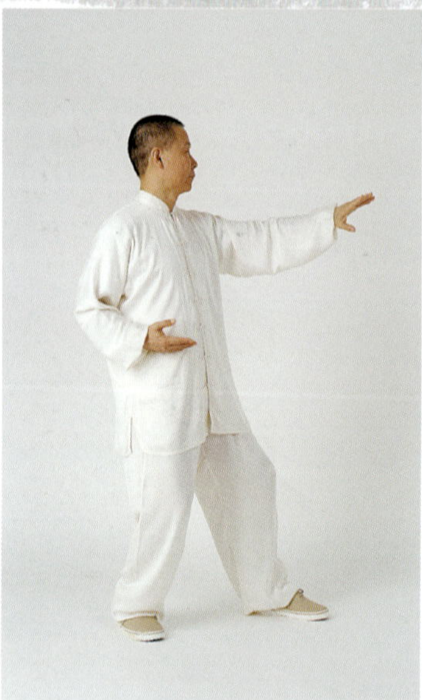

1 Prenez la position qui achevait la leçon précédente.

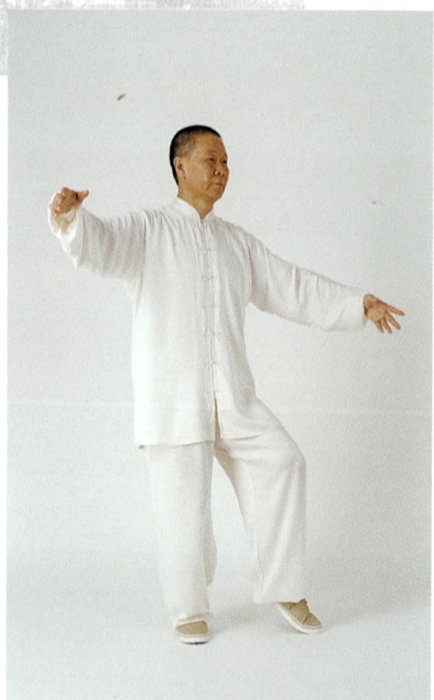

2 Inspirez, déplacez légèrement votre corps vers la droite en amenant le bras gauche à hauteur d'épaules, et le droit en travers de la zone inférieure de votre poitrine. Placez lentement votre poids sur la jambe droite. Levez le talon gauche.

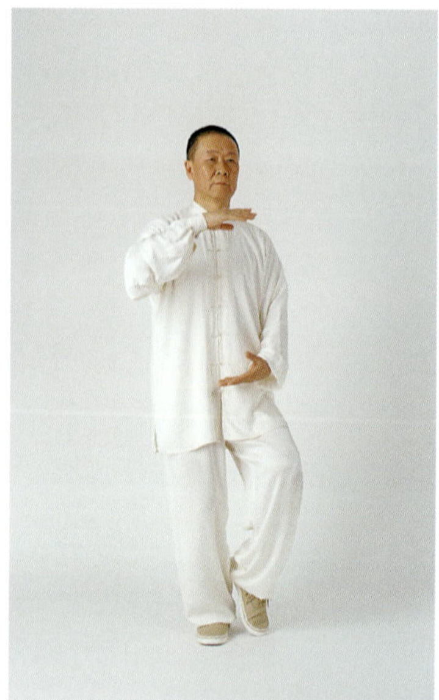

3 Adoptez la position "Tenir le ballon" (voir page 28) et placez vos orteils gauches près de votre pied droit.

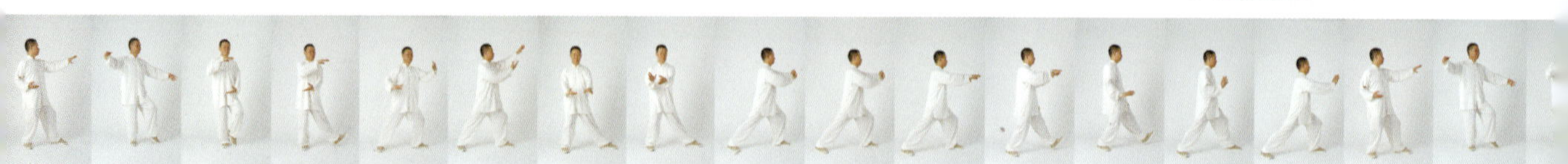

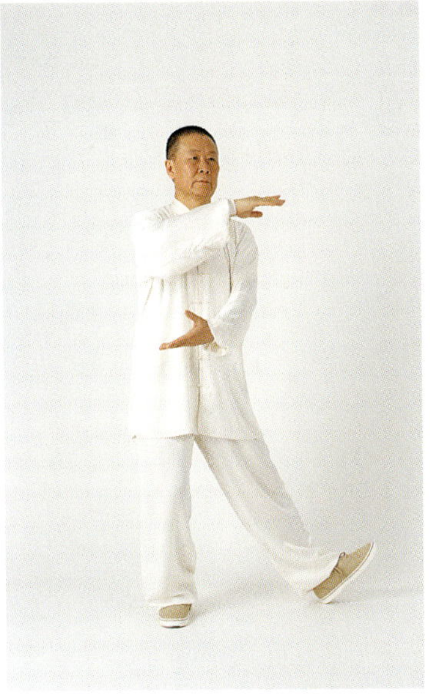

4 Dans la position "Tenir le ballon", faites un pas vers la gauche.

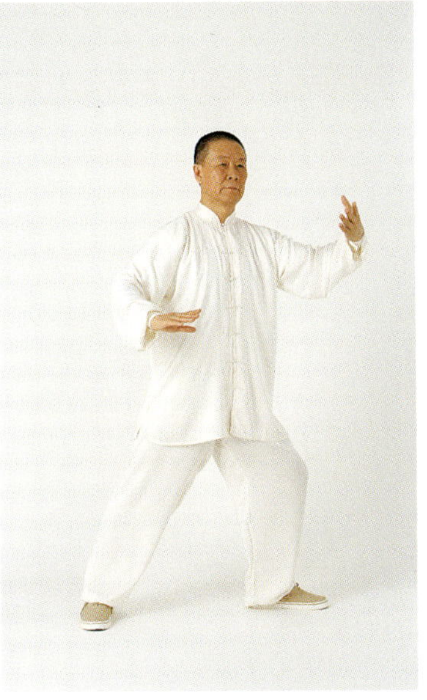

5 Expirez et mettez-vous en posture de l'Arc (voir page 31). Amenez votre bras gauche devant votre poitrine et abaissez le droit dans un mouvement circulaire passant en travers de votre poitrine.

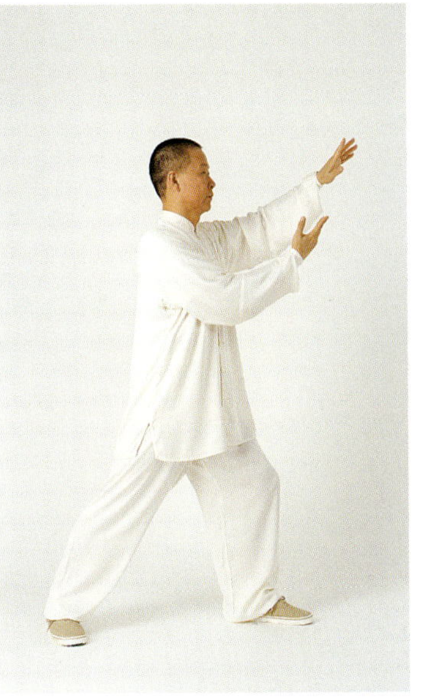

6 Pivotez vers la gauche à hauteur de la taille et projetez vos bras vers l'avant, paume gauche simulant une prarde et tournée vers l'extérieur. Tandis que le bras droit arrive à hauteur de votre menton, tournez-en la paume vers l'extérieur.

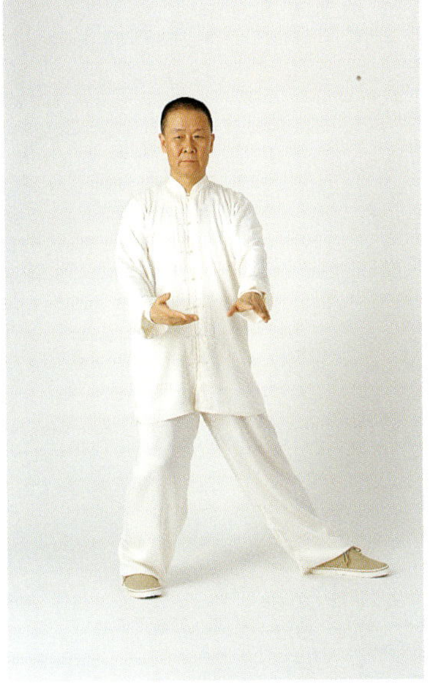

7 Déplacez votre poids vers l'arrière, et pivotez vers la droite – en abaissant les mains, à la manière d'une caresse.

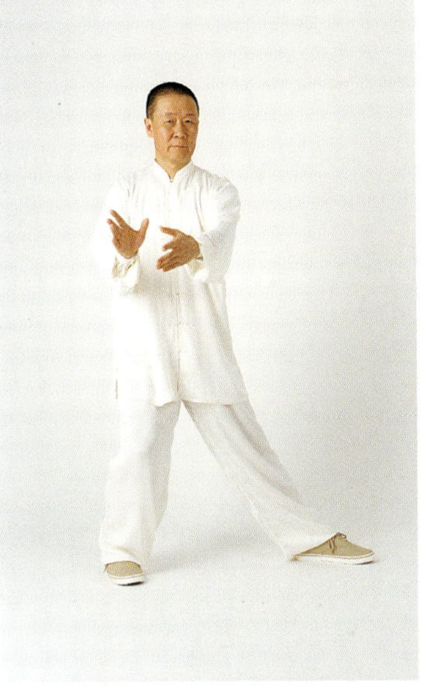

8 Avec les mains, décrivez des cercles devant votre estomac en faisant pivoter vos poignets. Appliquez les doigts de la main droite sur le poignet gauche.

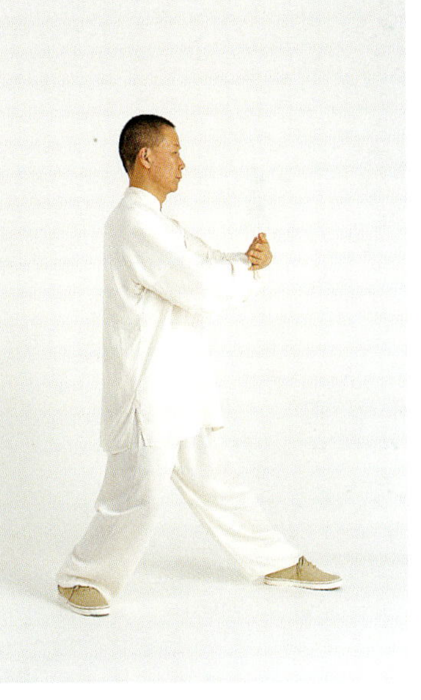

9 Quand vos mains se croisent, et tout en inspirant, pivotez vers la gauche.

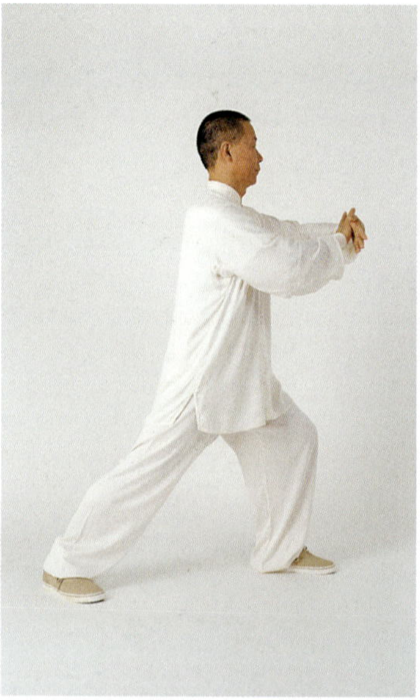

10 En expirant, pivotez vers la gauche et ramenez les mains vers la poitrine. Déplacez votre poids vers l'avant et tendez les mains devant vous.

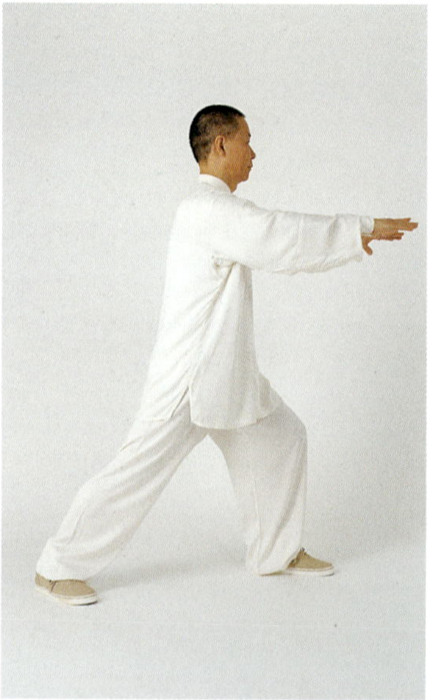

11 Écartez les mains et tournez-les pour que leurs paumes soient dirigées vers le bas.

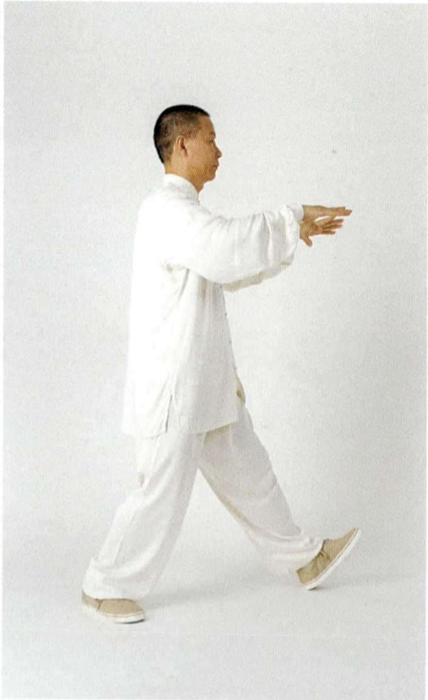

12 Inspirez, penchez-vous en arrière, votre poids passant sur le pied droit, en vous servant du talon gauche pour garder l'équilibre, et ramenez vos bras vers vous.

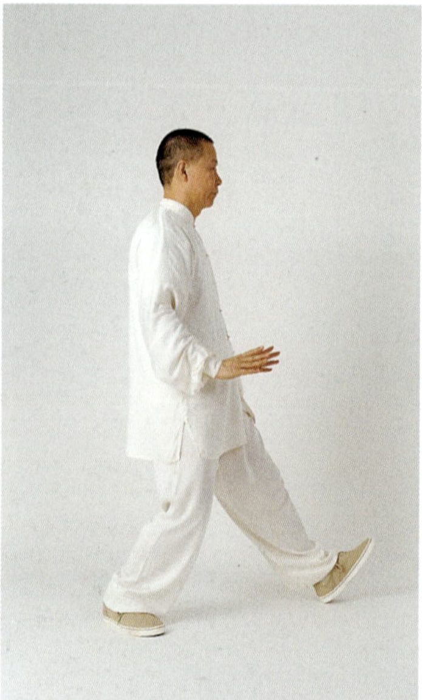

13 En fin d'inclinaison vers l'arrière, baissez les mains devant vous, comme si vous exerciez une pression.

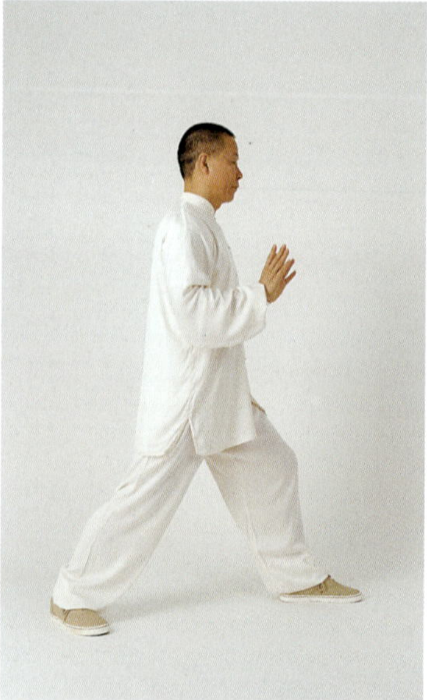

14 En expirant, portez légèrement votre poids vers l'avant en pliant le genou gauche pour poser le pied correspondant sur le sol, et levez les mains à hauteur de poitrine.

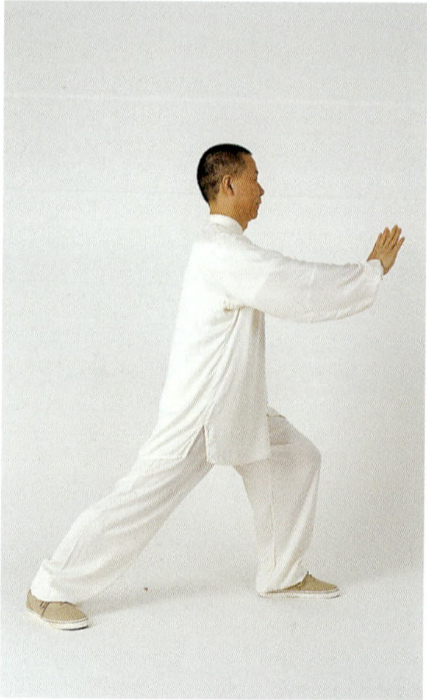

15 Faites passer votre poids vers l'avant, dans la posture de l'Arc (voir page 31), tout en poussant des mains vers l'avant.

Leçon 8

"SAISISSEZ LA QUEUE DE L'OISEAU - CÔTÉ DROIT"

右攬雀尾

Veillez à ce que vos mains et vos pieds se meuvent de manière coordonnée, en harmonie avec le reste du corps. La coordination bras-jambes et la position correcte des orteils quand vous passez d'une posture à la suivante sont la condition d'un bon équilibre.

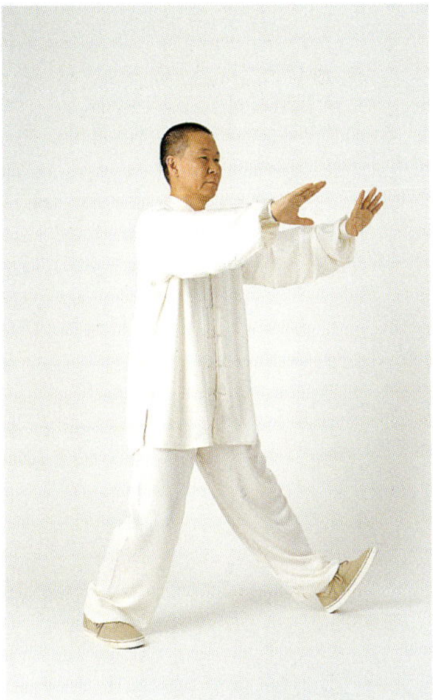

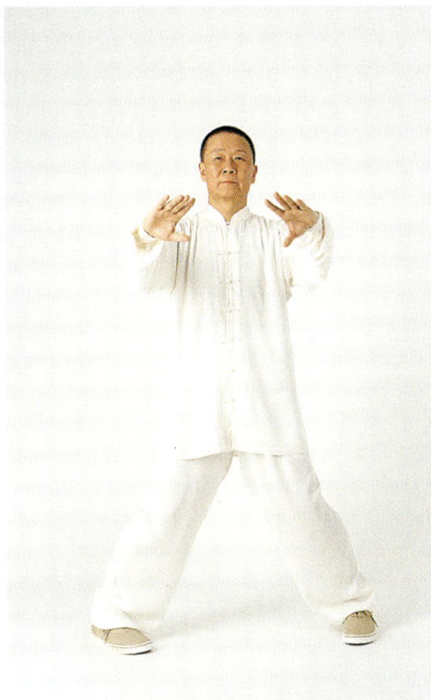

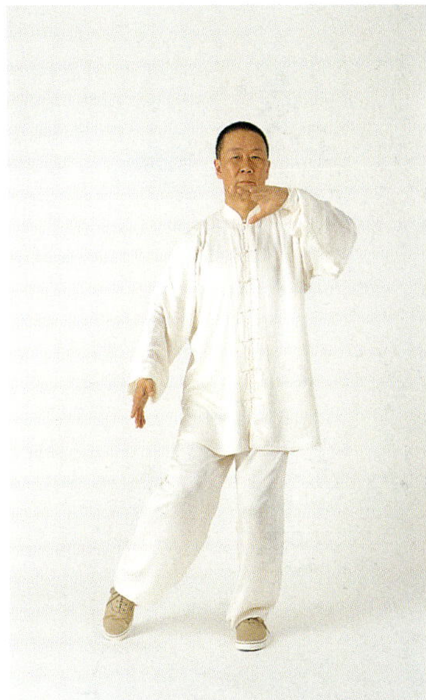

1 Adoptez la position dans laquelle s'achevait la leçon précédente. Basculez légèrement en arrière, sur la jambe droite, puis relevez les orteils du pied gauche et commencez à pivoter vers la droite.

2 Inspirez, mettez-vous dans la position "Monter à cheval" (voir page 32), les mains restant tendues à hauteur d'épaules, paumes tournées vers le bas.

3 Faites passer votre poids sur la jambe gauche tout en décrivant un arc de cercle descendant avec le bras droit et en retournant la main (paume en supination) et en ramenant votre main gauche devant votre gorge.

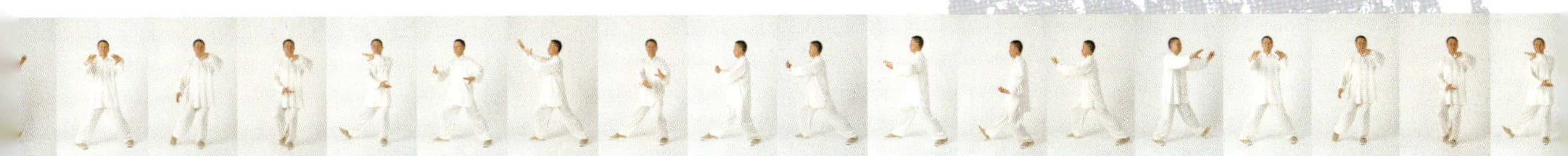

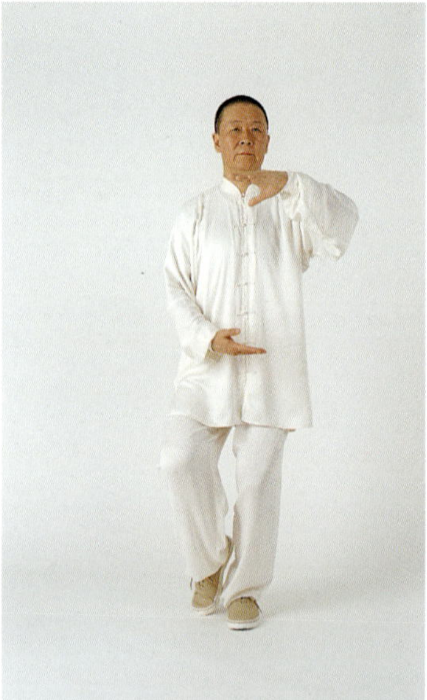

4 En amenant votre pied droit contre le gauche, prenez la position "Tenir un ballon" (voir page 28).

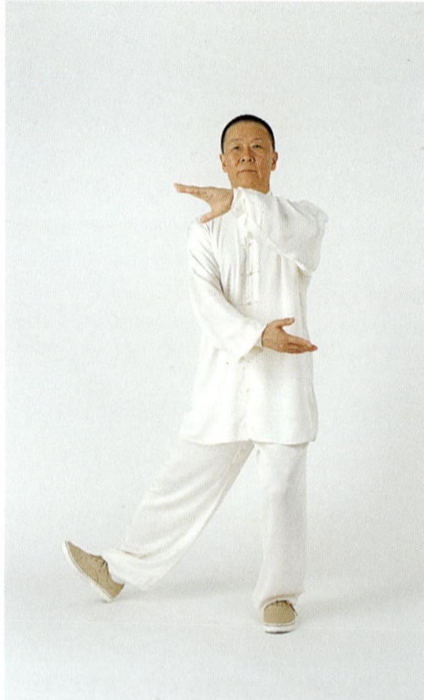

5 Tendez le pied droit vers l'extérieur, talon en contact avce le sol, la position "Tenir un ballon" étant abandonnée.

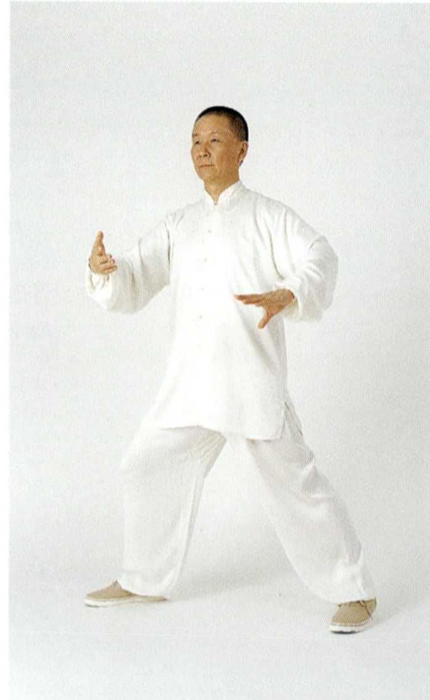

6 En expirant, penchez-vous légèrement à droite, tandis que vous écartez les bras, dans une attitude d'ouverture.

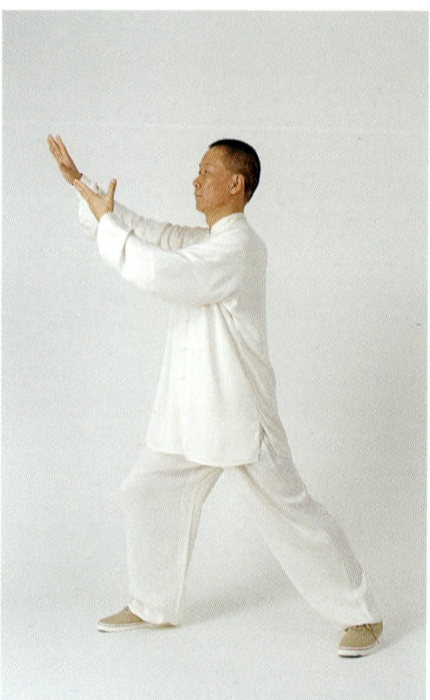

7 Mettez-vous dans la posture de l'Arc (voir page 31) – appui sur le pied droit – en pivotant à hauteur des hanches pour diriger les bras vers l'avant et la droite – cette fois, paume gauche tournée vers le haut, et paume droite vers le bas.

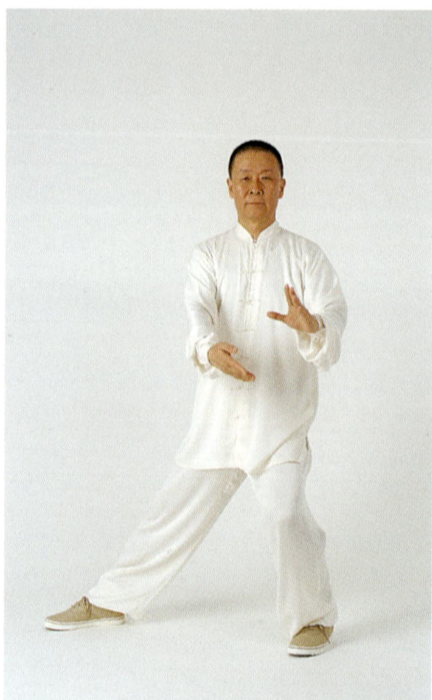

8 Tout en inspirant, penchez-vous vers la gauche et pivotez vers l'avant. Tandis que vos mains s'abaissent dans un style caressant devant vous, tournez vos poignets.

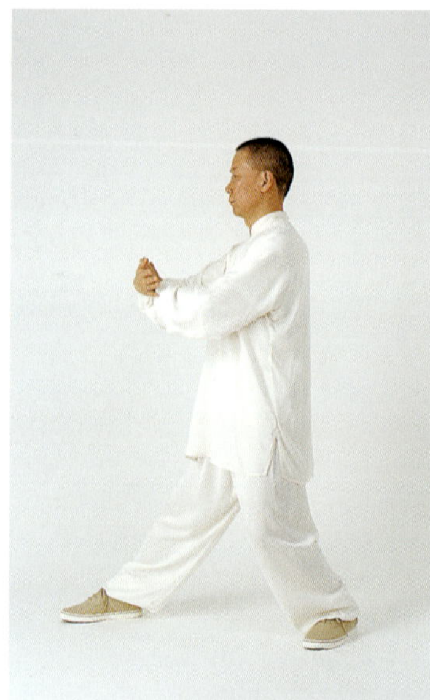

9 Appliquez les doigts de la main gauche, en les croisant avec lui, sur le poignet droit et, ce faisant, rabaissez les orteils de votre pied droit.

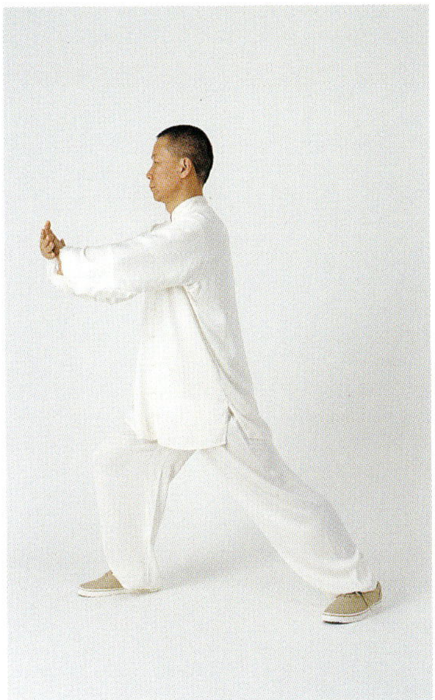

10 En expirant, adoptez la posture de l'Arc – appui sur le pied droit – tandis que vous tendez les mains en avant à hauteur d'épaules.

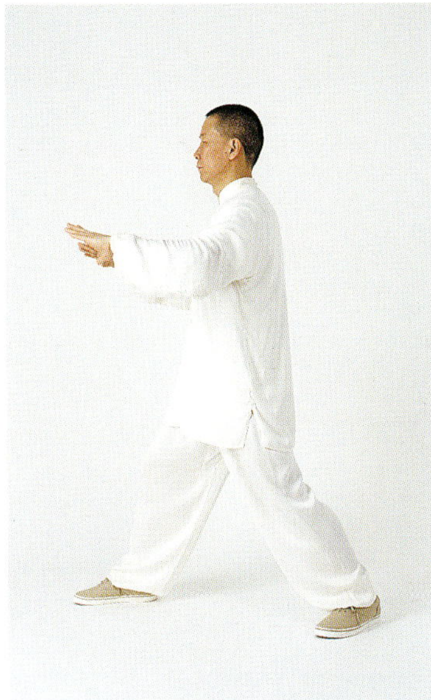

11 Écartez les mains, paumes tournées vers le bas, et commencez à déplacer votre poids vers l'arrière.

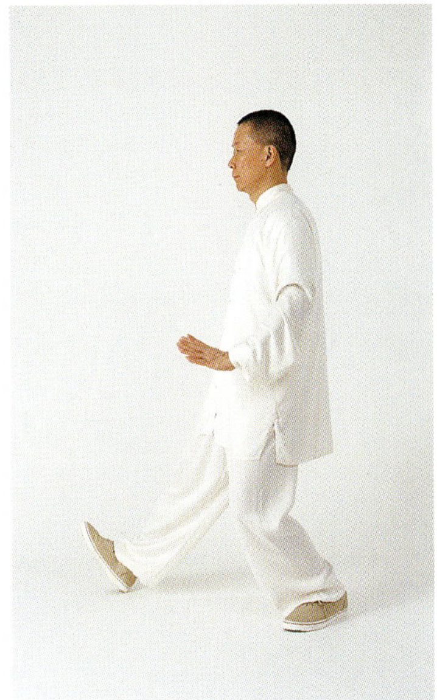

12 Mettez votre poids en appui sur le pied gauche en vous servant du talon droit pour garder l'équilibre, et ramenez vos bras près du corps, à hauteur de la taille.

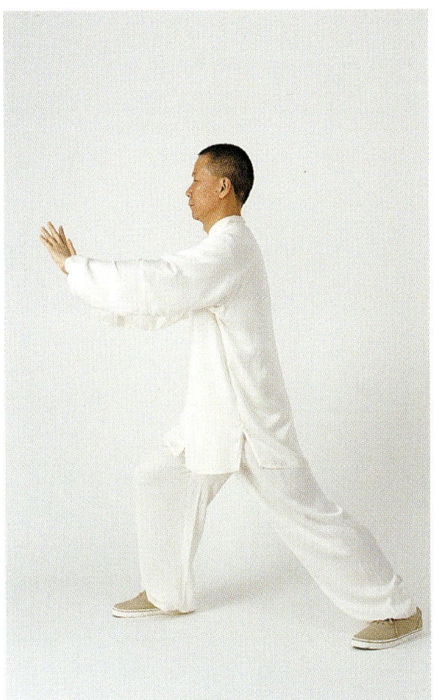

13 Expirez, levez les mains à hauteur de poitrine, faisant à nouveau passer votre poids vers l'avant dans la posture de l'Arc – appui sur le pied droit. Tendez les mains vers l'avant à hauteur d'épaules, paumes tournées dans cette direction.

NOTES ET CONSEILS

- Gardez le tronc droit, en vous servant de votre taille comme pivot.
- Continuez à vous mouvoir – tronc, mains et pieds – avec fluidité.
- Le pas de côté – faites-le posément, comme un chat.
- Regardez toujours dans la direction du mouvement exécuté, et laissez vos mains suivre naturellement.
- Votre respiration doit être calquée sur vos mouvements : ne la bloquez jamais et ne la laissez pas s'emballer.

Leçon 9

"COUP DE FOUET SIMPLE"

单鞭

Gardez le tronc droit, les épaules relâchées, et les coudes en position basse. Conservez l'équilibre en vous servant de la main formant la pince (voir page 29), notamment quand vous vous penchez dans la posture de l'Arc (voir page 31), à la fin de la leçon – meilleur il est, plus vos mouvements sont fluides.

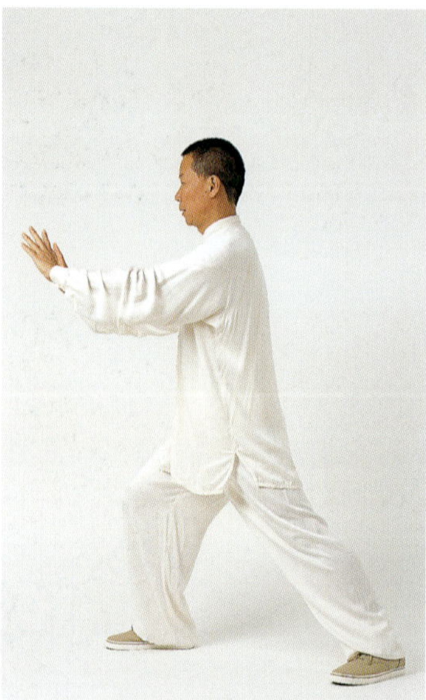

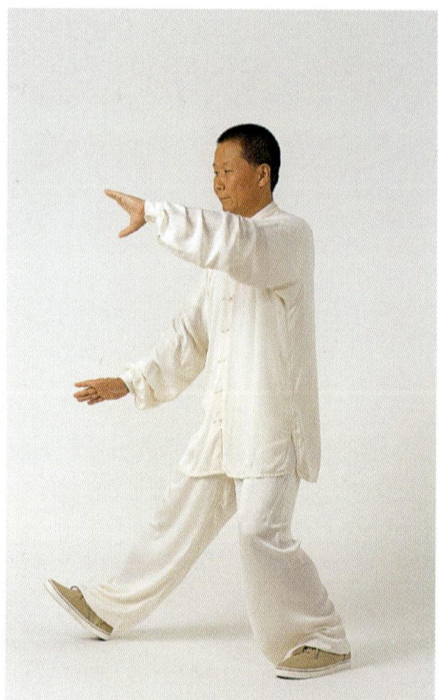

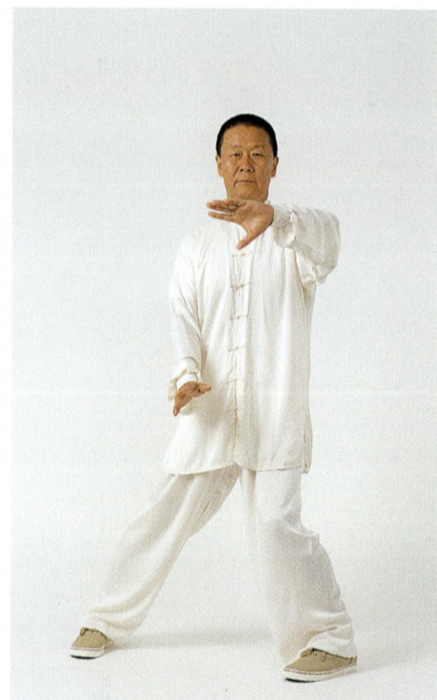

1 Prenez la posture dans laquelle s'achevait la léçon précédente – l'Arc (voir page 31), genou droit plié et mains exerçant une poussée vers l'avant.

2 Tandis que vous respirez profondément, portez votre poids vers la gauche et relevez les orteils du pied droit en les tournant vers l'extérieur, tout en faisant pivoter la main droite.

3 Continuez à pivoter vers l'avant tandis que votre main gauche s'abaisse et que la droite s'élève de façon à ce que, vues de profil, elles se croisent à hauteur de la taille.

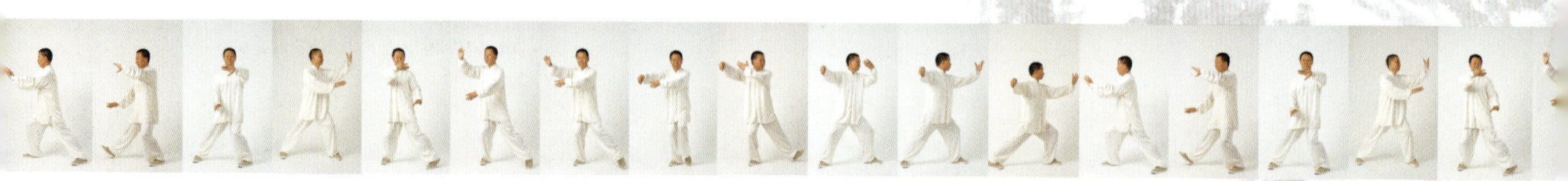

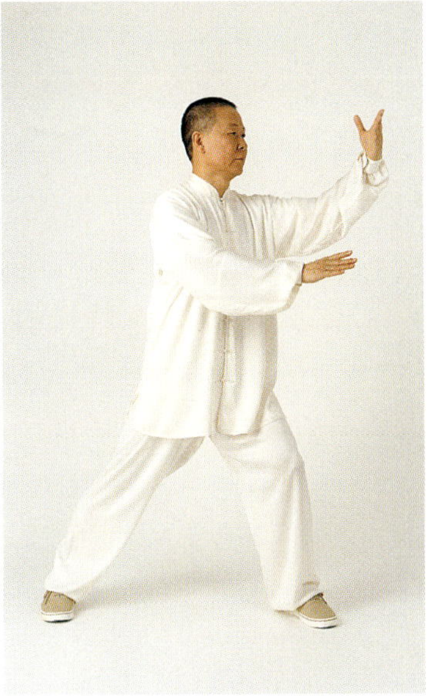

4 Sans bouger les pieds, tournez-vous vers la droite et tendez les mains en les ramenant vers la gauche, en regardant celle de gauche.

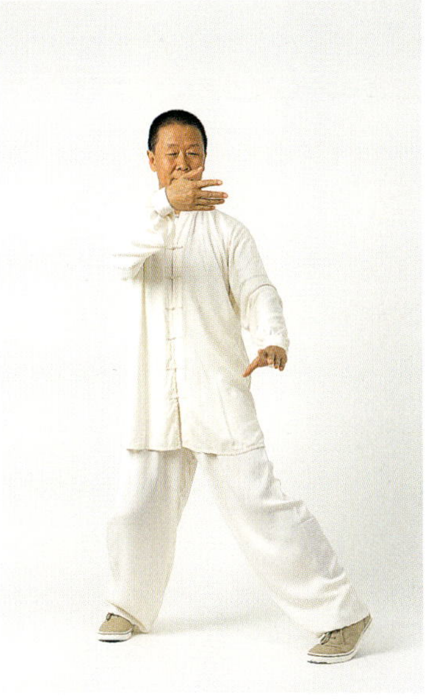

5 Faites passer votre bras droit devant votre poitrine, paume tournée vers le sol, alors que votre bras gauche s'abaisse, suivant naturellement la taille, et que votre poids se porte à droite.

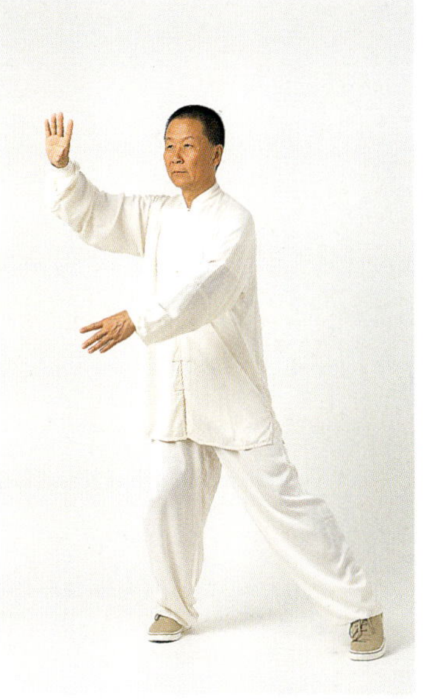

6 Placez votre poids en appui sur la jambe droite et faites repasser le bras droit devant votre poitrine, le gauche faisant de même à hauteur de votre estomac. Le talon gauche est levé.

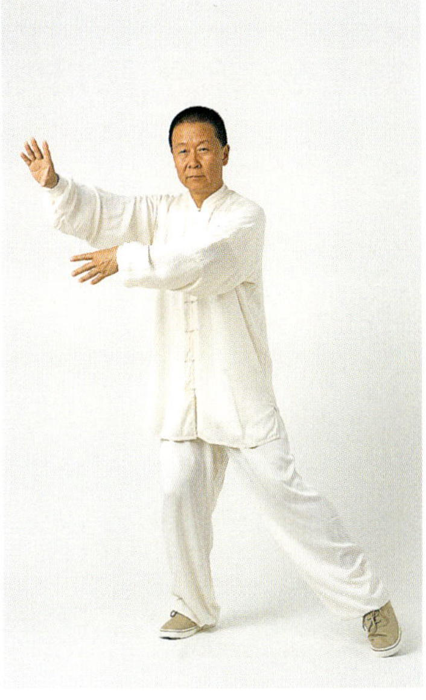

7 Portez progressivement votre poids sur la jambe droite. Remontez la main gauche.

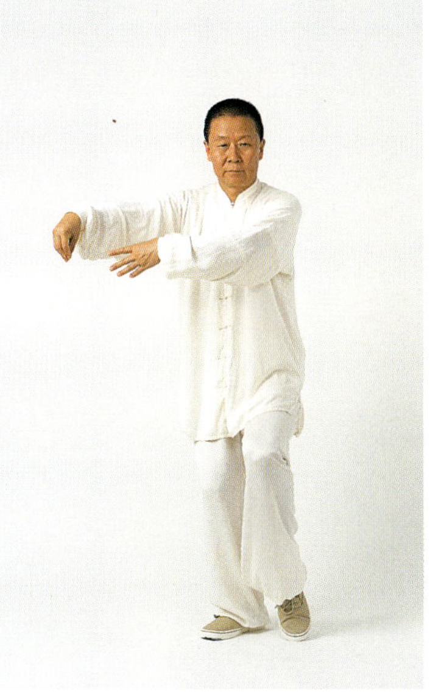

8 Ce faisant, déplacez le pied gauche vers l'intérieur, bras droit à hauteur d'épaules, la main correspondante formant une pince (voir page 29).

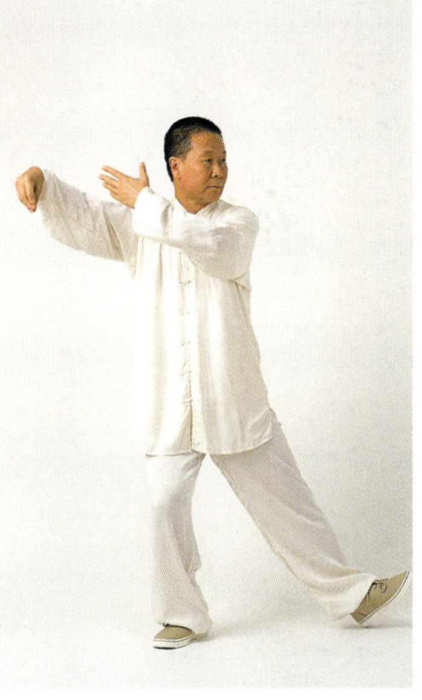

9 Éloignez le pied gauche du droit, orteils relevés et talon décollé du sol. Amenez le bras gauche au-dessus et en avant de l'épaule correspondante, paume dirigée vers l'intérieur.

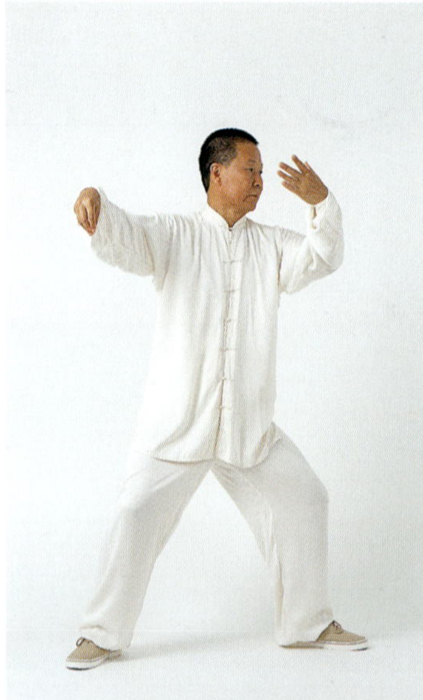

10 En expirant, pivotez vers la gauche tandis que vous déplacez votre poids vers l'avant et que votre bras gauche suit naturellement le mouvement de votre corps.

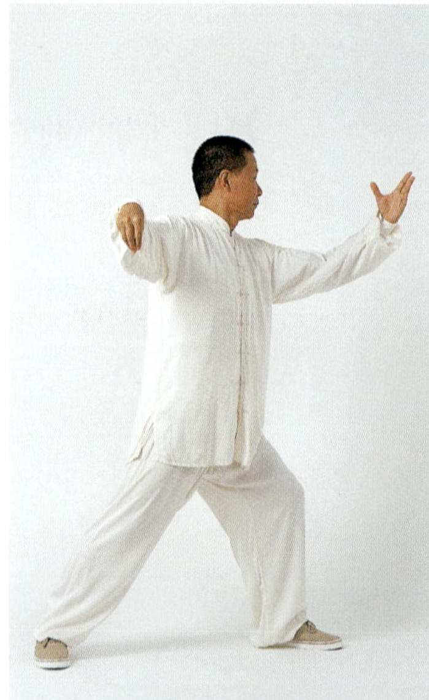

11 Poursuivez votre rotation vers la gauche à hauteur de la taille, votre poids continuant à se porter en avant, tandis que votre main gauche s'ouvre.

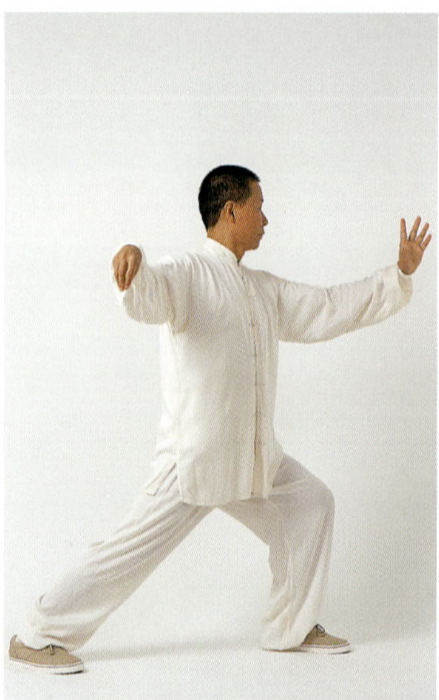

12 Concluez par une posture de l'Arc – appui sur le pied gauche – en tirant le talon droit vers l'arrière. Veillez à ce que votre corps soit tourné vers la gauche, votre regard passant entre les doigts de la main gauche.

NOTES ET CONSEILS

- Tenez votre poitrine, de sorte que vos bras puissent décrire des cercles réguliers.
- Maintenez épaules et coudes en position basse – évitez-leur toute tension.
- Votre nez doit être tourné vers la main antérieure. Regardez entre vos doigts.
- Dans la posture de l'Arc, tirez le talon droit vers l'arrière, pour que votre corps soit correctement tourné vers l'avant.

Leçon 10

"VOS MAINS ONDULENT TROIS FOIS, COMME DES NUAGES - CÔTÉ GAUCHE"

La taille doit toujours vous servir de pivot quand vous exécutez une rotation du corps, vos bras décrivant un arc de cercle sans à-coups. Votre tronc doit rester à la verticale du sol. Maîtrisez votre respiration. Répétez ce mouvement de l'autre côté.

雲手

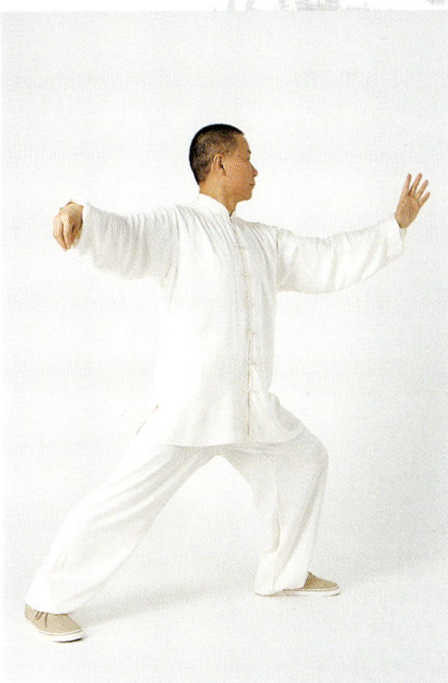

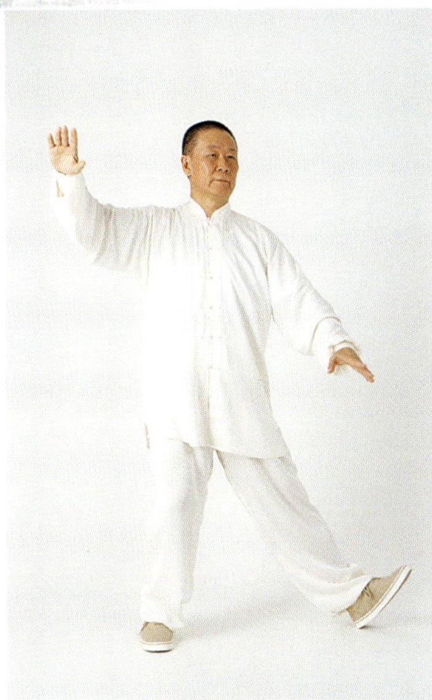

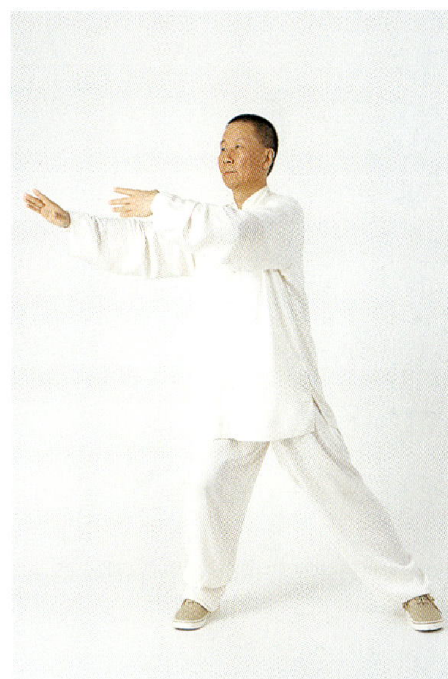

1 Débutez par la position dans laquelle s'achevait la leçon précédente – l'Arc, appui sur le pied gauche (voir page 31) – bras gauche horizontal, main droite en pince (voir page 29), en regardant à travers vos doigts de la main gauche.

2 Tout en inspirant profondément, prenez appui sur le pied droit, tandis que vous pivotez sur le talon gauche en pliant le bras correspondant pour l'amener devant vous à la faveur d'un mouvement diagonal descendant. Ce faisant, ouvrez la main droite.

3 Pivotez vers la droite à hauteur de la taille en tournant le gros orteil vers l'intérieur, et en décrivant, avec le bras gauche, un arc de cercle ascendant l'amenant devant vous, tandis que vous commencez à baisser la main droite. Continuez à regarder votre main gauche.

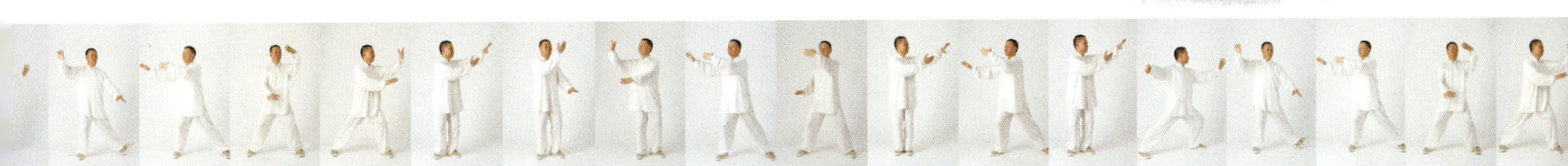

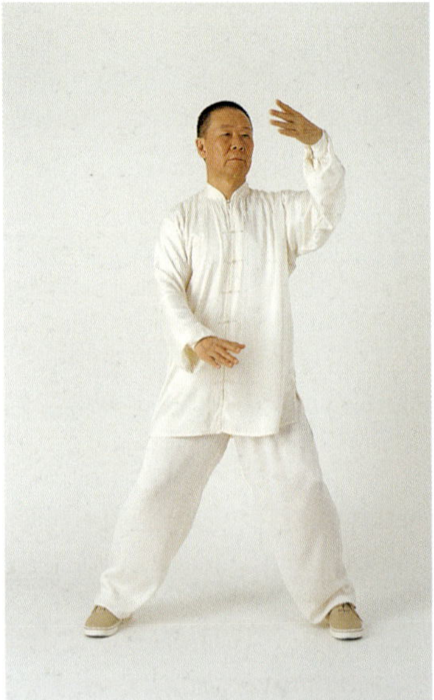

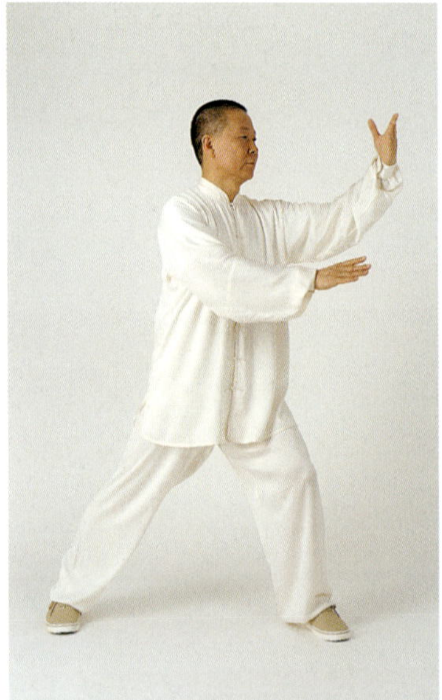

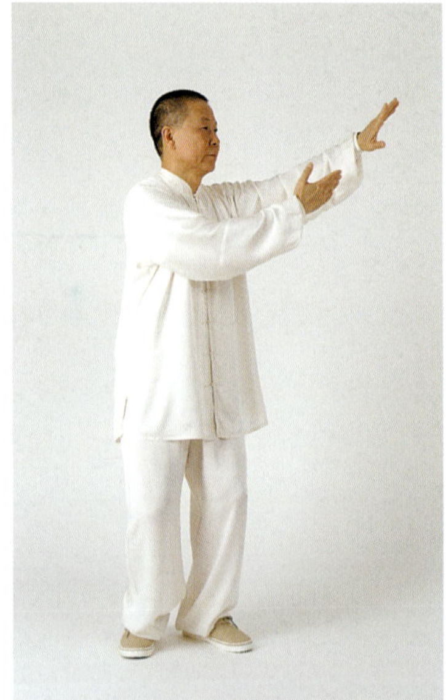

4 Ramenez votre poids en appui sur les deux pieds alors que vous prolongez l'arc de cercle exécuté par le bras gauche jusqu'au-dessus de l'épaule. Votre bras droit s'abaisse au niveau de la taille, paume tournée vers le sol.

5 Gardez les pieds dans la même position en vous tournant vers la gauche, vos bras suivant le mouvement.

6 En expirant, faites un petit pas à gauche en amenant le bras droit à hauteur d'épaule. Simultanément, faites pivotez vos mains (paume gauche vers le bas, et paume droite vers le haut) pour conclure le premier mouvement.

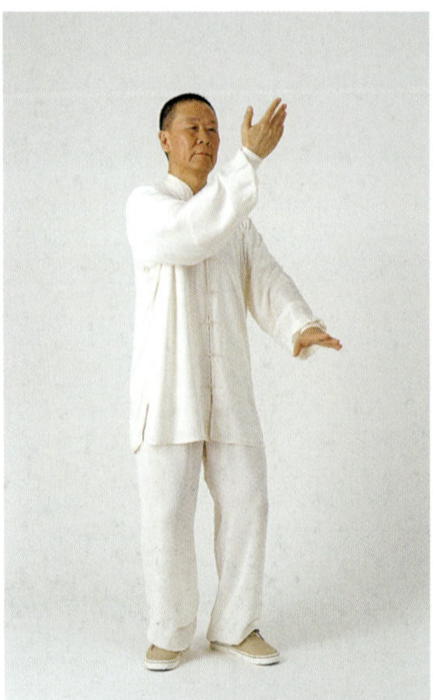

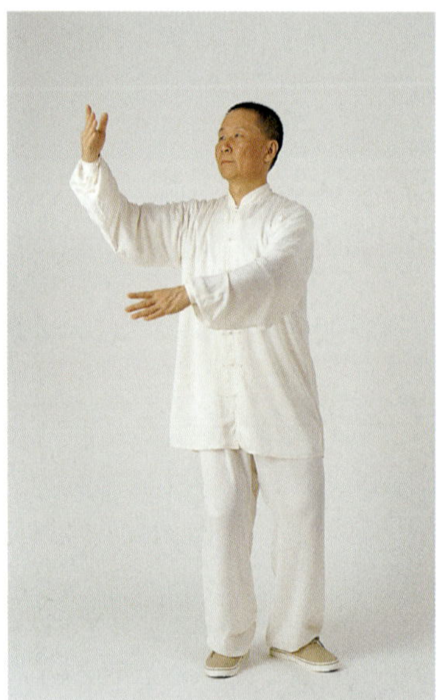

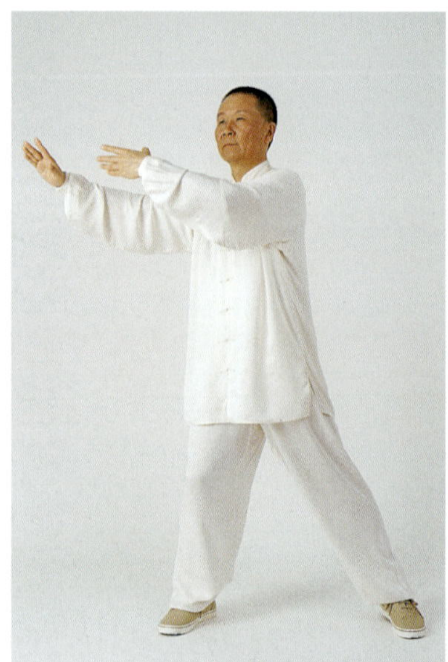

7 En inspirant, portez maintenant votre regard sur la main droite tout en continuant à la lever pour la faire passer devant votre visage. Abaissez le bras droit. Amenez une rotation naturelle du corps pour qu'il se retourne naturellement vers l'avant.

8 Pivotez à nouveau vers la droite, tandis que votre bras droit décrit une courbe vers l'intérieur et que vous levez la main gauche en la faisant passer devant votre poitrine.

9 Faites un pas à gauche tandis que vos mains se croisent à hauteur d'épaule. Rappelez-vous ceci : faites pivoter vos paumes, puis reportez votre regard sur la main gauche.

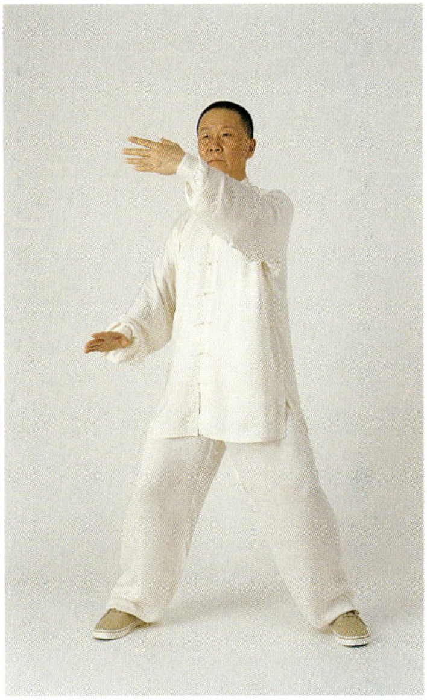

10 Ce faisant, retournez-vous vers l'avant en veillant à ce que votre poids soit également réparti entre vos pieds, dans la posture "Monter à cheval" (voir page 32).

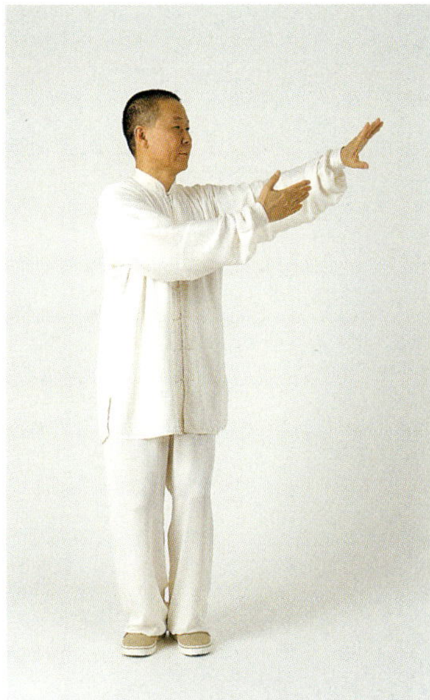

11 Continuez à répéter ce mouvement en exécutant une rotation vers la gauche. Retournez-vous vers l'avant, achevant ainsi le deuxième mouvement.

NOTES ET CONSEILS

- Dans vos mouvements latéraux, gardez le tronc droit et veillez à ne pas vous balancer ou vous pencher.
- Bras et épaules doivent suivre naturellement la rotation de la taille. Ils doivent "planer" comme un nuage.
- Synchronisez toujours vos pas avec le croisement des mains.

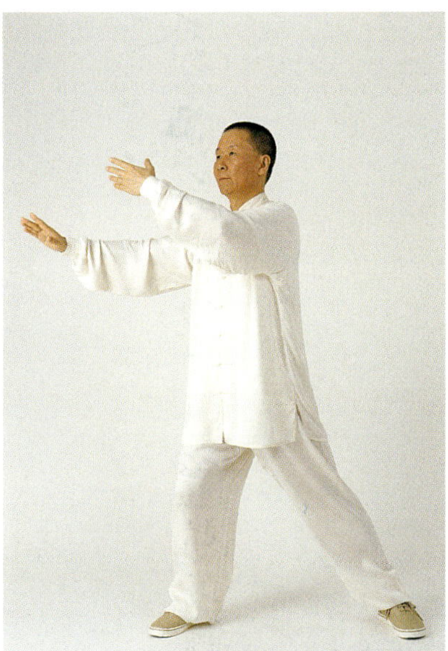

12 Révisez la totalité de la leçon en reprenant les mouvements du côté gauche.

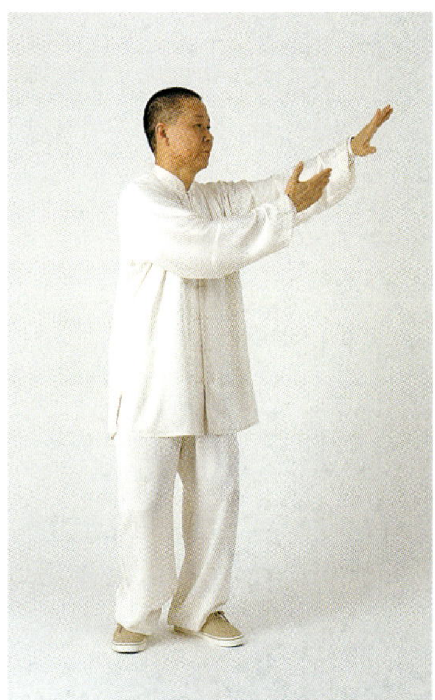

13 Concluez lorsque vos bras sont à nouveau tendus vers la gauche, et vos pieds joints.

Leçon 11

"DEUXIÈME COUP DE FOUET SIMPLE"

单鞭

La position des bras et celle des jambes doivent se calquer l'une sur l'autre durant cette leçon – n'écartez pas la main gauche plus que vous ne déplacez le pied latéralement dans la posture de l'Arc finale – appui sur le pied gauche (voir page 31). Exécutez les mouvements du premier "coup de fouet simple" (leçon 9, pages 76-78), et concluez par une main droite en pince (voir page 29).

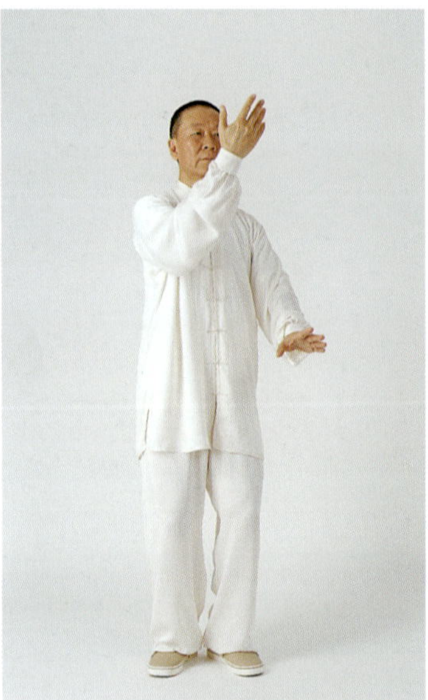

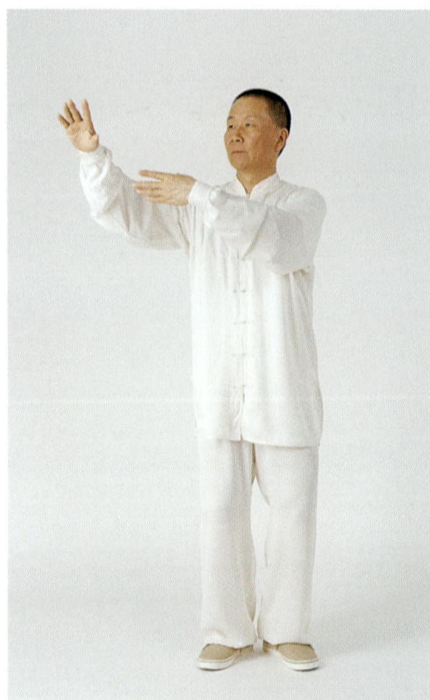

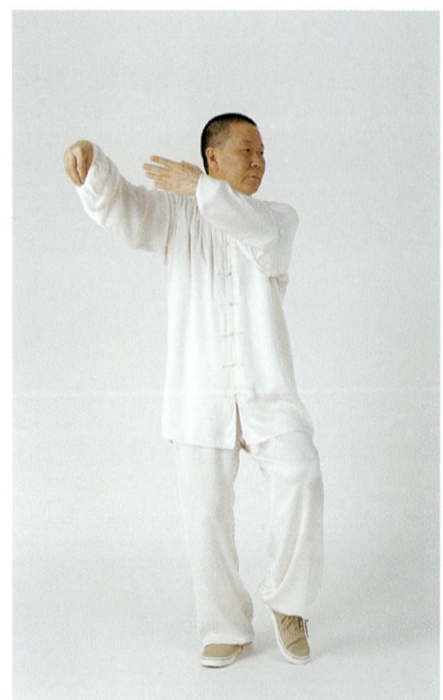

1 Démarrez dans la position par laquelle se terminait la leçon précédente – pieds joints, main gauche levée, paume tournée vers l'intérieur, et main droite en bas, paume dirigée vers le sol. Commencez en pivotant vers la droite.

2 En inspirant, regardez votre main droite alors qu'elle passe devant votre visage et pivote vers la droite. Levez la main gauche et tournez-la vers l'intérieur lorsqu'elle arrive au-dessus de la poitrine.

3 Tout en donnant à votre main droite la forme d'une pince (voir page 29), tournez la tête vers la gauche et levez le talon gauche, prêt à faire un pas vers l'extérieur.

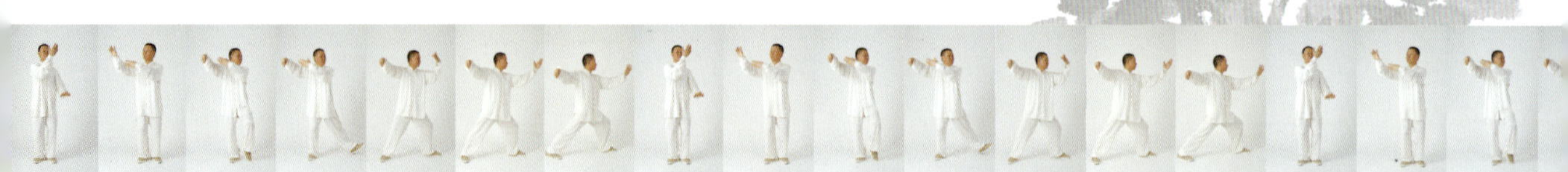

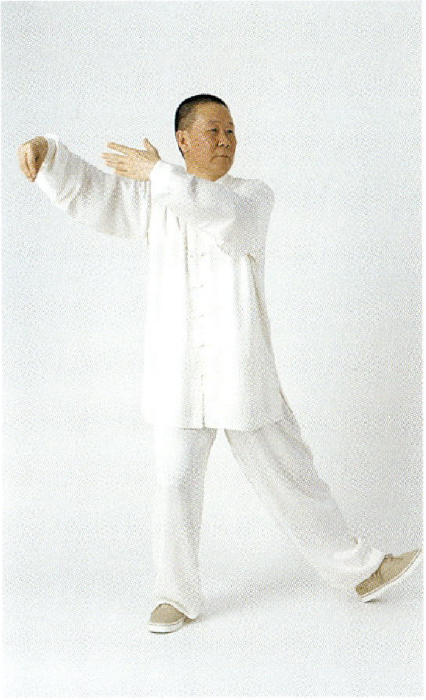

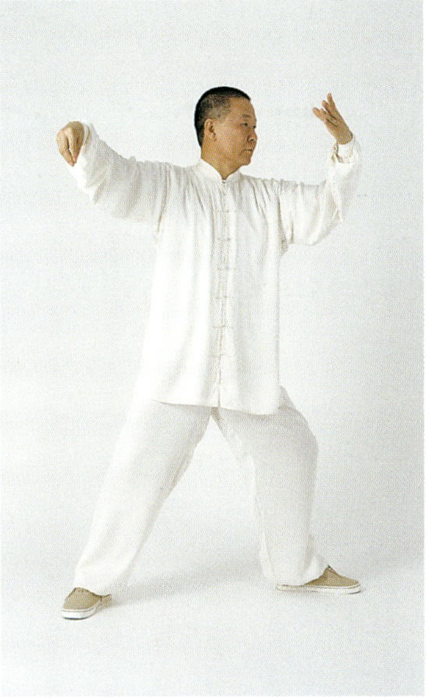

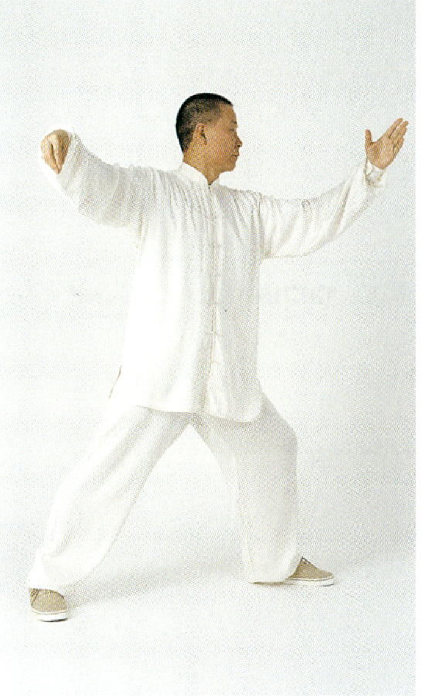

4 En expirant, du pied gauche, faites un pas vers l'extérieur, en plaçant d'abord le talon sur le sol.

5 Tandis que vous prenez la posture de l'Arc (voir page 31) – en appui sur le pied gauche – votre main droite reste en pince et la gauche se dirige vers l'avant, passant devant votre visage (paume tournée vers vous).

6 Tendez le bras vers la gauche, la main droite toujours en pince, et en regardant constamment la gauche (paume tournée vers l'intérieur).

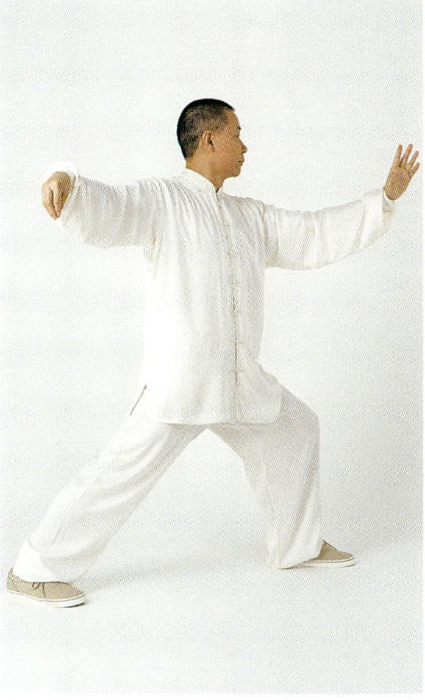

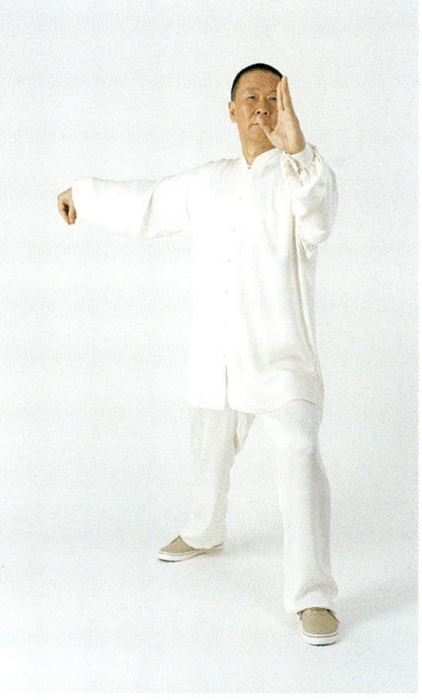

7 Maintenant, faites pivoter votre main gauche pour qu'elle soit ouverte, légèrement tournée vers l'extérieur, devant votre visage (voir la photo ci-contre).

Veillez à ce que votre tronc et votre bras gauche déterminent une verticale. Votre main droite, en pince, doit vous servir à garder l'équilibre.

Leçon 12

"CARESSER L'ENCOLURE D'UN CHEVAL"

高探馬

Étirez-vous, en maintenant votre centre de gravité au niveau du *dan tian* (voir page 30), mais en laissant monter le *chi*. Vos bras, tendus latéralement, doivent rester légèrement fléchis afin de ne pas rompre votre équilibre naturel en déplaçant trop votre poids vers l'avant.

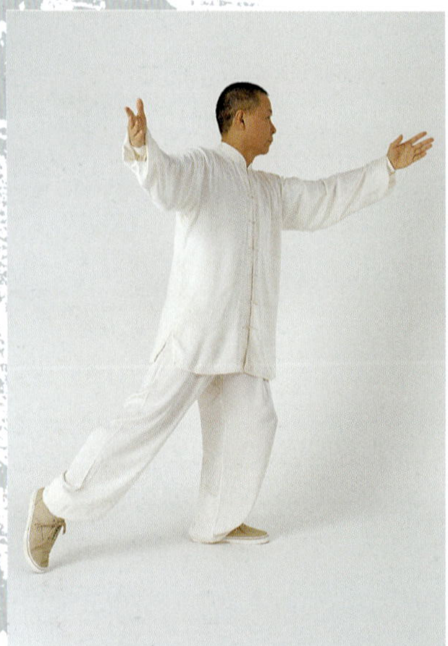

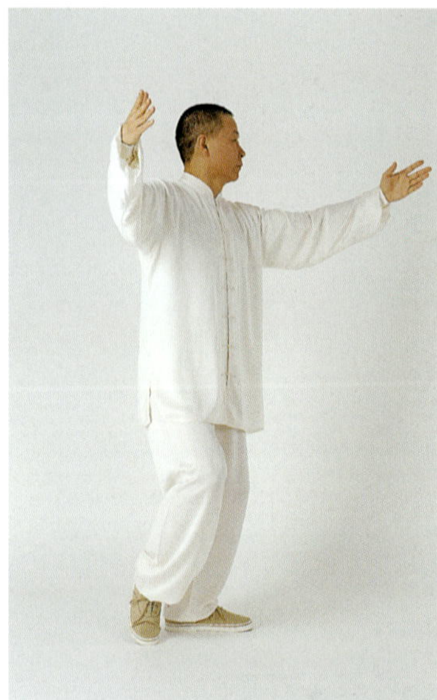

1 Prenez la position dans laquelle s'achevait la leçon précédente – l'Arc (voir page 31, appui sur le pied gauche) et main droite en pince (voir page 29) – tout en regardant votre main gauche tendue. Commencez à déplacer votre poids vers l'avant, sur la jambe gauche.

2 En inspirant, levez le pied droit, seuls les orteils restent en contact avec le sol, près du pied gauche, tandis que votre main, paume tournée vers l'avant, passe devant votre oreille.

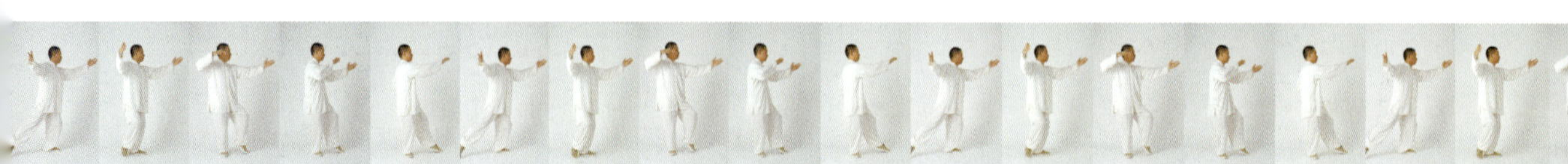

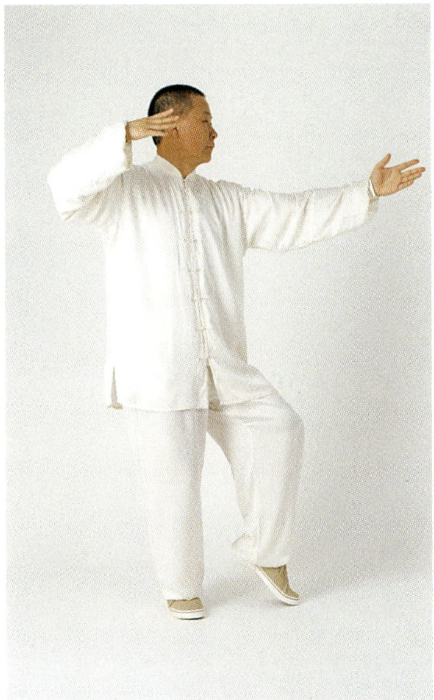

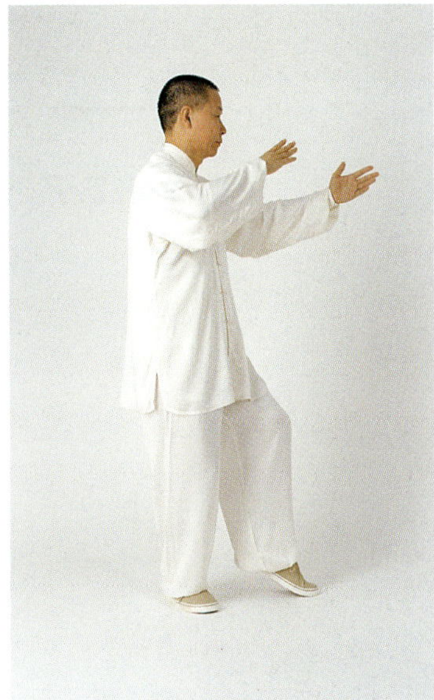

3 Placez votre talon droit sur le sol, et faites passer votre poids sur le pied droit. Levez le talon gauche, et amenez votre main droite à côté de votre oreille, paume dirigée vers le bas.

4 Expirez en gardant les orteils gauches au sol. Reculez la main gauche, paume toujours tournée vers le haut. Tendez la main droite vers l'avant, à hauteur d'épaule, paume en pronation.

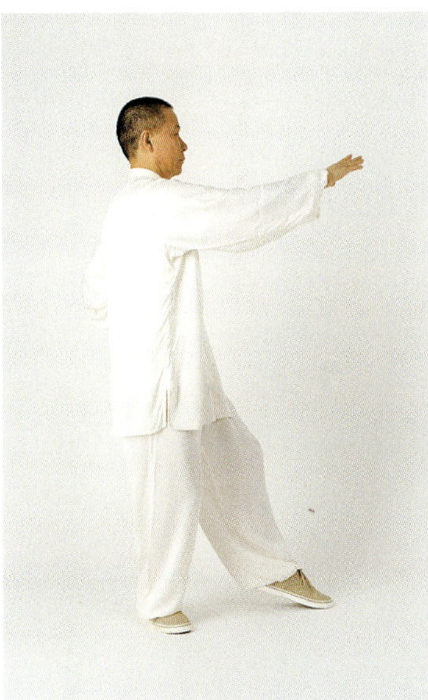

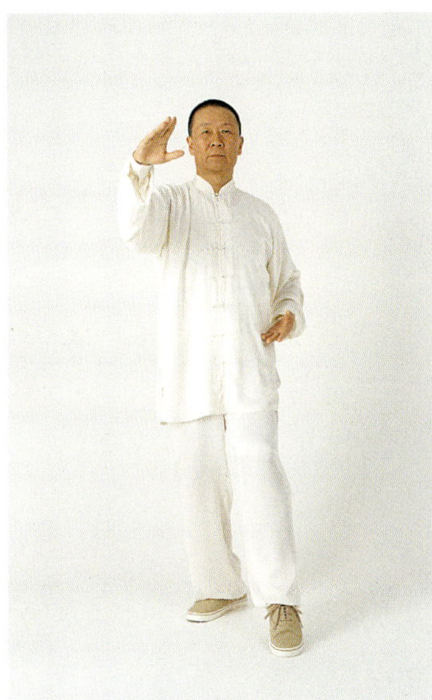

5 Concluez par le pas en suspens (voir page 33), tandis que vous regardez devant vous, bras droit tendu, coude toujours légèrement fléchi, et paume gauche en supination à hauteur de la taille (voir photo ci-contre).

Sous cet angle, vous constatez que le coude gauche est très près de la taille.

NOTES ET CONSEILS

- Dans le pas en suspens, ne placez aucun poids en appui sur la jambe gauche – tenez-vous en équilibre sur la droite. Vos membres inférieurs doivent toujours être fléchis.
- Étirez constamment votre tronc, en maintenant votre poids au niveau du *dan tian*, mais en laissant monter le *chi*.
- Gardez toujours le bras droit courbé, doigts tournés vers la gauche.

Leçon 13

"FRAPPER AVEC LE TALON DROIT"

右蹬脚

Durant cette leçon, quand le pied frappe, vous devez veiller tout particulièrement à garder l'équilibre. En préparant l'exécution de ce mouvement, vérifiez que votre tronc et votre cou sont parfaitement droits et que votre jambe gauche reste légèrement pliée, vous assurant un solide appui. Fixer attentivement la cible du regard favorise aussi l'équilibre.

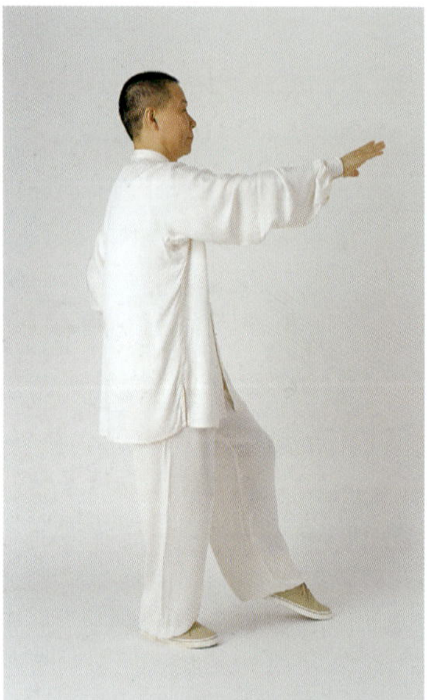

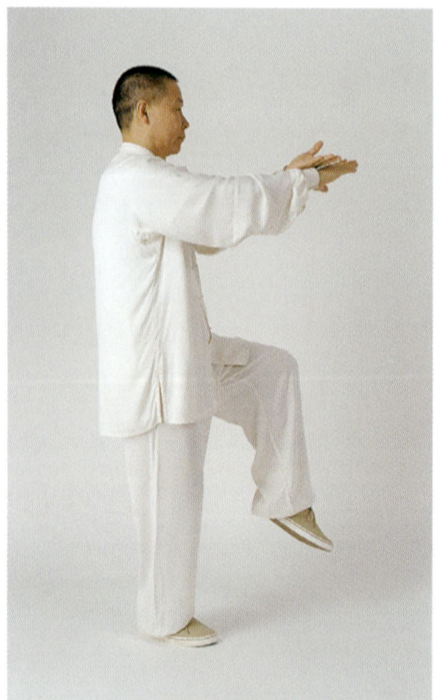

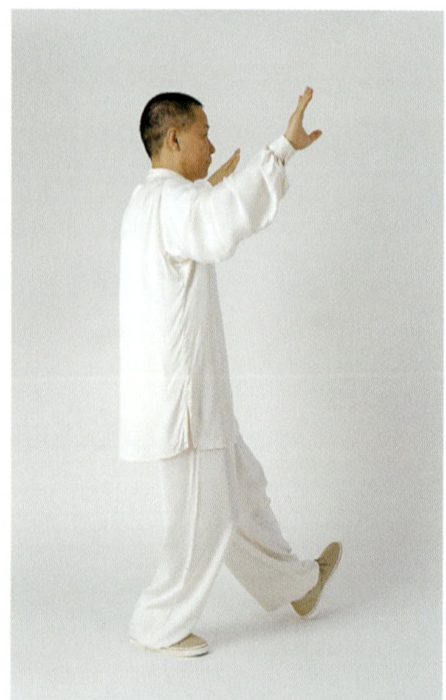

1 Démarrez dans la position qui concluait la leçon précédente – le pas en suspens – appui sur le pied gauche – main droite levée et main gauche près de la taille, paume en supination. Commencez par pivoter légèrement vers la droite en éloignant votre main gauche de votre poitrine dans un mouvement ascendant.

2 Commencez à inspirer en levant la jambe gauche. Amenez la main gauche, paume tournée vers le haut, devant votre poitrine, de telle sorte qu'elle passe au-dessus de la droite tandis que cette dernière recule vers vous.

3 Avec le pied gauche, faites un pas en avant, et en oblique. Quand il touche le sol, le talon entre le premier en contact avec ce dernier. Des deux mains, décrivez des arcs de cercle ascendants vers l'extérieur.

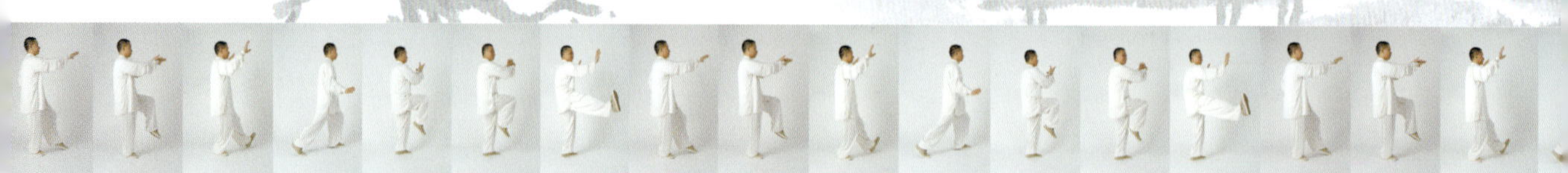

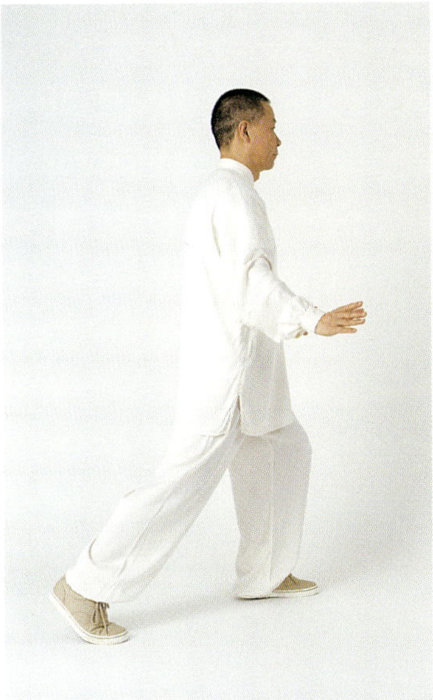

4 Faites passer votre poids sur la jambe gauche en abaissant vos mains à hauteur de la taille. Levez le pied droit pour l'amener contre le gauche.

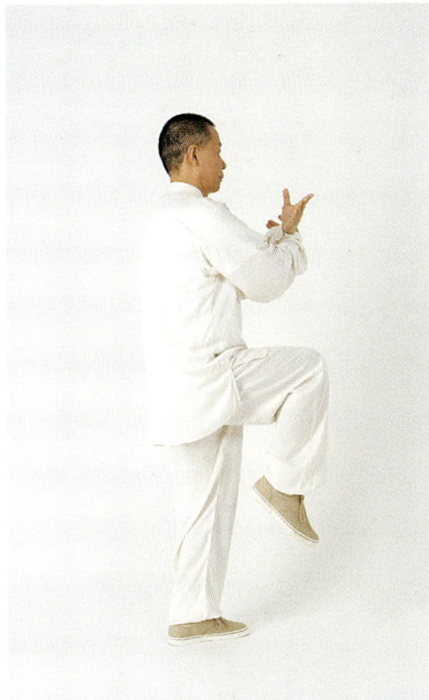

5 Levez la jambe droite, cuisse à l'horizontale. En expirant fortement, croisez vos poignets, le gauche étant au-dessous.

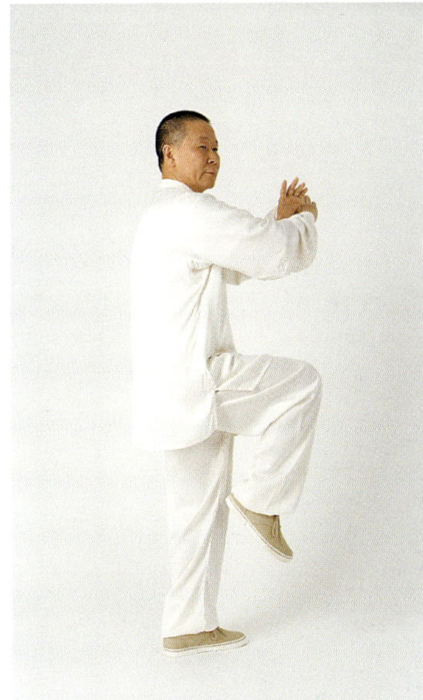

6 Inspirez à nouveau immédiatement, votre regard suivant la direction dans laquelle vous frappez. Ouvrez les bras en tournant vos paumes vers l'avant.

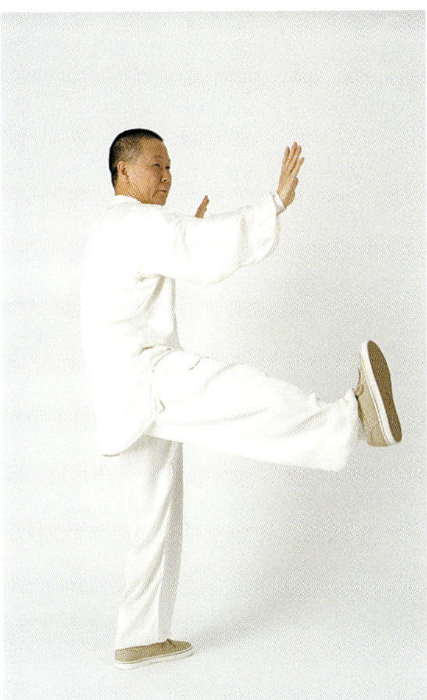

7 Concluez en expirant. Ce faisant, étendez complètement la jambe droite et écartez largement les mains, vos coudes restant légèrement fléchis (voir la photo ci-contre).

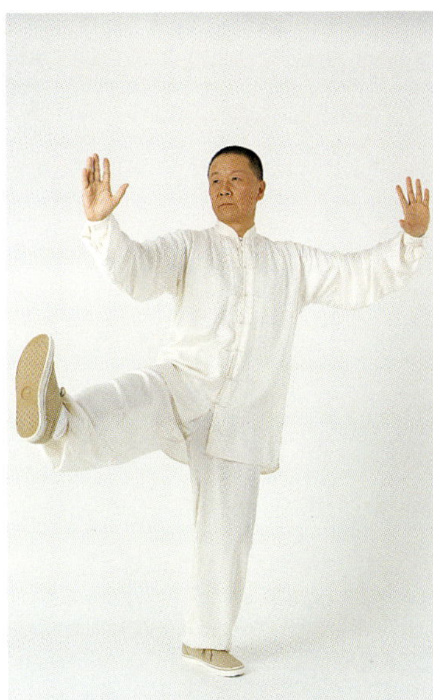

Vus de face, les doigts de votre main droite doivent être écartés et dans l'alignement de la jambe levée. Regardez entre eux.

NOTES ET CONSEILS

- Exécutez un "coup de pied lent", afin de ne pas perdre l'équilibre en faisant un mouvement brusque.
- Veillez à ce que votre main droite, vos yeux et le pied projeté en avant soient dans le même plan.

Leçon 14

雙峰貫耳

"DES DEUX POINGS, FRAPPEZ LES OREILLES DE L'ADVERSAIRE"

Bien qu'aujourd'hui le *taï-chi* soit presque exclusivement un type d'activité physique, à l'évidence, cette leçon rappelle qu'il est issu des arts martiaux. Quand vous frappez, gardez toujours les coudes en position basse et près du corps ; ils ne doivent jamais s'en écarter. La puissance de la frappe doit être fournie par les épaules, non par les bras.

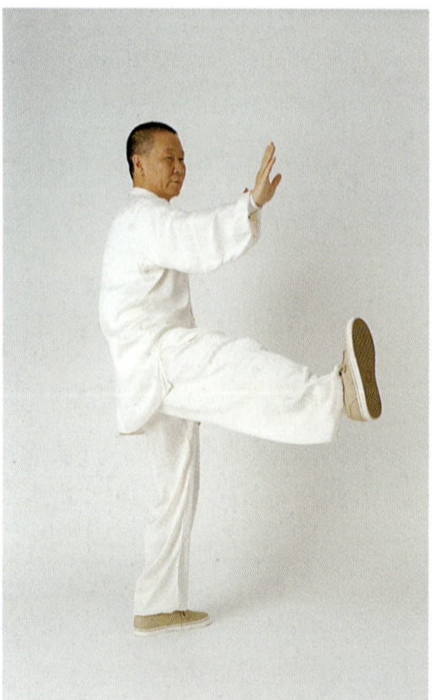

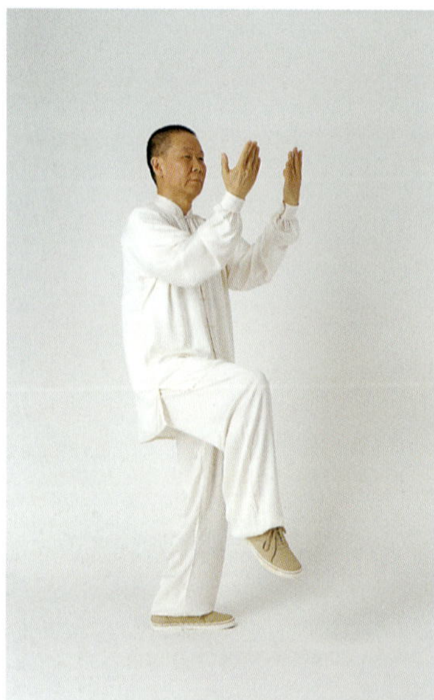

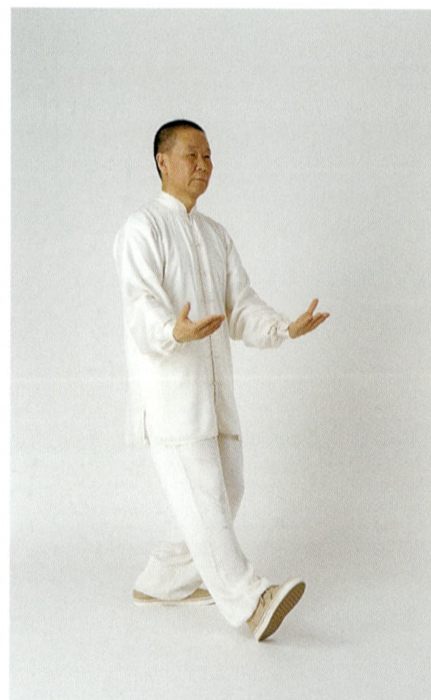

1 Débutez dans la position par laquelle s'achevait la leçon précédente – jambe droite en pleine extension, main droite tendue et regard passant entre les doigts de celle-ci. Jambe levée, main droite et yeux doivent être dans le même plan.

2 En inspirant profondément, reculez le pied droit, cuisse toujours à l'horizontale, et levez les mains à hauteur de votre visage, devant vous, paumes tournées vers l'intérieur. Pivotez de 45° vers la droite, par rapport à la position précédente.

3 En expirant, faites un pas en avant avec le pied droit, talon touchant le sol le premier, et abaissez les mains à hauteur de la taille, paumes vers le haut.

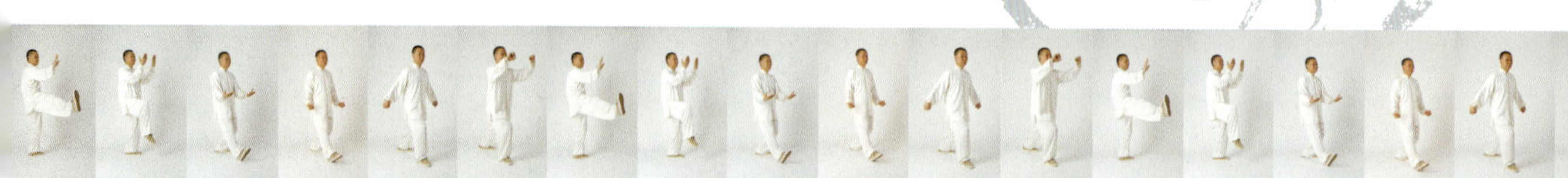

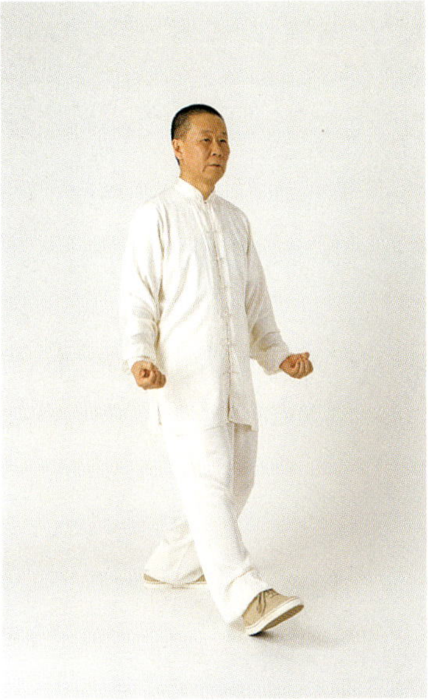

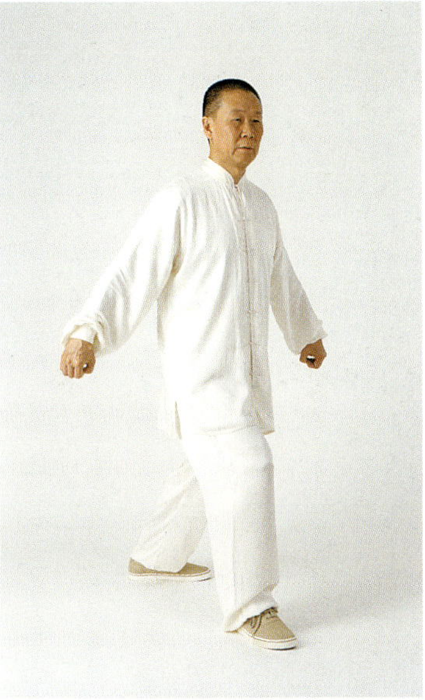

4 Tandis que vous portez lentement votre poids vers l'avant, faites prendre à vos mains la position du poing ouvert (voir page 26).

5 Faites pivoter vos poings vers le bas, prêts à frapper tout en déplaçant votre poids – c'est-à-dire votre corps – vers l'avant.

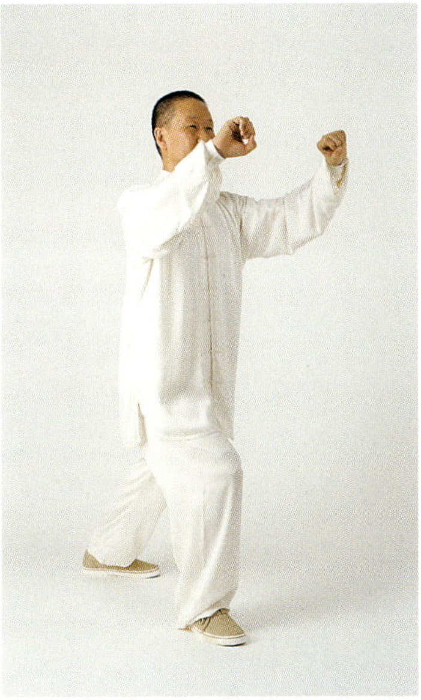

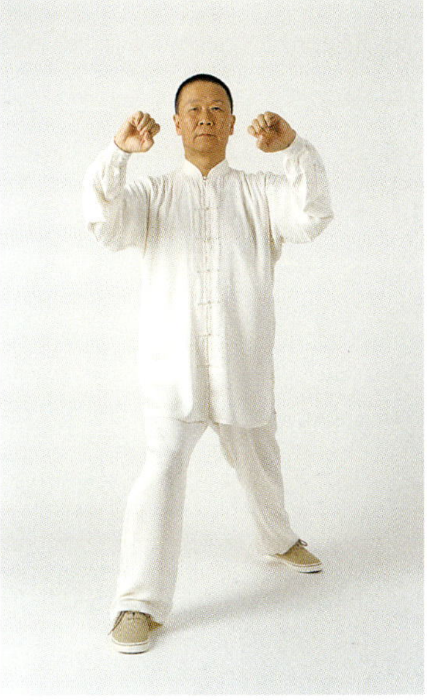

NOTES ET CONSEILS

- Pour l'essentiel, votre puissance de frappe est fournie par le mouvement de votre corps : balancez-vous quand votre corps se porte en avant, dans la posture de l'Arc.
- Votre regard doit toujours suivre la direction dans laquelle est orienté le pied antérieur.

6 Pliez le genou droit, talon gauche tiré en arrière, tandis que votre poids se déplace vers l'avant, pour conclure, en pleine extension, dans la posture de l'Arc (voir page 31). Ce faisant, levez les poings pour boxer les oreilles de l'ennemi.

Sur cette photo de face, vous constatez que, lorsque vous frappez, vers le haut, vous devez garder les coudes bien au-dessous de vos mains, et près du corps.

Leçon 15

"TOURNEZ-VOUS ET FRAPPEZ DU TALON GAUCHE"

左蹬脚

Quand votre pied s'avance, imaginez que votre talon est le point de contact du coup porté, et que votre volonté est la puissance du *dan tian* (voir page 30) canalisée par la jambe en extension. Relevez les orteils à angle droit avec la jambe, pour les protéger d'une blessure provoquée par votre ennemi virtuel.

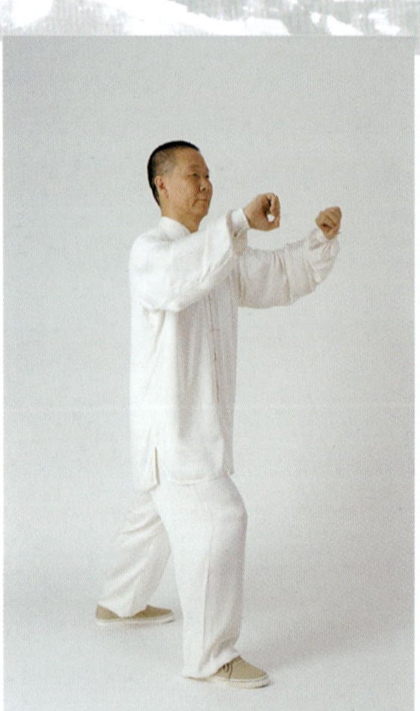

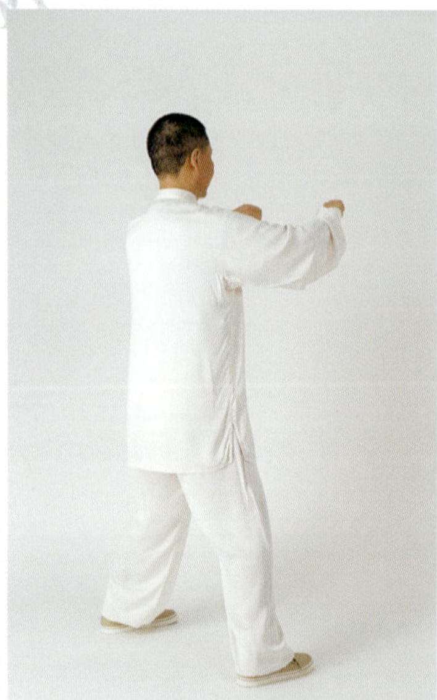

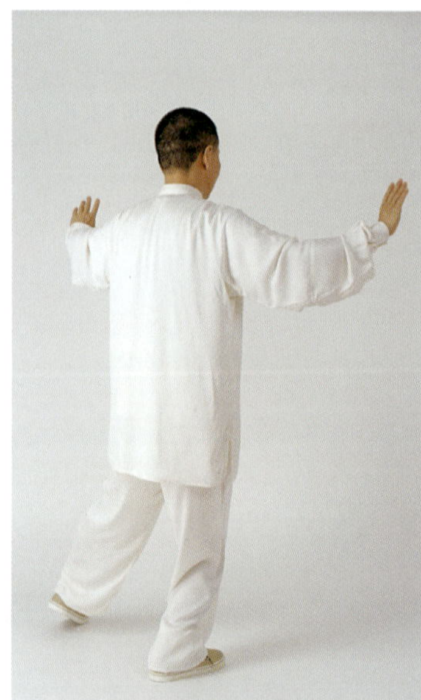

1 Adoptez la position dans laquelle s'achevait la leçon précédente – posture de l'Arc, en totale extension (voir page 31), mains levées à hauteur d'yeux et poings ouverts.

2 En inspirant, faites passer progressivement votre poids sur la jambe gauche, et pivotez de 90° en tournant les orteils du pied droit vers l'intérieur.

3 Tout en déplaçant lentement votre poids vers la droite, ouvrez les bras et amenez votre pied gauche contre le droit.

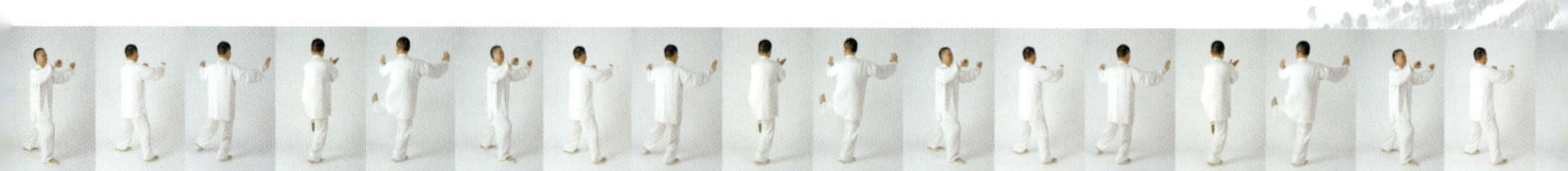

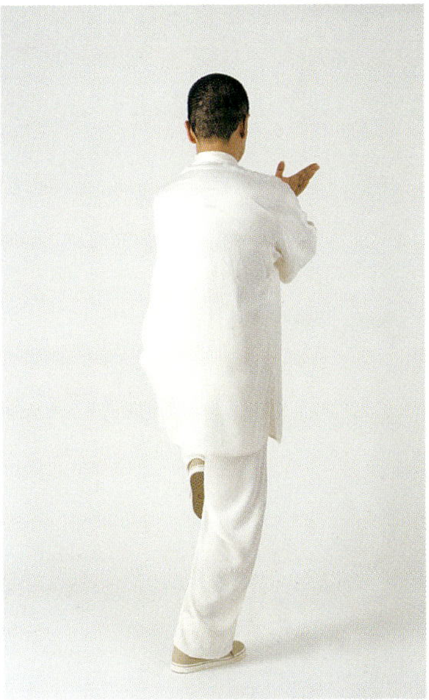

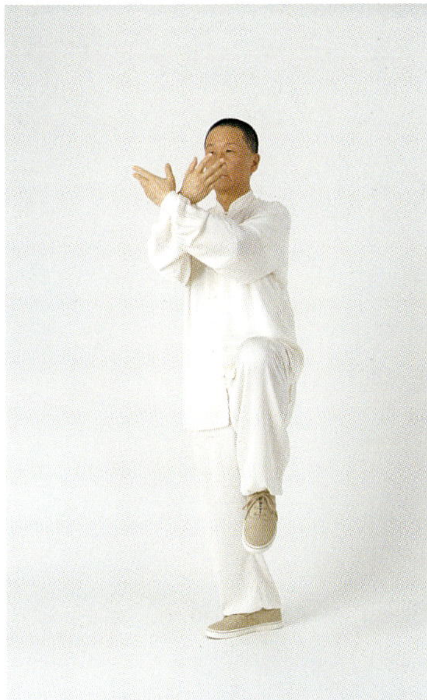

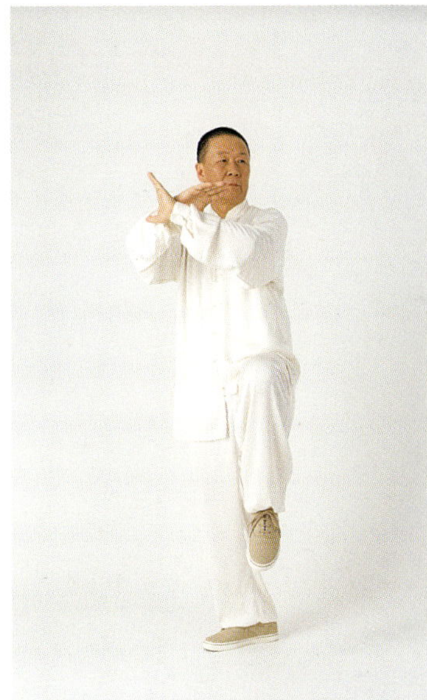

4 Tandis que vous expirez, ramenez vos mains devant votre poitrine, en croisant les avant-bras (voir à droite). Levez la jambe gauche, genou plié, cuisse à l'horizontale et orteils dirigés vers le bas.

Photo de face, les paumes des mains sont tournées vers vous, la main gauche précédant la droite. L'axe de votre regard est parallèle à la jambe qui frappe.

5 En inspirant, tournez la tête vers la gauche et faites pivoter vos paumes vers l'extérieur.

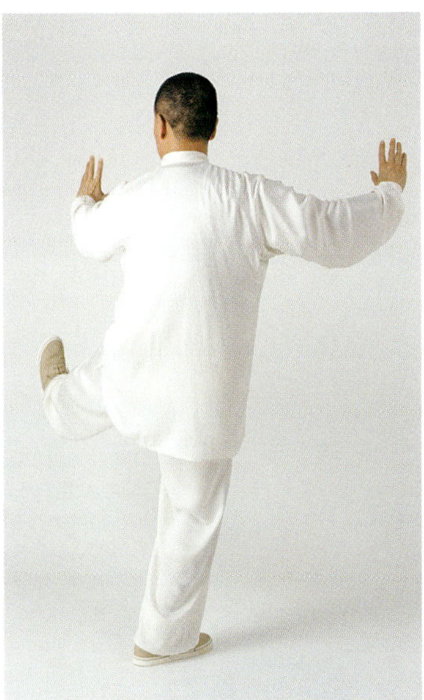

6 Enfin, mettez la jambe gauche en extension complète et ouvrez les bras, coudes toujours légèrement pliés. Cette position annonce un coup porté avec le tranchant de la main.

NOTES ET CONSEILS

- Bien que vous exécutiez un mouvement chargé d'agressivité, veillez à le faire avec lenteur et méthode, en levant la jambe et en l'étendant avec fluidité plutôt qu'en force.
- Frappez avec le talon, paume gauche et regard tournés dans la même direction que la jambe tendue.

Leçon 16

"ESQUIVEZ ET PRENEZ APPUI SUR UNE JAMBE - CÔTÉ GAUCHE"

左下式

Quand vous vous abaissez rapidement vers le sol, que vous vous relevez ou avancez, votre tronc doit rester vertical. Gardez la tête, ainsi que le dos, droits, et rentrez les fesses. Peu importe que vous ne réussissiez pas à exécuter le pas en génuflexion (voir page 35) expliqué dans cette leçon ; en *taï-chi*, les mouvements doivent étirer, mais jamais à l'excès.

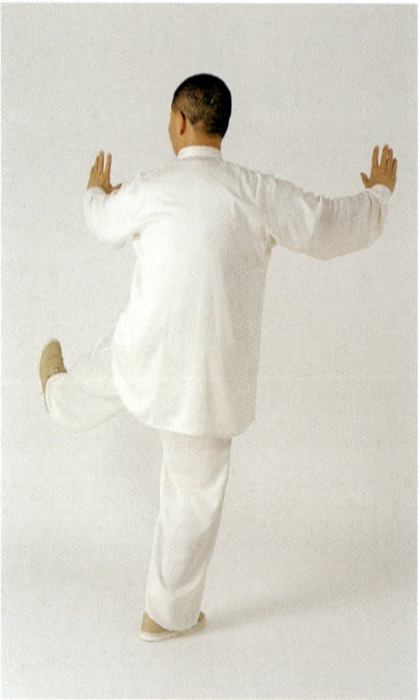

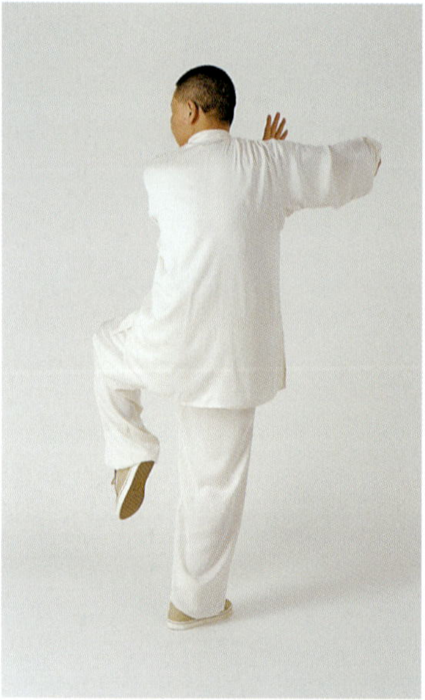

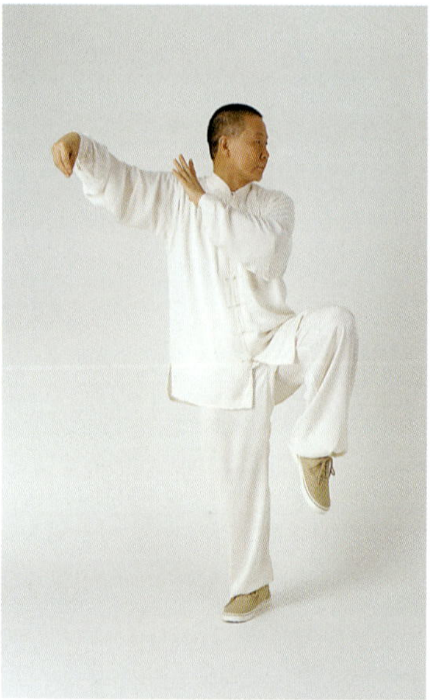

1 Prenez la position dans laquelle s'achevait la leçon précédente – jambe gauche en totale extension, bras ouverts, et coudes légèrement pliés.

2 En inspirant, reculez le pied gauche, cuisse toujours à l'horizontale et orteils dirigés vers le bas. Mettez la main droite en pince (voir page 29) et faites passer la gauche devant votre visage (voir à droite).

Cette photo de face met l'accent sur le fait que les orteils de la jambe levée doivent être dans l'axe du tibia, et que vos mains doivent être maintenues au niveau du côté droit de la tête.

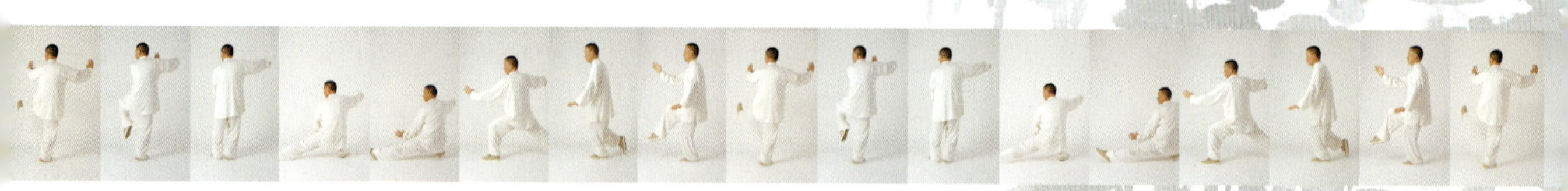

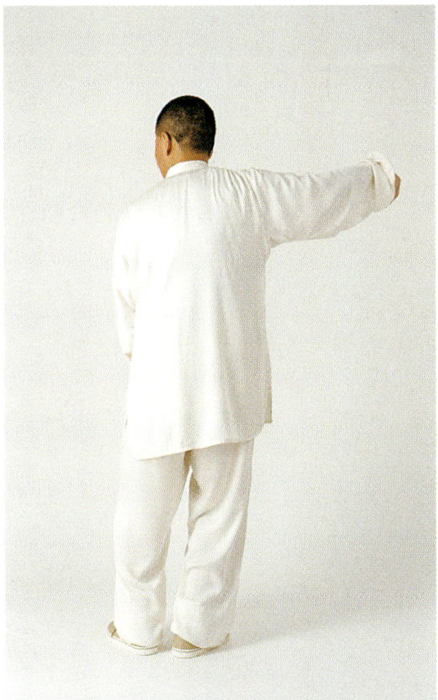

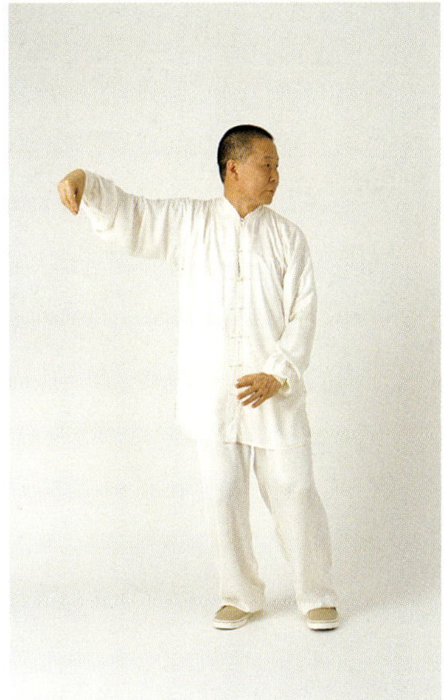

3 En expirant, ramenez le pied gauche au sol, contre le droit. Abaissez la main gauche devant vous, à hauteur du nombril (voir ci-contre).

Votre main gauche doit atteindre le nombril quand vos orteils gauches touchent le sol. Votre main droite forme toujours une pince.

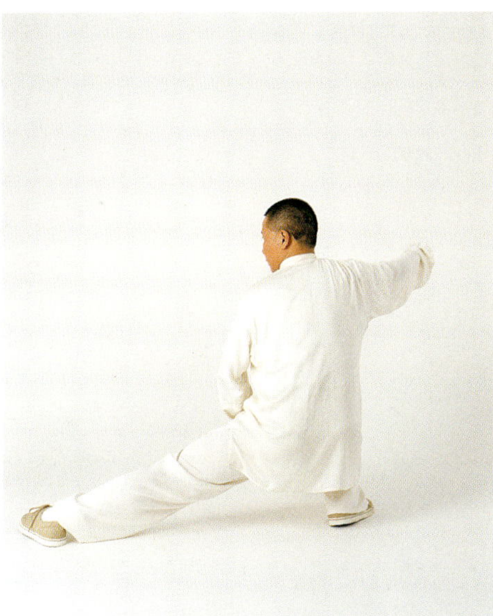

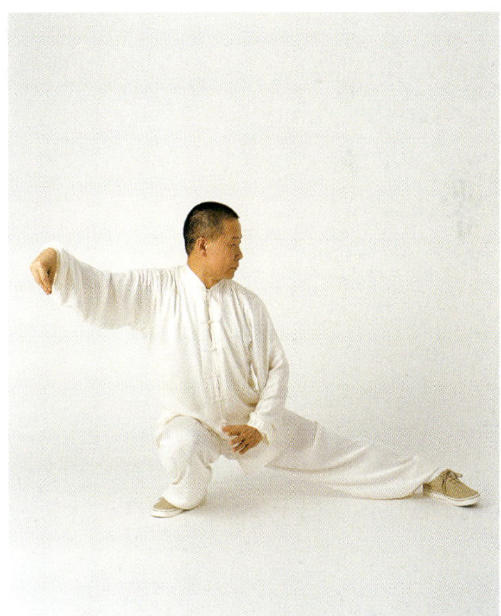

4 Faites immédiatement un pas en génuflexion, avec appui sur le pied droit (voir page 35), jambe gauche tendue latéralement. Ce faisant, gardez le dos droit. Regardez vers la gauche. (Voir ci-contre).

Sur cette photo de face, vous constatez que la main gauche reste devant le nombril et que la droite conserve sa forme de pince durant toute la durée du pas en génuflexion.

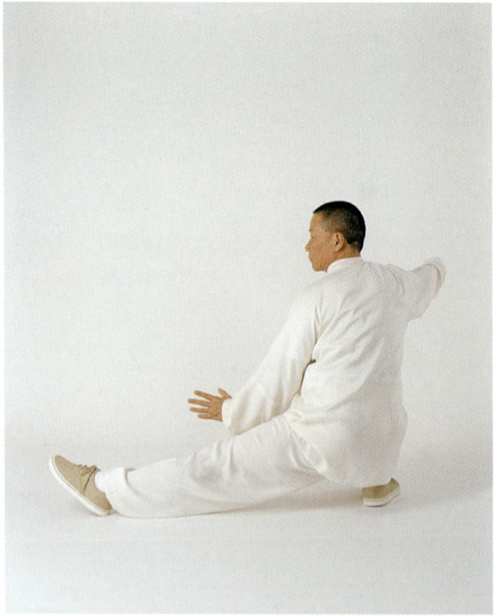

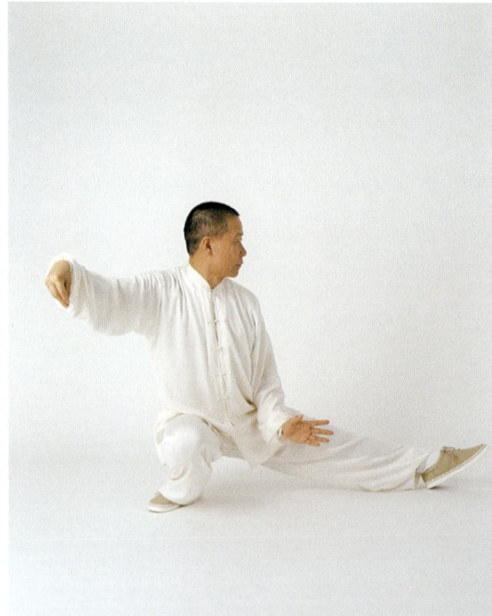

5 En inspirant, faites pivoter le pied gauche vers l'avant, en appui sur le talon. Préparez-vous à vous relever. De la main gauche, exécutez une rotation (voir la photo ci-contre).

Faites pivoter votre main gauche pour qu'elle soit perpendiculaire à la jambe droite, et dirigée vers le pied gauche.

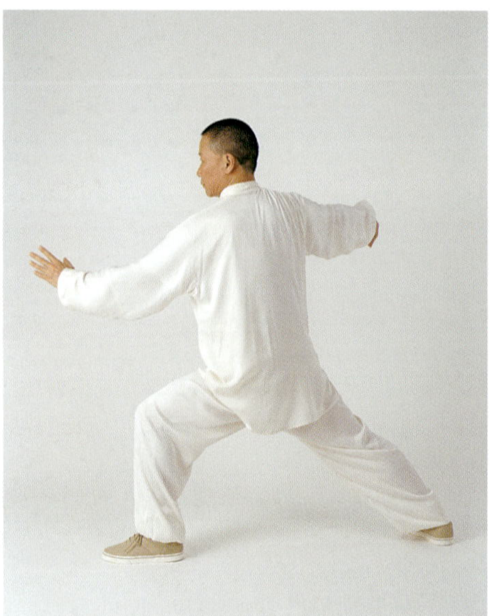

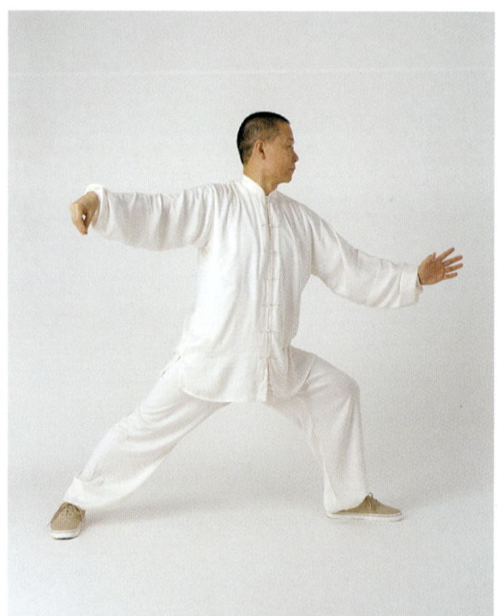

6 Portez votre poids en avant. Ce faisant, pliez la jambe gauche et relevez-vous. Votre main droite reste en pince (voir ci-contre).

La photo de face montre que le bras droit reste à l'horizontale, main en pince, et orteils gauches perpendiculaires au plan du corps – prêts à exécuter une rotation vers l'avant préalablement au mouvement suivant.

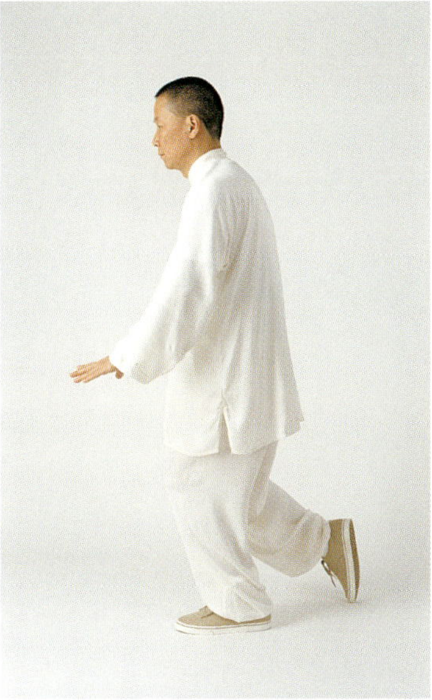

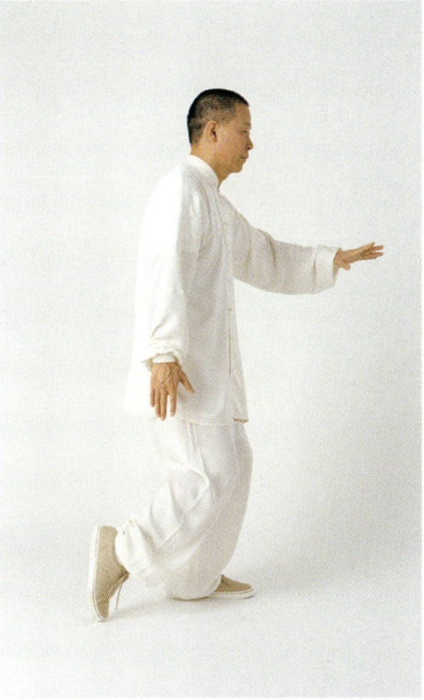

7 En expirant, pivotez complètement vers la droite en faisant un pas en avant, du pied droit, tandis que vous abaissez la main gauche, paume tournée vers le sol, vers la taille, et que, de la main droite, ouverte, vous décrivez un arc de cercle vers l'avant.

Cette photo du profil opposé insiste sur le synchronisme entre un pas fluide – quand on se relève – et l'abaissement du bras droit.

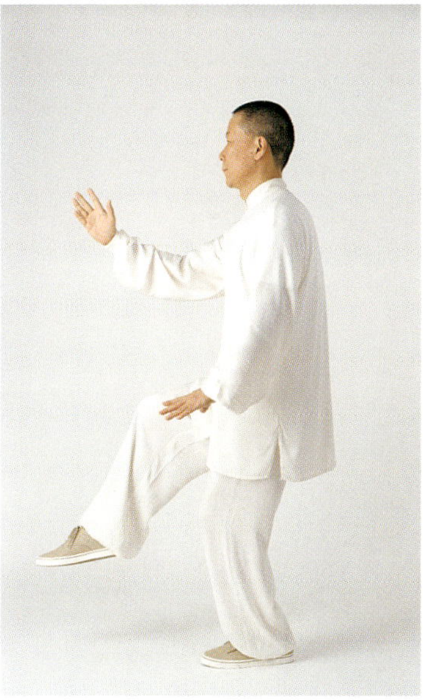

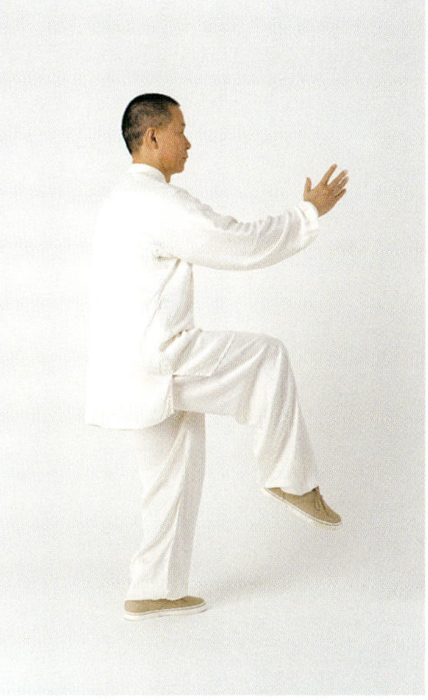

8 Levez la jambe droite en gardant la gauche fléchie. Levez la main droite à hauteur d'épaules (voir ci-contre).

Cette photo du profil opposé montre bien la main droite à hauteur d'épaule. Regardez droit devant, en ignorant votre main droite.

NOTES ET CONSEILS

- Quand vous exécutez le pas en génuflexion, maintenez votre postérieur en position basse, à la verticale des hanches.
- Gardez en permanence les coudes en position basse.
- Lorsque vous êtes en appui sur une jambe, assurez-vous de votre parfait équilibre avant d'essayer de lever le pied du sol.

Leçon 17

"ESQUIVEZ ET PRENEZ APPUI SUR UNE JAMBE - CÔTÉ DROIT"

右下式

La reprise de la leçon précédente du côté opposé contribue à un équilibre corporel total – il est important que vous acquériez les même force et équilibre en appui sur la jambe droite que sur la jambe gauche. Regardez droit devant vous, c'est-à-dire dans la direction indiquée par la main tendue au début de cette leçon.

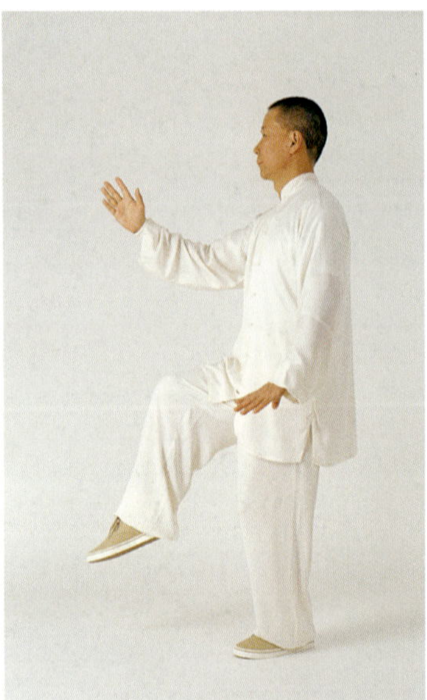

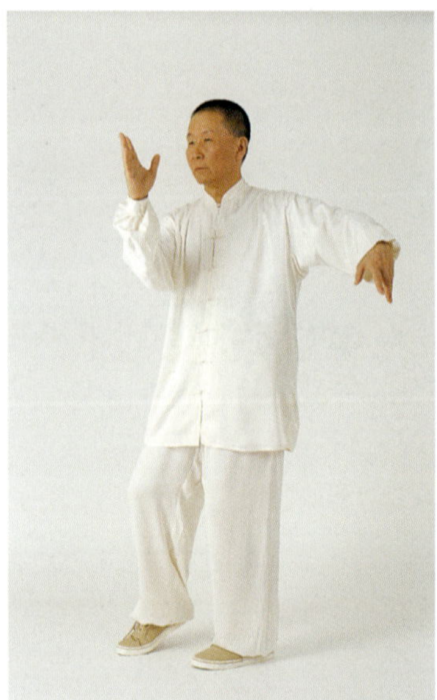

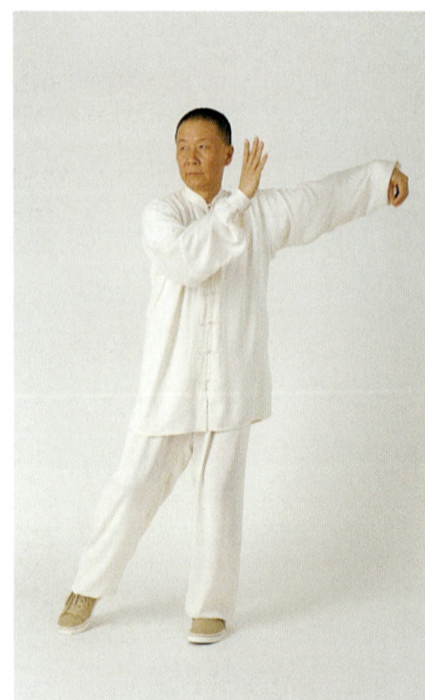

1 Mettez-vous dans la posture qui concluait la leçon précédente – jambe droite levée, jambe gauche fléchie, main droite levée à hauteur d'épaule, et paume ouverte.

2 À l'inspiration, reprenez les mouvements déjà appris, mais de l'autre côté. Abaissez le pied droit et posez-le à côté du gauche pour bénéficier d'un appui supplémentaire tandis que vous pivotez vers la gauche ; ce faisant, levez le bras gauche à hauteur d'épaule et vers l'arrière. Levez la main droite en oblique, devant votre visage.

3 Pivotez complètement vers la gauche et placez votre poids en appui sur la jambe correspondante. Mettez votre main gauche en pince (voir page 29) et, tandis que la droite passe devant votre visage, commencez à lever la jambe droite.

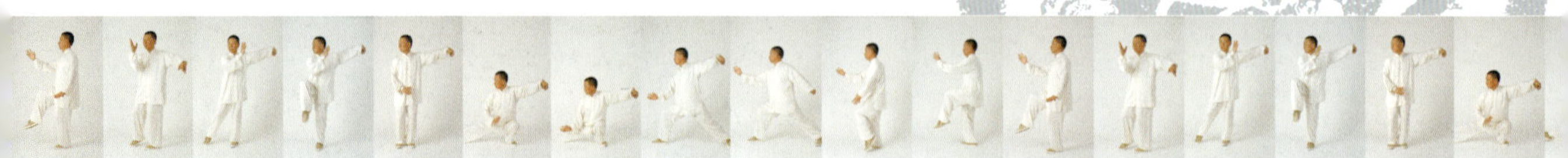

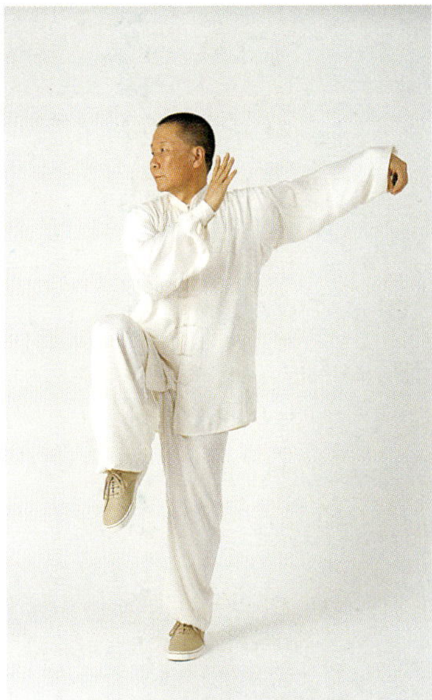

4 En regardant vers la droite, levez le genou droit jusqu'à ce que la cuisse soit à l'horizontale, orteils dirigés vers le sol, et commencez à abaisser la main droite, devant votre visage.

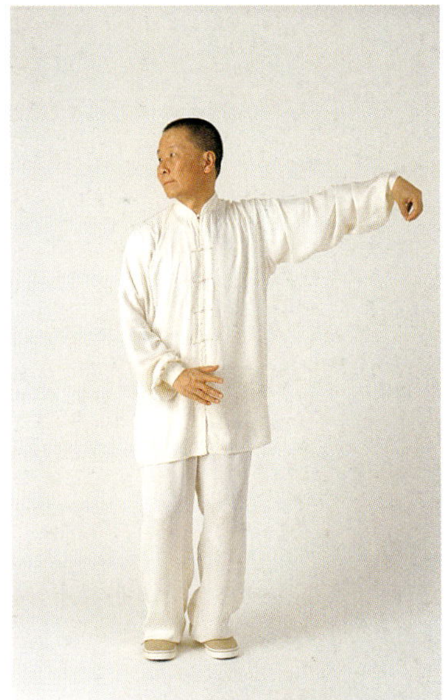

5 En expirant, joignez les pieds tandis que votre main droite atteint votre nombril. Maintenez votre main gauche en pince, immobile, à hauteur d'épaule.

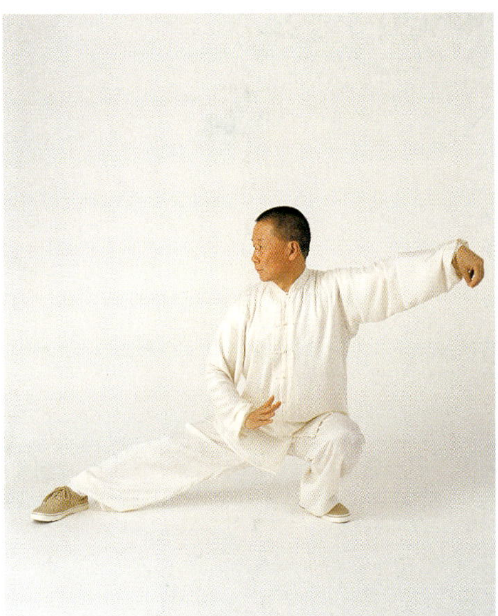

6 Tendez la jambe droite latéralement et exécutez un pas en génuflexion, avec appui sur le pied gauche (voir page 35). Regardez dans la direction de la jambe tendue.

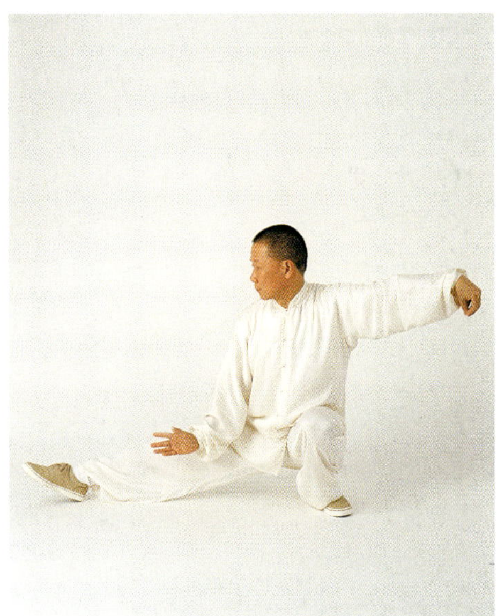

7 En inspirant, faites pivoter votre pied droit vers l'extérieur, pour qu'il repose sur le talon, et exécutez une rotation de la main droite dans la même direction. Préparez-vous à vous porter en avant et à vous relever.

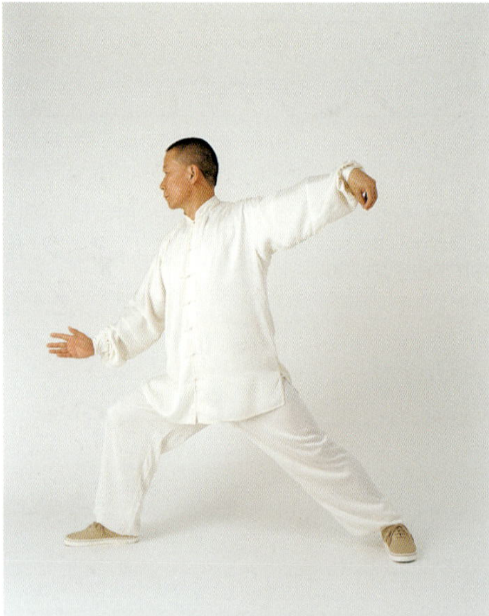

8 Déplacez votre poids vers l'avant pour prendre, en vous relevant, la posture de l'Arc (voir page 31) – appui sur le pied droit. Gardez la main en pince. Commencez à lever la main droite à hauteur de poitrine.

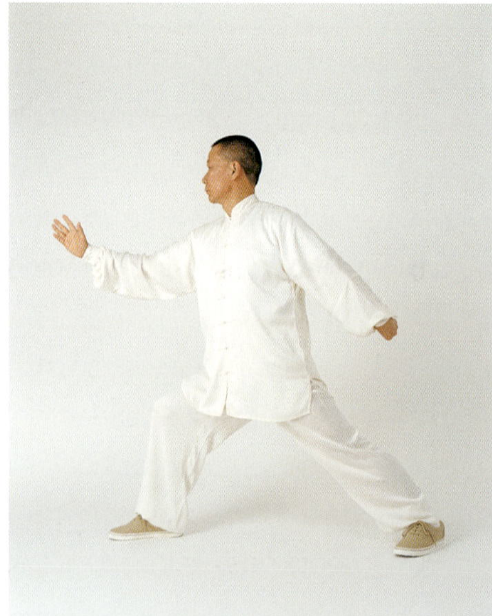

9 Tournez le gros orteil gauche vers l'intérieur, ce qui met la jambe gauche en extension complète. Continuez à lever la main droite vers votre poitrine et abaissez le bras gauche en ouvrant et en faisant pivoter la main correspondante.

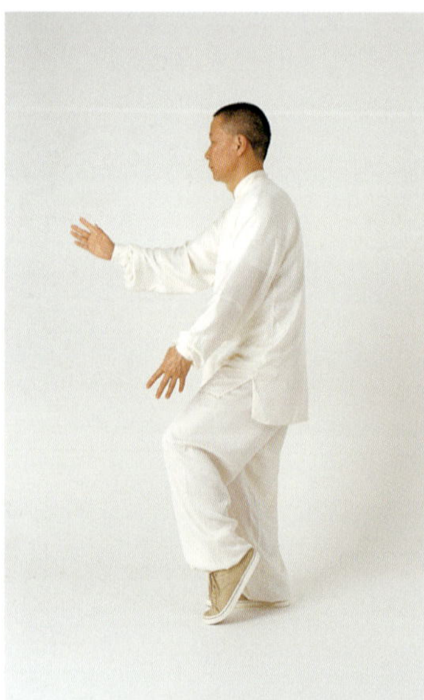

10 En expirant, faites un pas en avant avec le pied gauche. Commencez à abaisser la main droite tandis que la gauche, maintenant ouverte, décrit un arc de cercle vers l'avant.

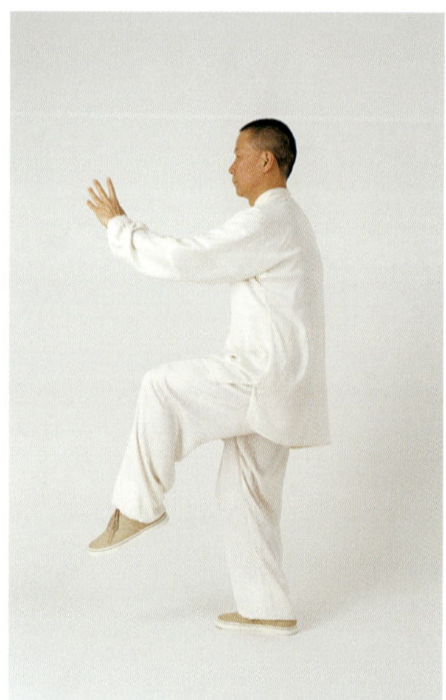

11 Concluez en levant la jambe gauche, toujours légèrement pliée. Amenez votre main gauche à hauteur d'épaules.

Leçon 18

"LES NAVETTES"

左右穿梭

Cette leçon reflète le caractère de défense active propre au *taï-chi*, car il fait appel aux mouvements circulaires des bras pour protéger la tête des coups portés par un ennemi virtuel. Pour exécuter le va-et-vient nécessaire, projetez vos mains en avant afin de frapper l'ennemi au visage tout en vous abritant dans un cocon protecteur. Synchronisez toujours les mouvements des mains et les pas que vous faites.

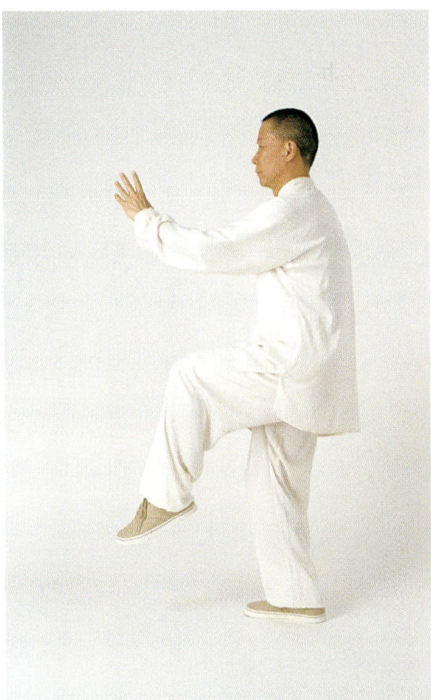

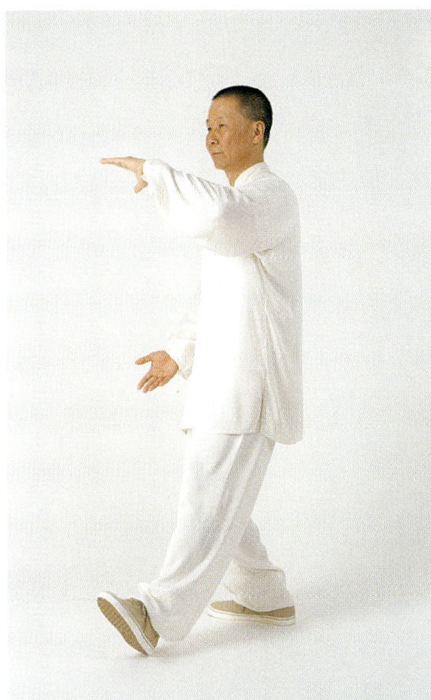

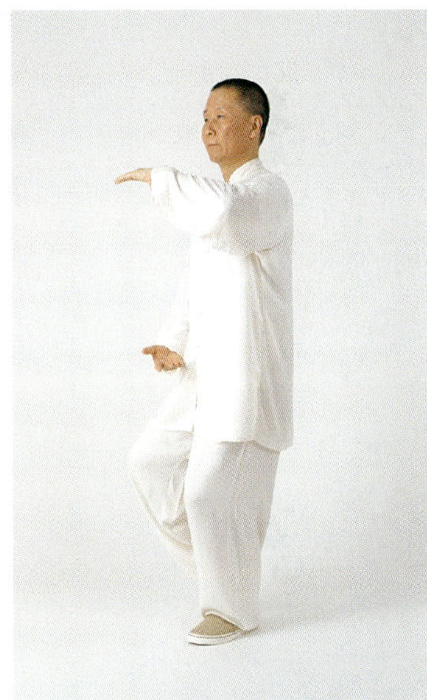

1 Commencez dans la position par laquelle se concluait la leçon précédente – jambe gauche levée, jambe droite fléchie, et main gauche à hauteur d'épaule.

2 En inspirant, pivotez d'un quart de tour vers la gauche tout en posant le pied correspondant au sol, talon d'abord, devant vous et perpendiculairement au droit.

3 Déplacez votre poids vers l'avant, en appui sur le pied gauche, tandis que vous levez le droit pour l'amener derrière celui-ci ; ce faisant, mettez vos bras dans la position "Tenir le ballon" (voir page 28).

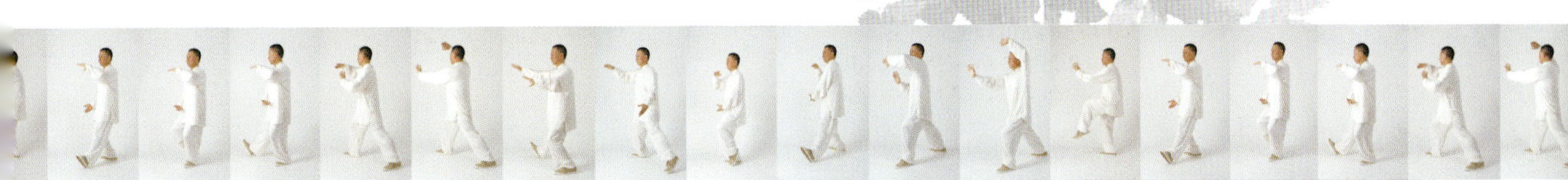

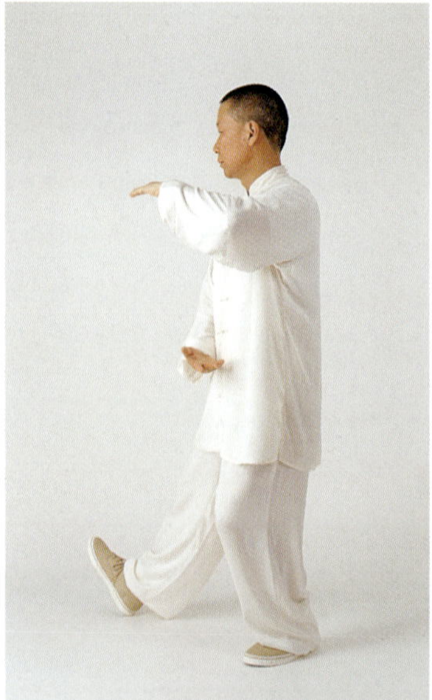

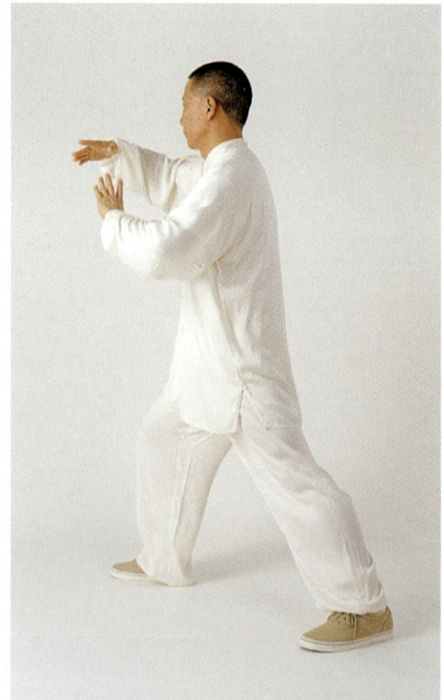

4 En pivotant vers la droite, faites un pas en posant le pied droit, talon d'abord, et en regardant dans cette direction.

5 En expirant, faites décrire à votre bras droit un arc de cercle ascendant vers l'extérieur, pendant que votre paume gauche pivote aussi vers l'extérieur en s'avançant. Commencez à porter votre poids en avant.

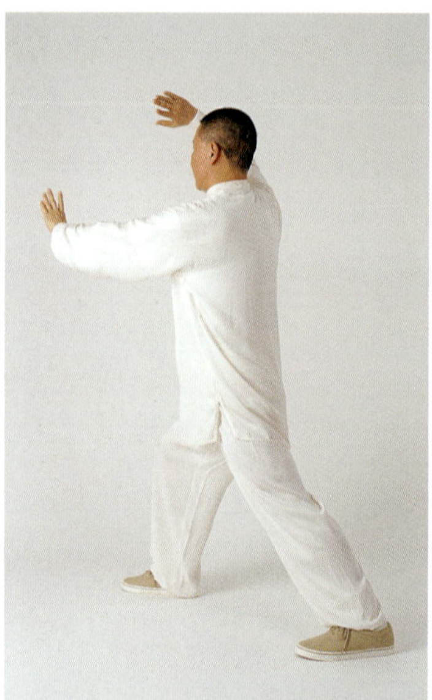

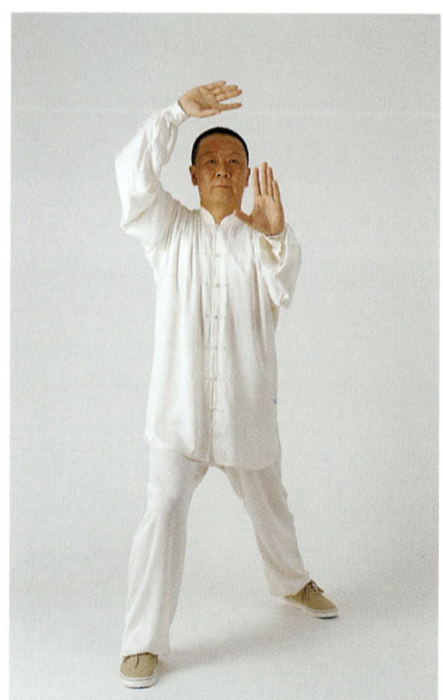

6 Penchez-vous vers l'avant dans la posture de l'Arc (voir page 31) – appui sur le pied droit – en amenant votre main droite au-dessus de votre tête pendant que vous avancez la gauche pour former un cadre avec les bras (voir la photo, ci-contre).

Sur cette photo de face, vous pouvez voir la manière dont vous devez regarder droit devant vous, votre visage étant encadré par vos bras.

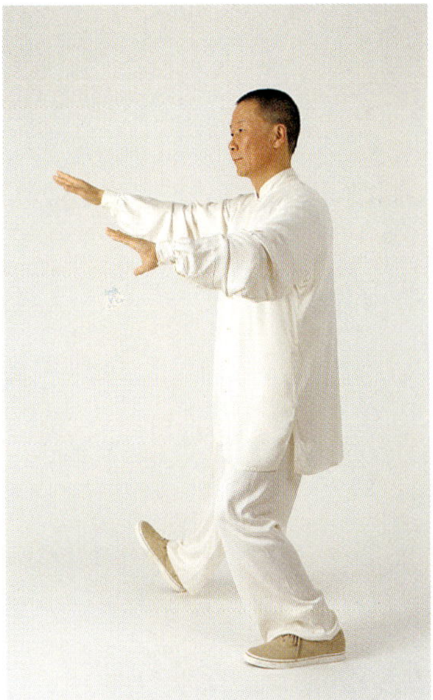

7 En inspirant, abaissez les mains, paumes tournées vers le bas, et penchez-vous en arrière – appui sur la jambe gauche pliée – votre talon droit vous servant de pivot, et tournez-vous vers la gauche.

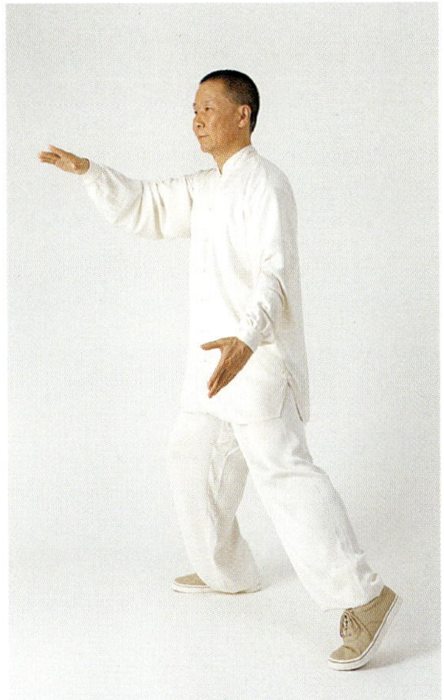

8 Inclinez-vous vers la droite et entamez un pas avec la jambe gauche en décrivant, avec le bras correspondant, un arc de cercle vers le bas, à hauteur de la taille, et en amenant votre bras droit vers vous.

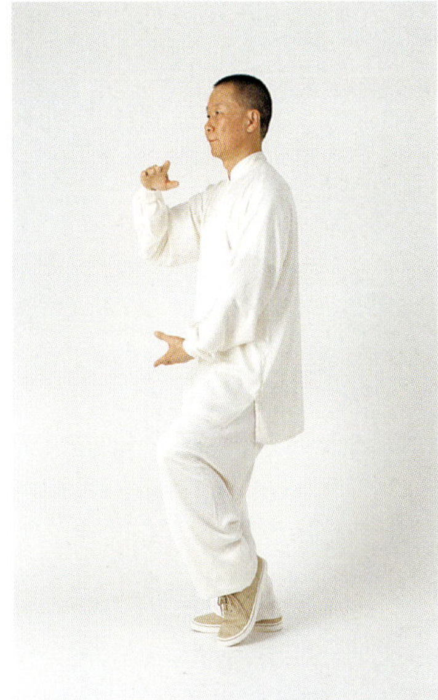

9 Exécutez un pas en suspens (voir page 33) latéral – appui sur le pied gauche – tandis que vos mains prennent la position "Tenir le ballon", main droite au-dessus de la gauche.

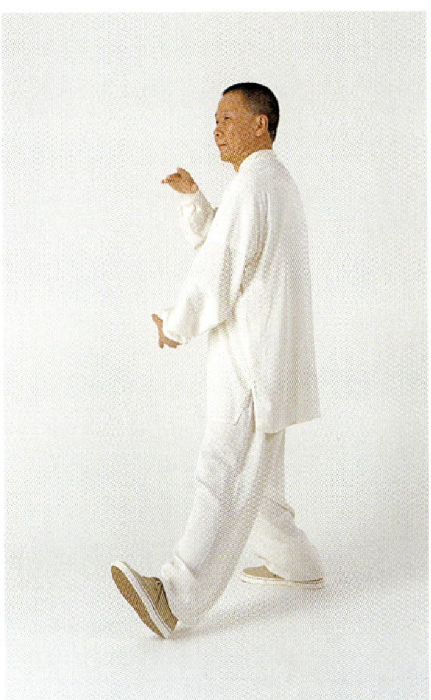

10 Reprenez ce mouvement à l'envers en faisant un pas vers l'extérieur avec la jambe gauche, le talon se posant le premier.

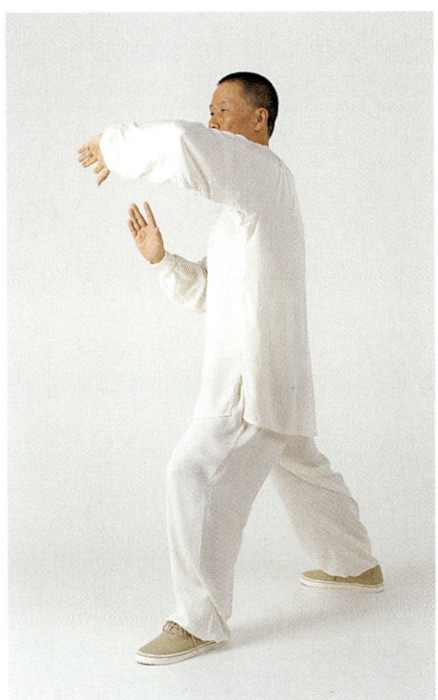

11 En expirant, faites un pas en avant pour prendre la posture de l'Arc – appui sur le pied gauche – bras gauche levé au-dessus de l'épaule, tout en avançant la main droite, tronc à la verticale en permanence.

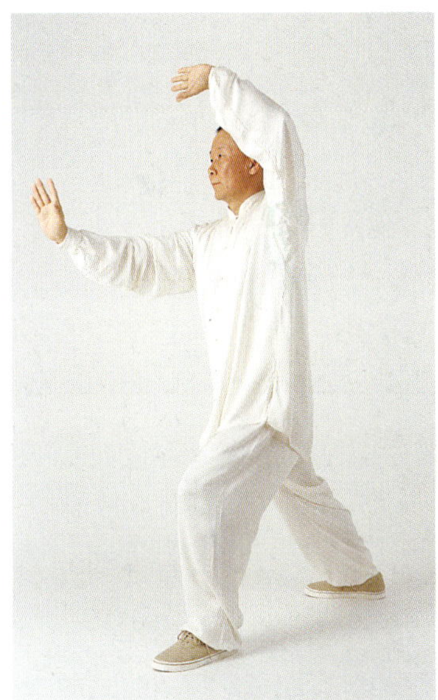

12 Concluez par une projection de la main droite en avant, bras gauche au-dessus de la tête.

Leçon 19

"PIQUEZ LE FOND DE LA MER"

海底針

La poussée exercée vers le bas par la main droite pendant cette leçon doit tirer sa force de la taille. Elle est transmise aux doigts après avoir emprunté successivement la colonne vertébrale, l'épaule droite et le coude. C'est en vous concentrant sur le *dan tian* (voir page 30) et en exécutant le mouvement dans un espace compact que vous optimiserez l'énergie libérée durant cette leçon.

NOTES ET CONSEILS

- Pendant cette leçon, faites pivoter votre corps à hauteur de la taille lorsque vous vous tournez d'un côté, puis de l'autre.
- La taille est le "moteur" des bras, mains, jambes et pieds.
- Quand la jambe gauche se plie vers l'avant, elle doit porter tout votre poids.
- Durant le dernier mouvement, gardez le dos et le cou droits ; pliez-vous seulement à hauteur de la taille.

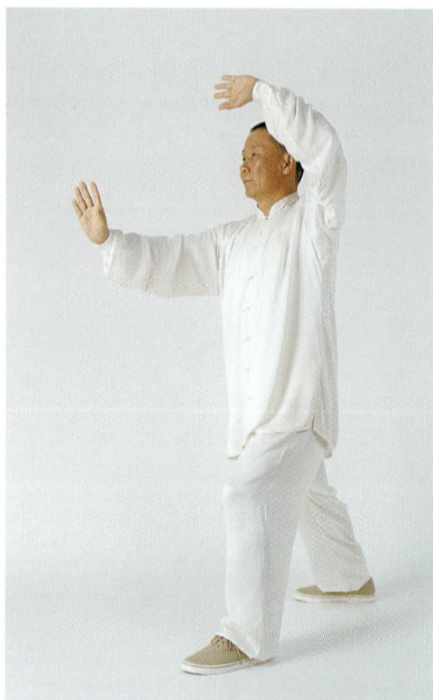

1 Démarrez dans la position par laquelle s'achevait la leçon précédente – posture de l'Arc (voir page 31), appui sur le pied gauche – main droite poussée vers l'avant, et bras gauche levé plus haut que la tête.

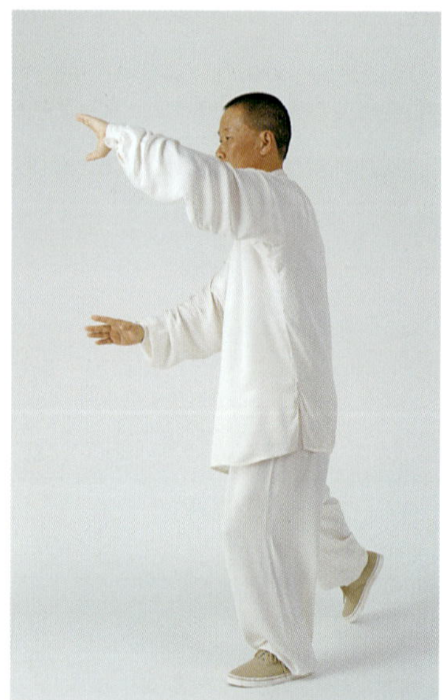

2 À l'inspiration, déplacez votre corps vers l'avant, poids en appui sur la jambe gauche, genou légèrement fléchi, et baissez les mains, paumes tournées vers le sol.

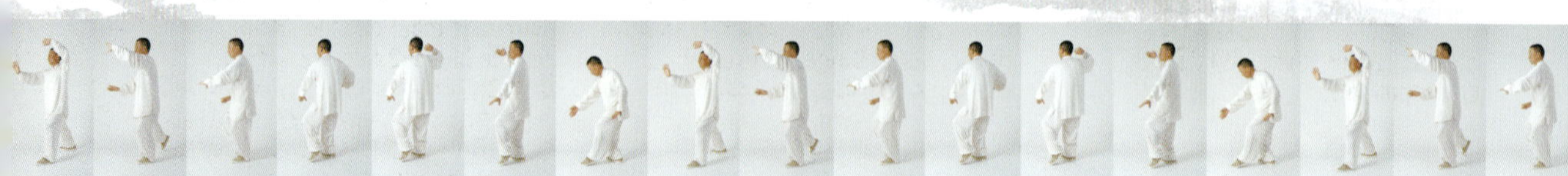

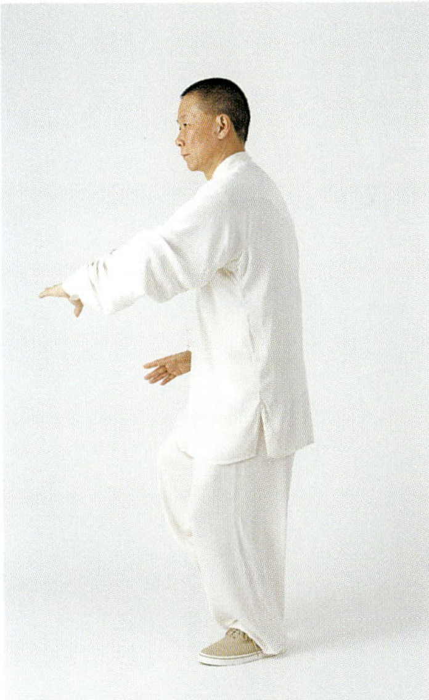

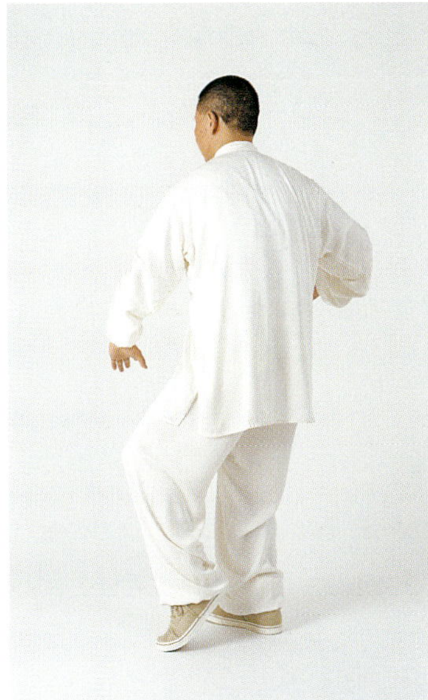

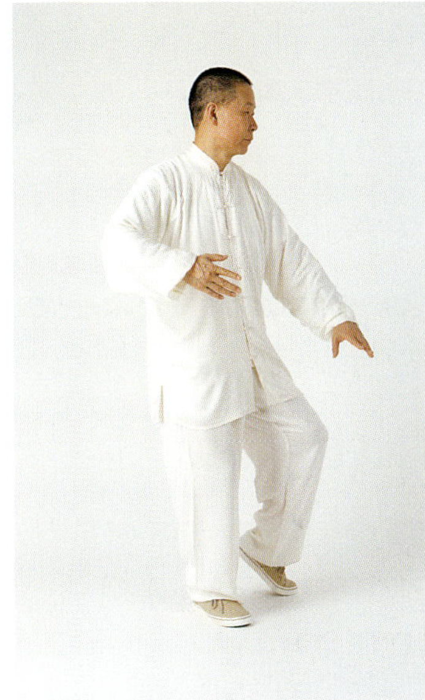

3 Quittez la posture de l'Arc – appui sur le pied gauche – en avançant votre pied droit pour l'amener contre l'autre, au moment où vos mains arrivent à hauteur de la taille.

4 Pivotez vers la droite en portant votre poids sur le pied droit, et décollez le talon gauche du sol (voir la photo ci-contre).

En faisant passer votre poids d'un pied sur l'autre, gardez les coudes près du corps.

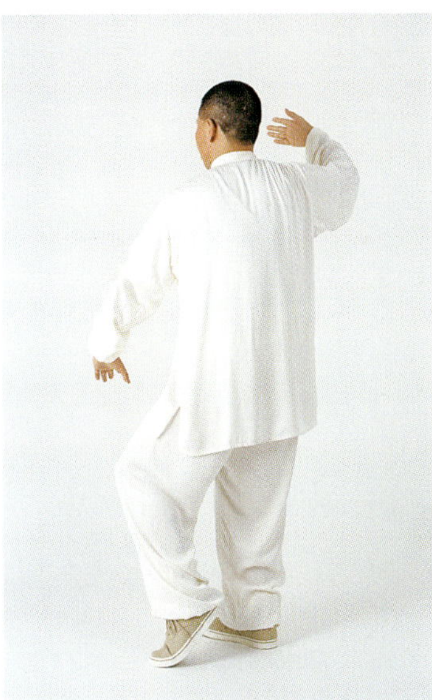

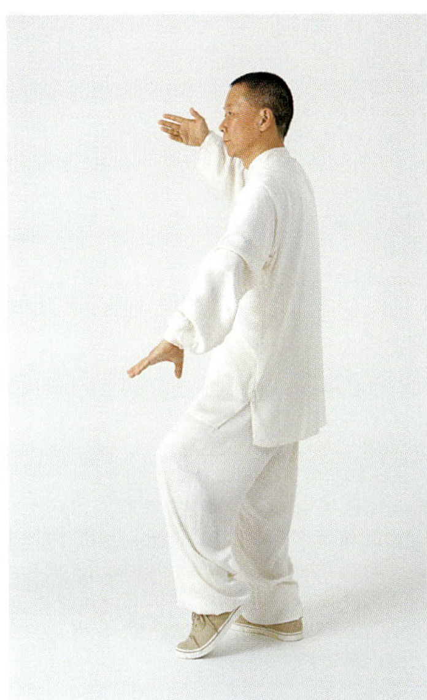

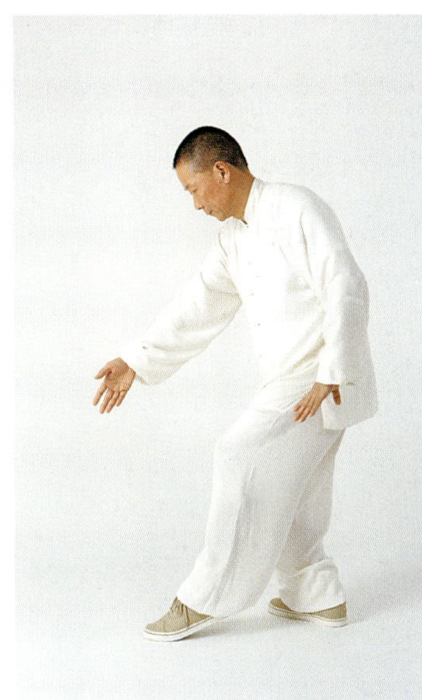

5 À l'expiration, gardez les pieds dans la même position tandis que, à hauteur de la taille, vous pivotez vers la droite en amenant votre main droite au niveau de l'œil correspondant.

6 Faites à nouveau pivoter votre corps vers la gauche. Avec le bras droit, commencez à décrire un arc de cercle vers le bas, qui l'amène devant vous. Dirigez votre main vers un point situé en avant.

7 En vous pliant à hauteur de la taille, projetez votre main droite vers le sol, comme indiqué. Gardez la main gauche, paume vers le bas, près de la hanche. Avec la jambe gauche, faites un pas en avant, jusqu'à ce que vos orteils touchent le sol. Regardez vos doigts dans cet alignement.

Leçon 20

"LE BRAS EN ÉCLAIR"

閃通臂

Veillez à ce que tous vos mouvements décrivent des courbes douces et réalisent un étirement total des bras. Pendant cette leçon, essayez de vous sensibilisez pleinement à votre ancrage dans le sol – comme un arbre solidement enraciné. En ouvrant les bras pour prendre la posture de l'Arc (voir page 31), imaginez que vous avez la force de porter le ciel.

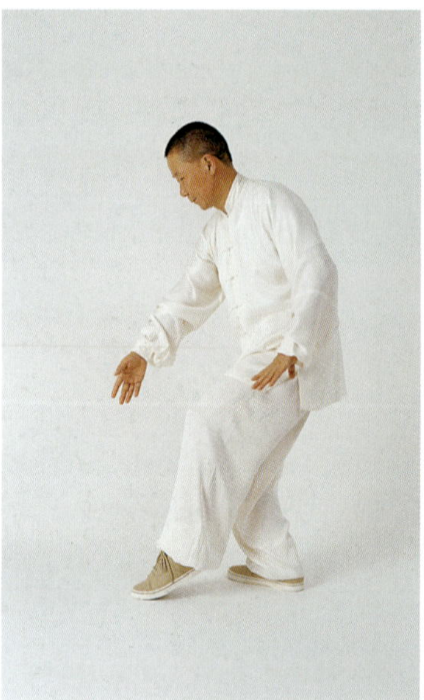

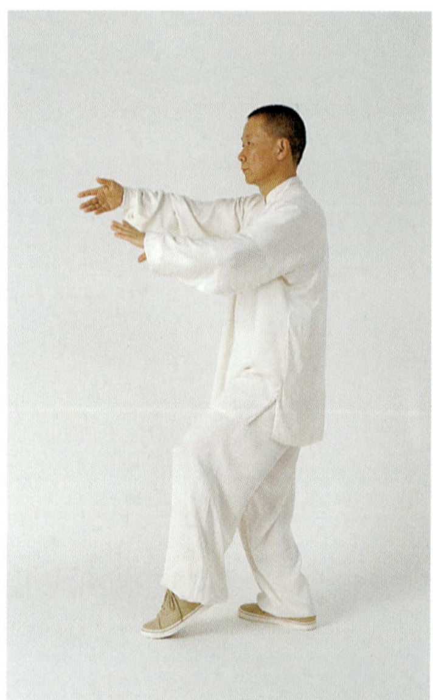

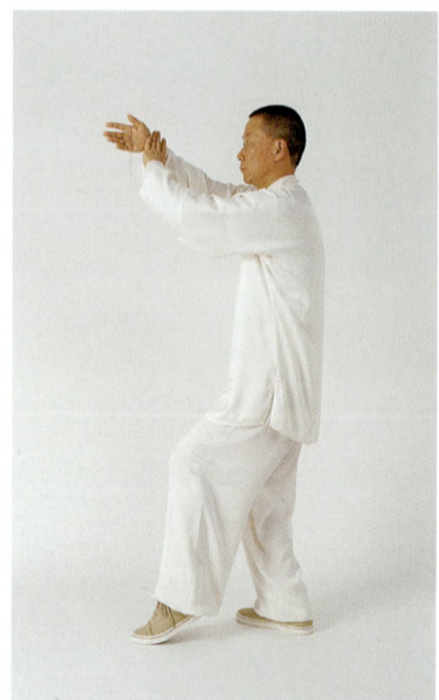

1 Prenez la position par laquelle se concluait la leçon précédente – genoux pliés pour un pas en suspens (voir page 33), avec appui sur le pied gauche, main droite dirigée vers le bas, et main gauche près de la hanche, paume vers le bas.

2 En inspirant, relevez-vous, dos droit, à partir de la taille, pied gauche maintenu dans la position du pas en suspens. Avec les bras, formez deux arcs, coudes pliés à hauteur de la poitrine.

3 Posez les doigts de la main gauche sur le poignet droit.

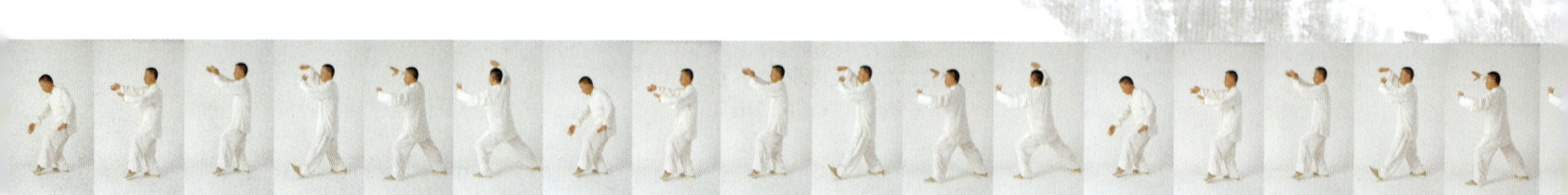

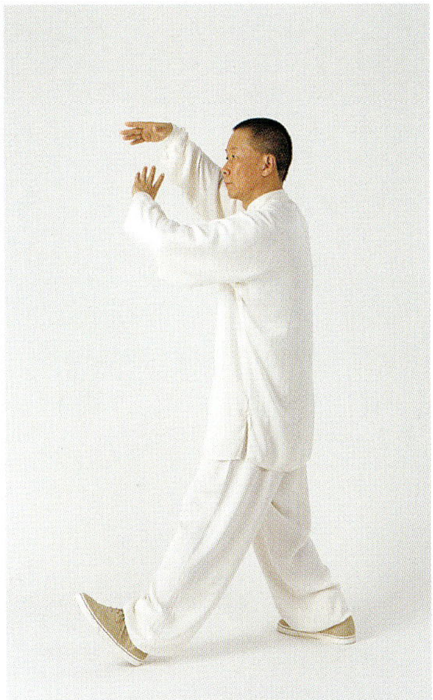

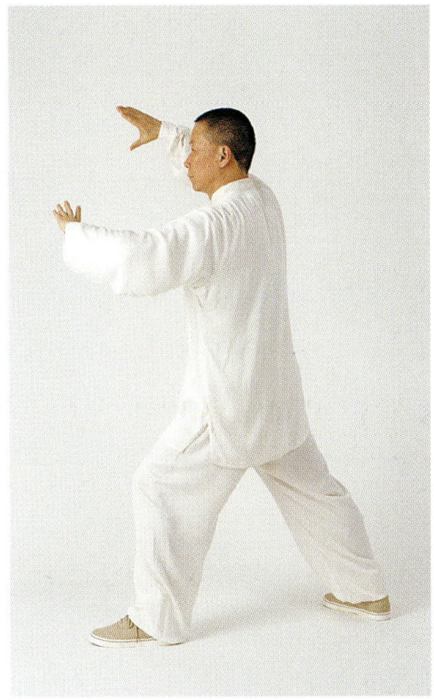

4 Faites pivoter la jambe gauche sur le talon, tout en éloignant vos mains l'une de l'autre.

5 En expirant, portez-vous en avant, dans la posture de l'Arc (voir page 31) – en appui sur le pied gauche – tout en pivotant légèrement vers la droite. Éloignez votre main gauche de votre visage. Commencez à tourner la paume droite vers l'extérieur.

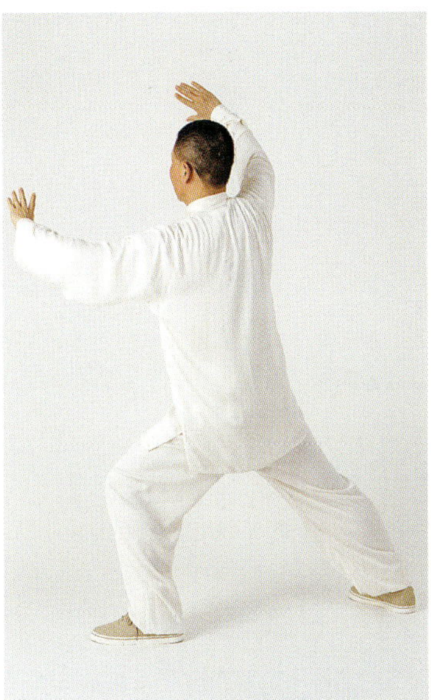

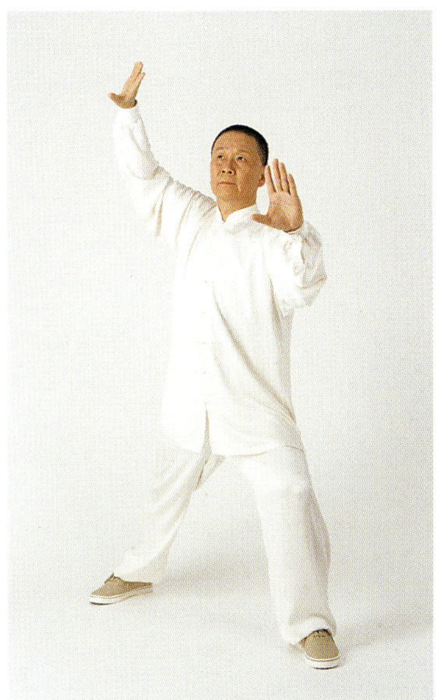

6 À l'expiration, achevez par une posture de l'Arc complète, bras ouverts. Regardez votre main gauche (voir photo ci-contre).

Tandis que vous vous portez en avant, dans la posture de l'Arc, pivotez légèrement vers la droite. En avançant la main gauche, veillez à ce qu'elle soit dans l'alignement de l'autre main.

NOTES ET CONSEILS

- Un grand écartement des bras dégage la poitrine, et permet une posture de l'Arc très ouverte.
- Lors de la posture de l'Arc – avec appui sur le pied gauche – avancez le genou gauche en même temps que la main correspondante, tandis que la main droite se lève.

Leçon 21

"ESQUIVE DESTINÉE À DÉVIER, PARER ET FRAPPER"

搬攔錘

Marchez comme un chat et, en frappant devant vous, gardez le poing ouvert. Cette leçon se fonde sur les mouvements – défensifs exécutés face à un attaquant : rotation, parade et contre-attaque. La coordination de ces différentes phases contribue à votre équilibre et à votre maîtrise de la situation.

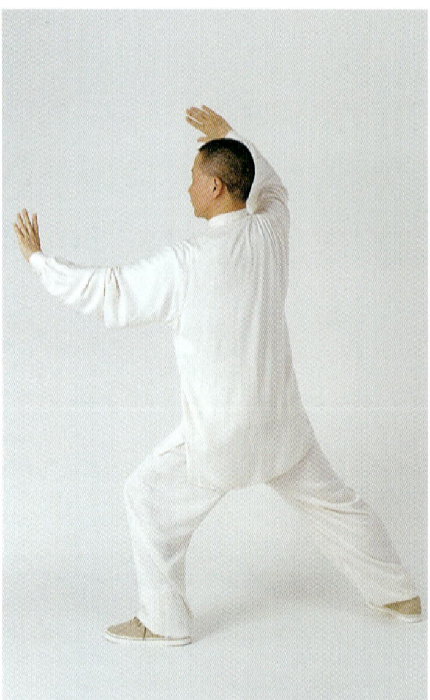

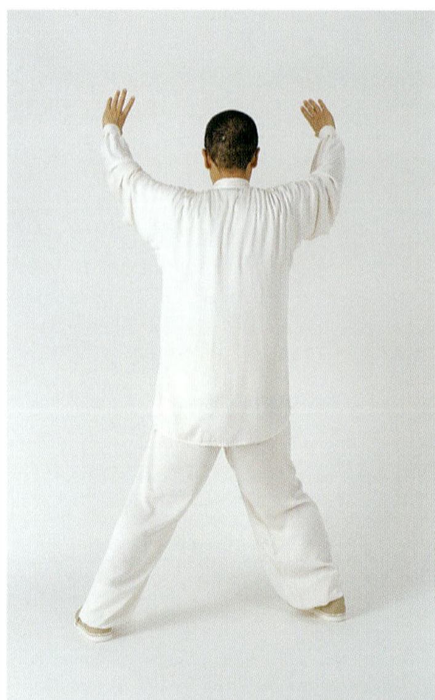

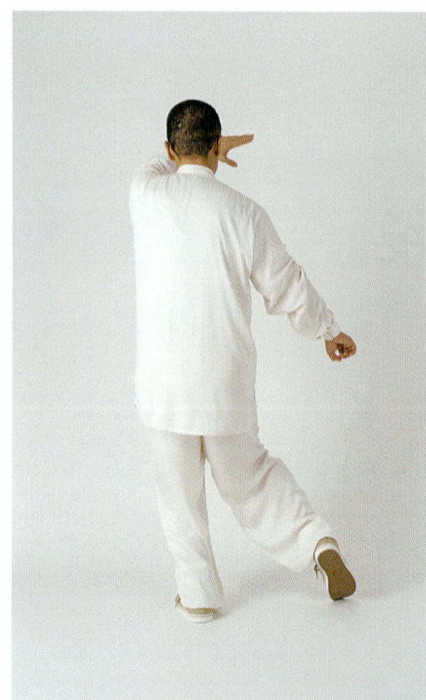

1 Adoptez la position dans laquelle s'achevait la leçon précédente – position de l'Arc complète, bras largement ouverts, main droite au-dessus du front, et main gauche à hauteur d'épaule.

2 En inspirant, détendez-vous. Ce faisant, placez votre poids en appui sur la jambe droite, en pivotant vers la droite, orteils du pied gauche tournés vers l'intérieur, tandis que vous levez les mains au-dessus de vos yeux, paumes dirigées vers l'avant.

3 Faites passer votre poids en appui sur la jambe gauche, et levez le talon droit. Simultanément, abaissez le bras droit, poing ouvert (voir page 26). Amenez votre main droite devant vos yeux, paume tournée vers le bas.

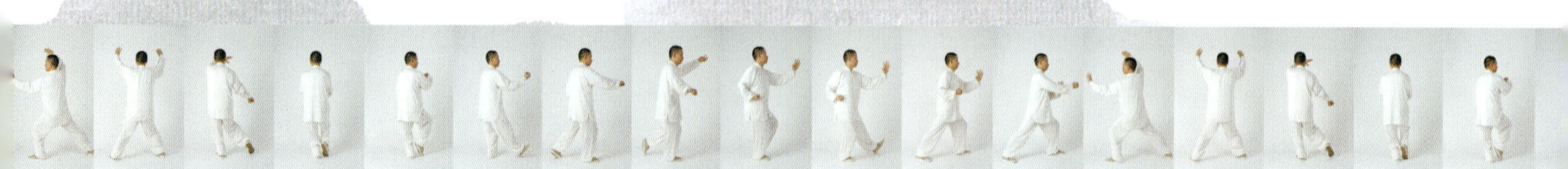

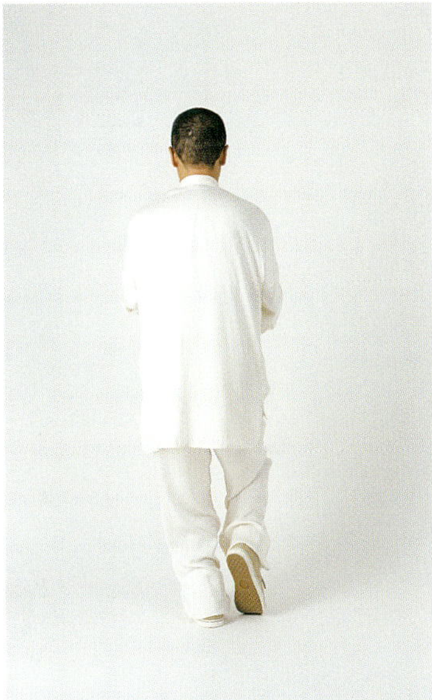

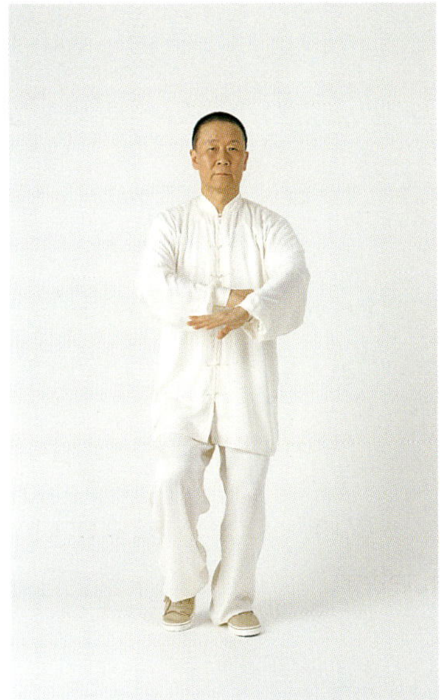

4 Amenez votre pied droit près du gauche, et votre poing droit contre votre poitrine, derrière la main gauche ouverte (voir la photo ci-contre).

Cachez votre poing derrière votre paume gauche dirigée vers le sol.

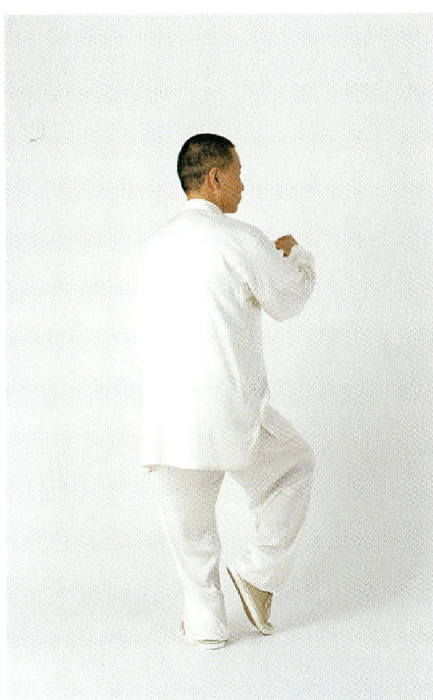

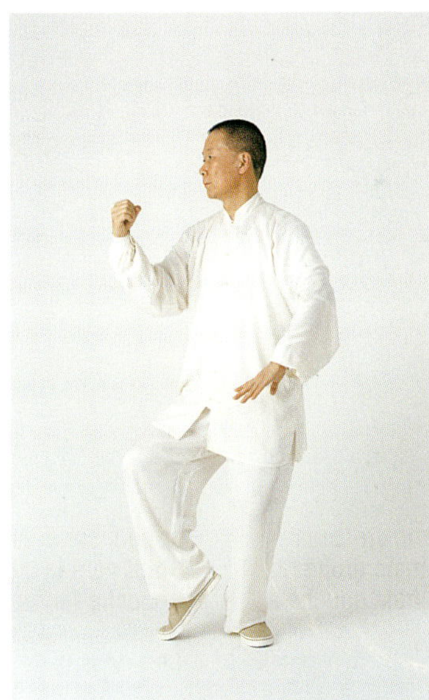

5 En expirant, pivotez vers la droite, le poing correspondant poursuivant son mouvement ascendant (voir la photo ci-contre).

Le poing droit s'élève à hauteur du menton. Abaissez aussi le bras gauche, paume exerçant une pression virtuelle vers le bas.

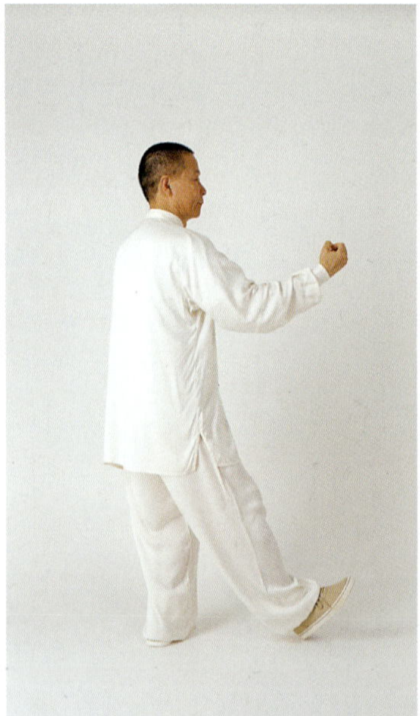

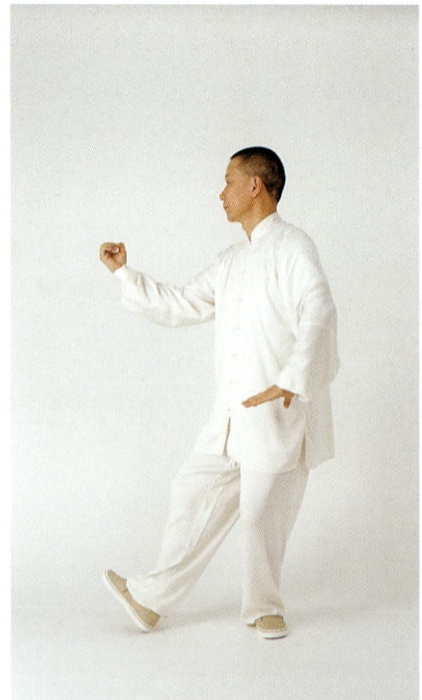

6 Avec le pied droit, faites un pas de côté, en posant d'abord le talon. Faites pivoter votre poing comme pour frapper en revers, amenez votre main gauche près de la hanche, paume vers le bas.

Cette photo montre la main gauche tournée vers le sol, près de la hanche, alors que vous faites un pas en avant. Les doigts de la main droite sont recourbés vers vous.

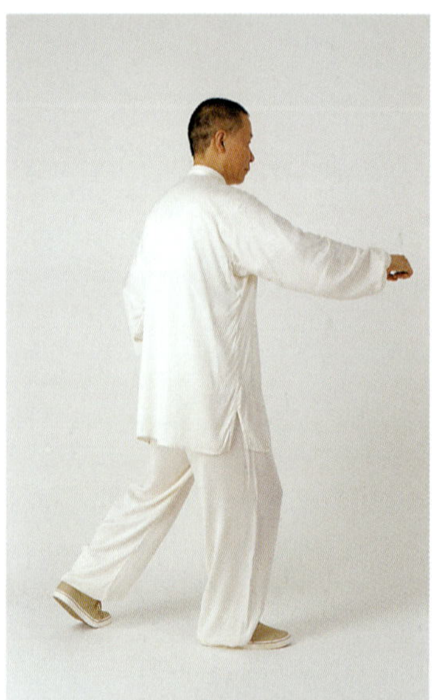

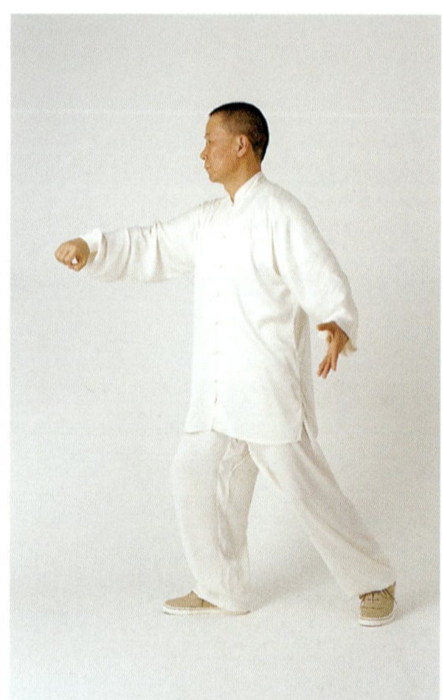

7 En inspirant, avancez en posant votre pied droit à plat sur le sol. Dirigez vos mains vers la gauche (voir photo ci-contre). Du pied gauche, faites un pas en contournant le droit.

En fin de frappe, vos poignets doivent avoir exécuté leurs rotations vers la gauche pour que vos paumes soient tournées vers le sol.

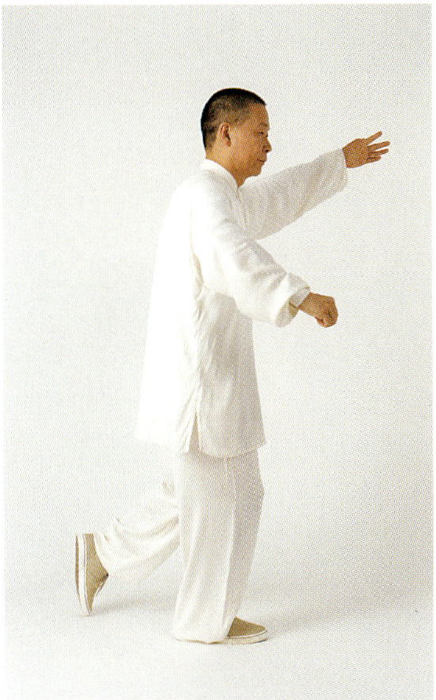

8 Avancez en levant le bras gauche un peu plus haut que les yeux, tout en reculant le poing droit.

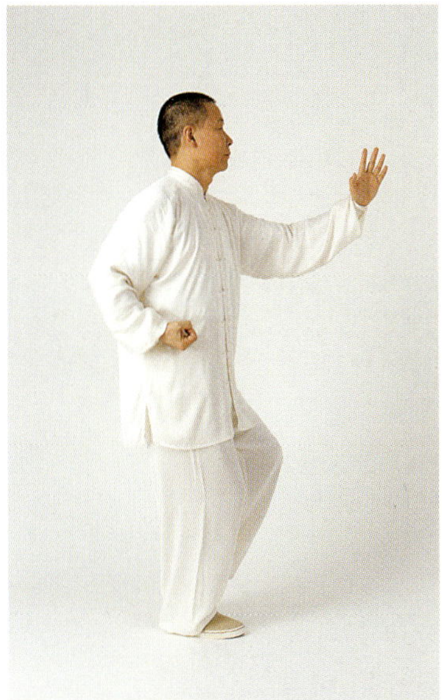

9 Placez le poing droit à hauteur de la taille, doigts recourbés vers le haut, et le bras gauche devant vous, coude plié, prêt à frapper vers l'avant.

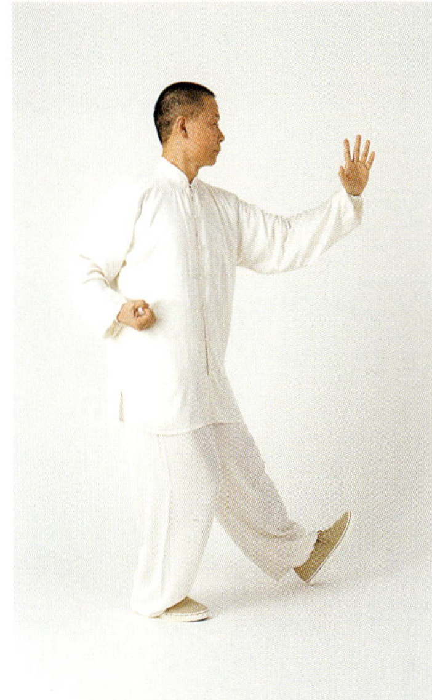

10 Avec le pied gauche, faites un pas de côté, en posant le talon sur le sol, en perspective du coup suivant.

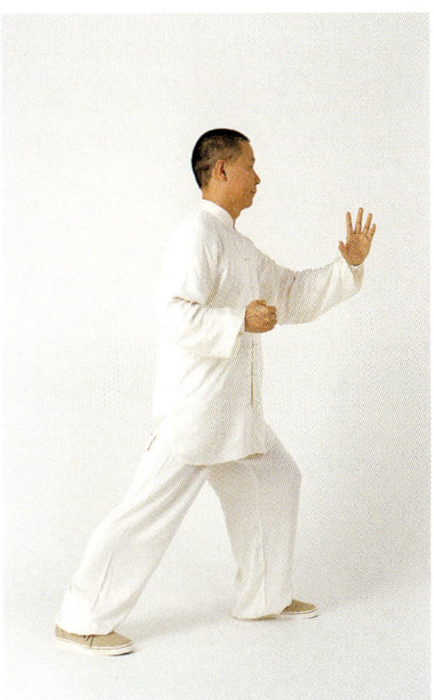

11 Déplacez votre poids vers l'avant, en appui sur la jambe gauche, tandis que vous amorcez votre coup.

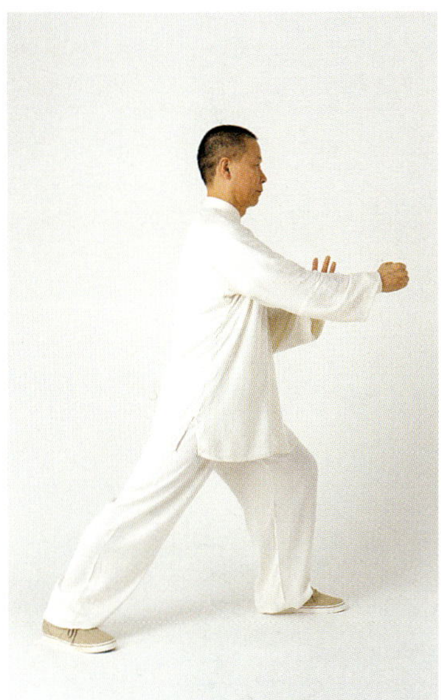

12 Avancez pour adopter la posture de l'Arc (voir page 31) – en appui sur le pied gauche – pendant que vous frappez du poing droit et que votre main gauche recule au moment où votre bras est en extension complète (voir photo ci-contre).

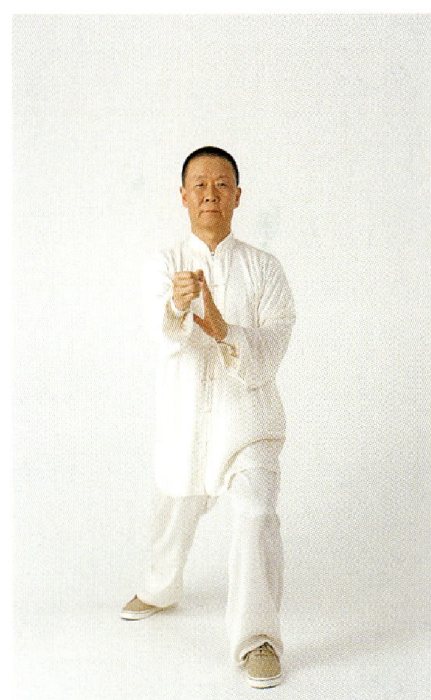

Alors que vous concluez le mouvement, amenez votre main gauche à côté du bras droit.

Leçon 22

"PLAN RAPPROCHÉ"

如封似閉

Quand le corps est en mouvement, le tronc doit rester vertical, notamment quand on adopte la posture de l'Arc (voir page 31). Durant cette leçon, vous devez à peine pivoter. Concentrez-vous fortement sur l'élévation des bras et le léger déplacement du corps vers l'arrière et l'avant.

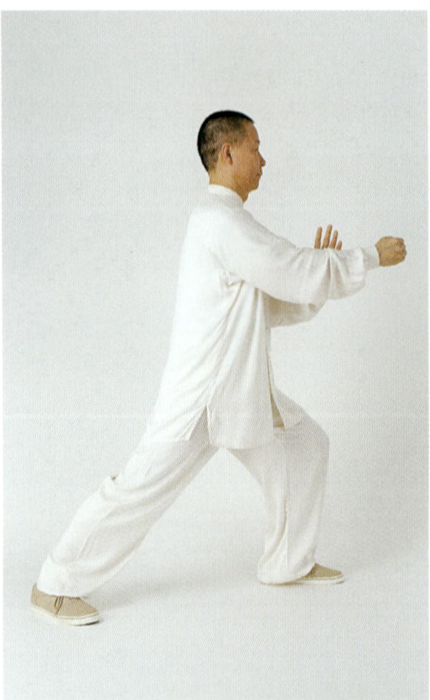

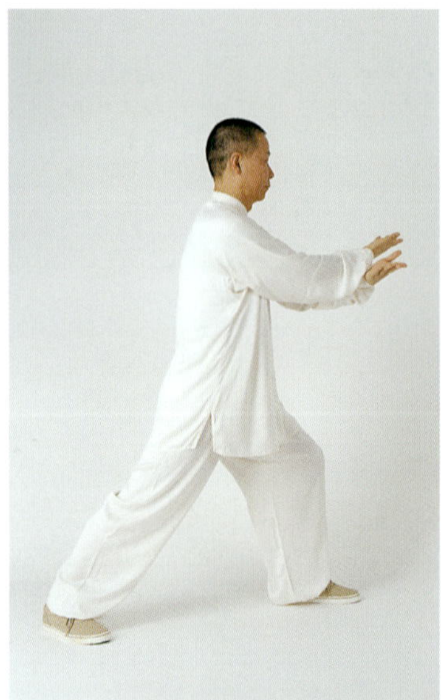

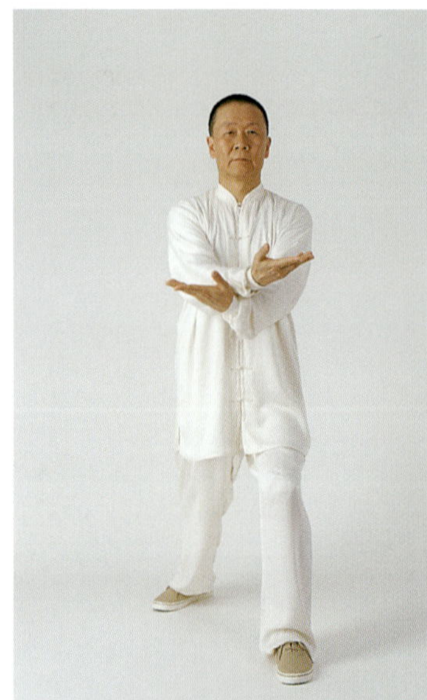

1 Prenez la position dans laquelle s'achevait la leçon précédente – posture de l'Arc (voir page 31), avec appui sur le pied gauche – poing droit frappant en pleine extension, et bras gauche près de celui-ci.

2 Ouvrez la main droite et, en inspirant, avancez la gauche pour l'amener au-dessous de l'avant-bras droit, qu'elle croise (voir photo ci-contre). Les paumes des deux mains doivent être tournées vers le haut.

Sur cette photo de face, vous constatez que les bras se croisent au niveau des poignets, et que le droit est dessus.

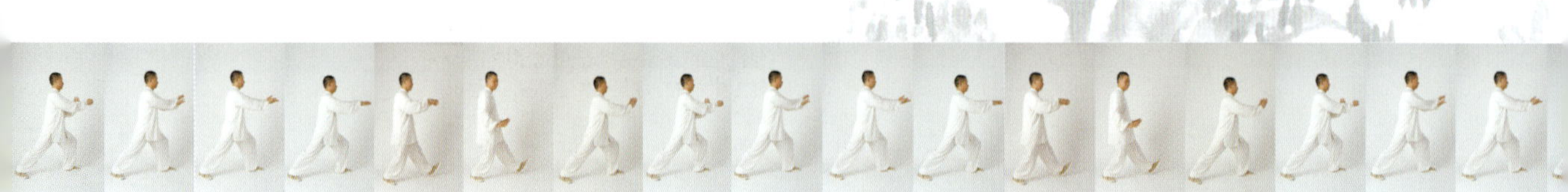

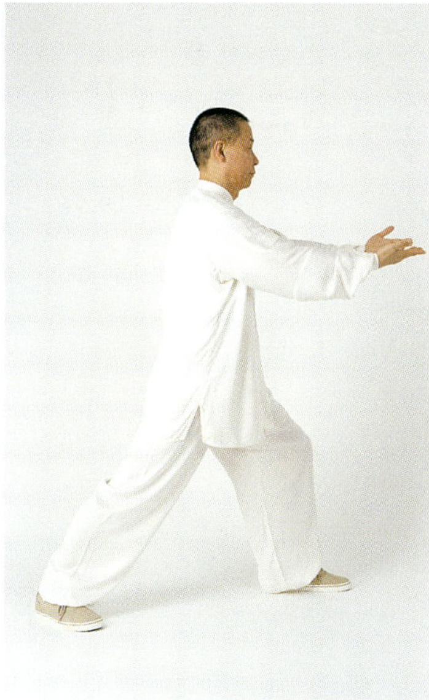

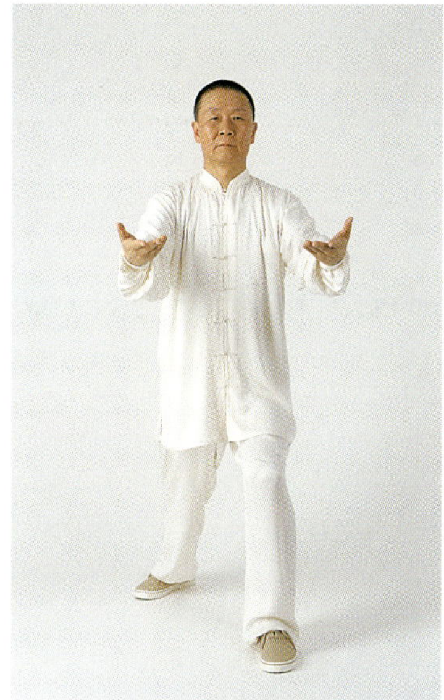

3 Gardez les bras tendus et décroisez vos poignets (voir photo ci-contre).

En les décroisant, veillez à ce que vos mains ne s'écartent pas plus que d'une largeur de bassin.

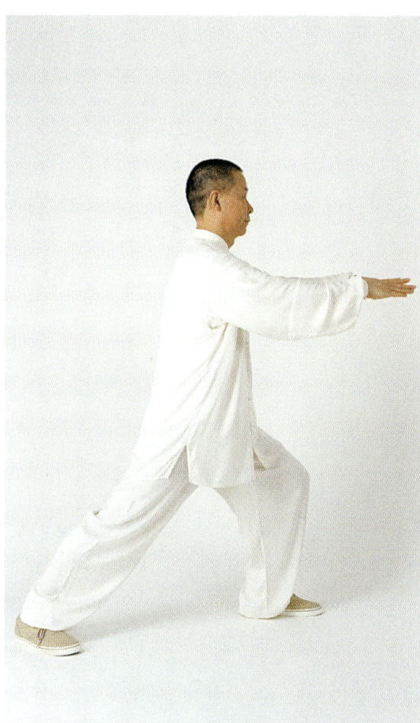

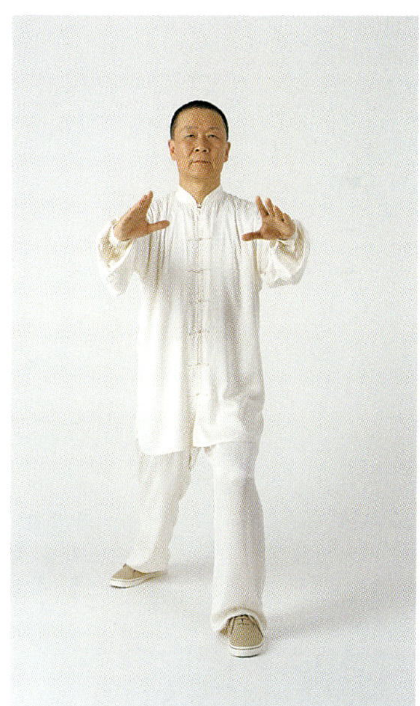

4 Tournez vos paumes vers le sol (voir photo ci-contre).

Là encore, l'écartement de vos mains ne doit pas excéder une largeur de bassin. Attention: évitez d'écarter les bras en retournant vos mains.

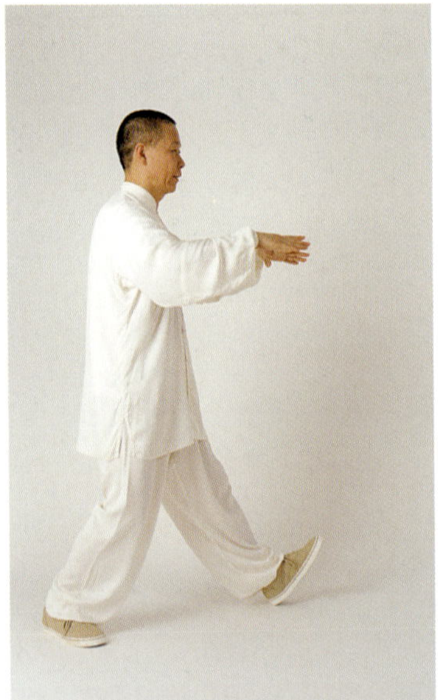

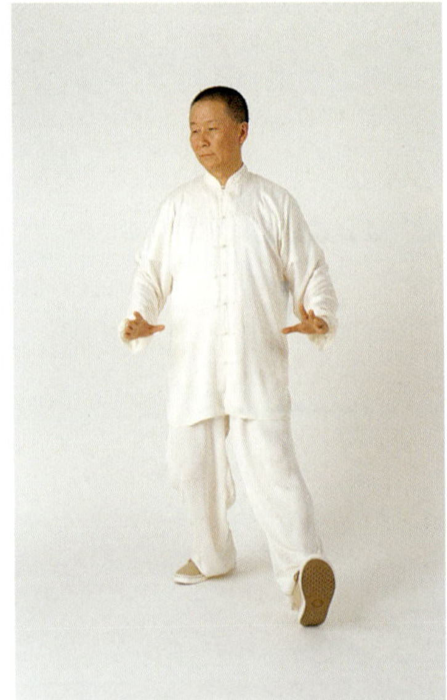

5 En reculant pour quitter la posture de l'Arc, faites passer votre poids sur la jambe droite en basculant sur le talon gauche. Ramenez les mains vers vous.

Sur cette photo de face, vous constatez que vous devez regarder vers la droite en reculant et tourner vos paumes vers le bas.

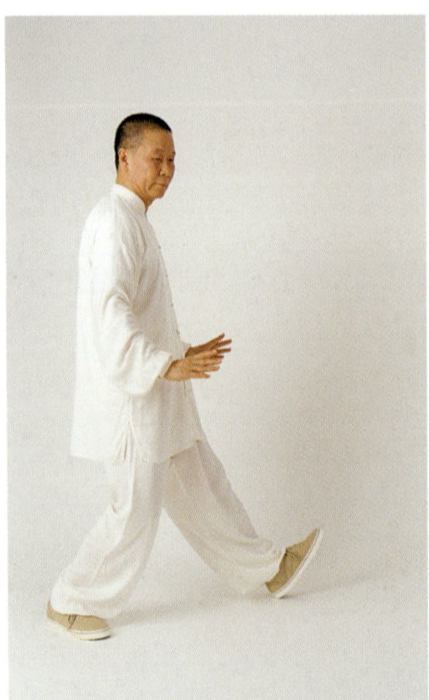

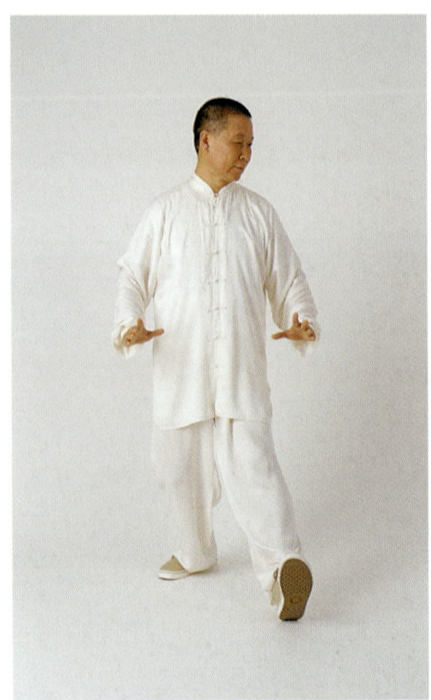

6 Abaissez les mains et, tandis que vous les amenez à hauteur d'estomac, fléchissez le genou droit, prêt à porter le dernier coup.

Restez dans cette position en pivotant – très légèrement – pour regarder vers la gauche.

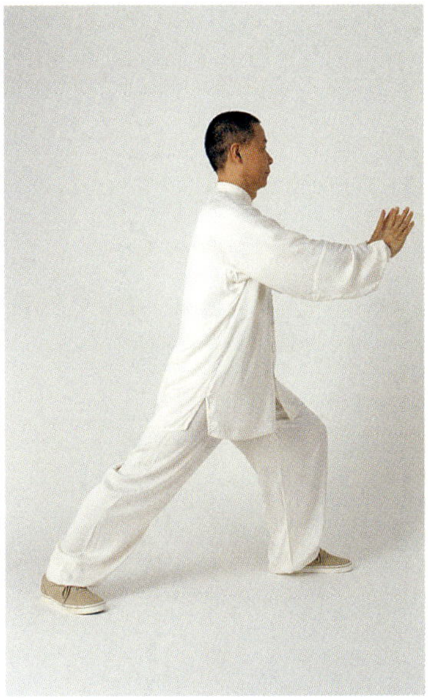

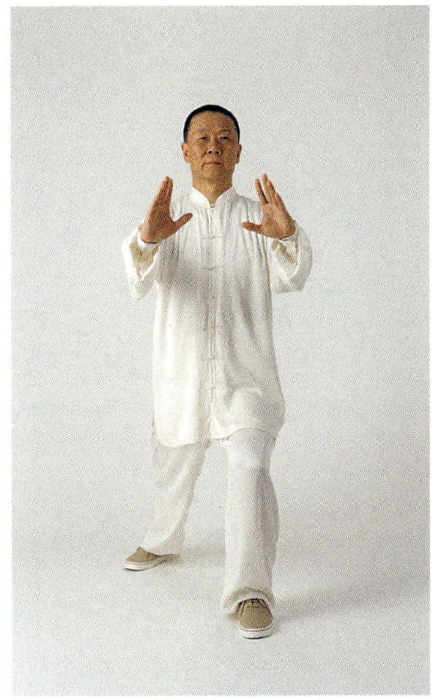

7 En expirant, regardez droit devant vous et reculez en prenant la posture de l'Arc – avec appui sur le pied gauche – tandis que vous remontez les mains en avant de votre poitrine (voir photo ci-contre).

En maintenant vos paumes tournées vers l'avant, veillez à ce qu'elles soient à hauteur de la poitrine.

NOTES ET CONSEILS

- Essayez de rester aussi ramassé que possible dans l'espace occupé par votre corps, ce qui crée autour de vous une coquille protectrice permettant de frapper en sécurité.
- Gardez les coudes à l'aplomb des épaules en relâchant ces dernières.
- Quand vous avancez les mains, laissez l'énergie monter en empruntant vos pieds, qui doivent toujours être ancrés dans le sol. Faites-la passer par le *dan tian* (voir page 30) pour qu'elle vous donne une énergie mentale maximum, bref, comme disent les Chinois, la force de "renverser une montagne ou de pousser un navire dans le port".
- La taille doit être le moteur de tous vos mouvements.

Leçon 23

"CROISEZ LES MAINS"

十字手

Entretenez la mobilité de vos mains. Quoi que fasse votre corps, faites-leur exécuter des mouvements circulaires fluides. Songez au fonctionnement d'une horloge : les aiguilles se déplacent en permanence, sans à-coups, bien que les rouages du mécanisme soient de tailles distinctes, et ne tournent ni à la même vitesse, ni dans le même sens. Ici, vos mains ressemblent aux aiguilles d'une horloge.

NOTES ET CONSEILS

- **Avec les bras, exécutez des mouvements circulaires fluides et permanents, quels que soient les changements d'appui et de direction.**
- **Votre tête doit rester immobile et horizontale – évitez de la lever ou de la baisser par à-coups.**

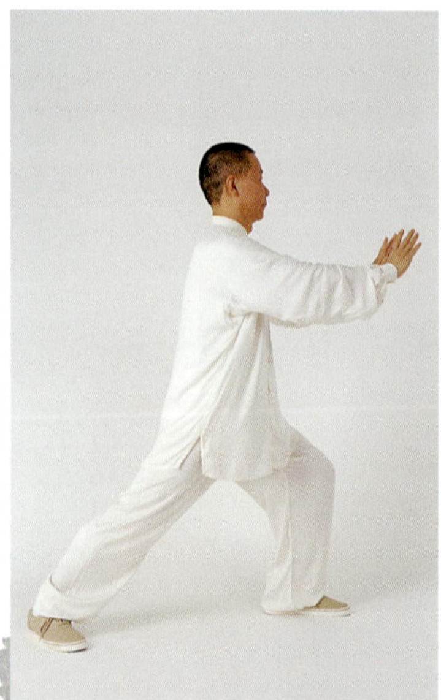

1 Démarrez dans la position qui concluait la leçon précédente – posture de l'Arc, avec appui sur le pied gauche – en levant les mains devant vous, bras tendus, coudes fléchis.

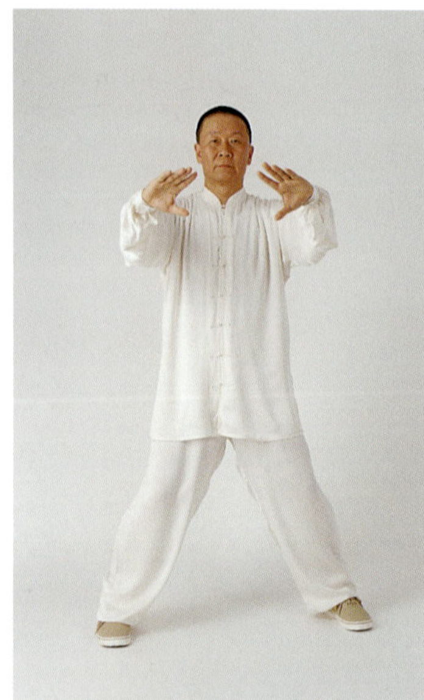

2 En inspirant, pliez le genou droit, détendez-vous, et pivotez de 90° vers la doite. Tournez le gros orteil gauche vers l'intérieur, mais gardez les mains devant vous.

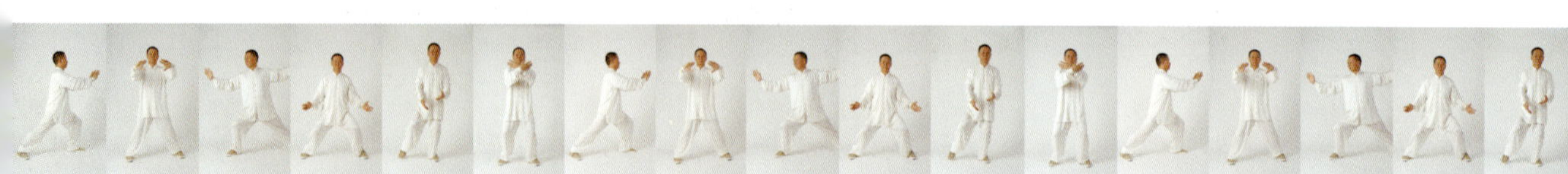

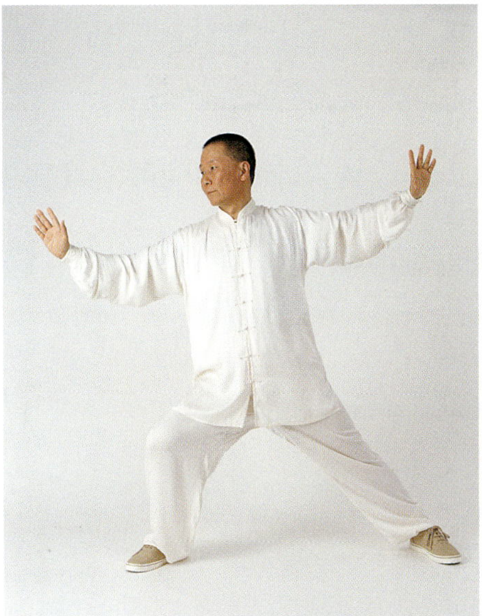

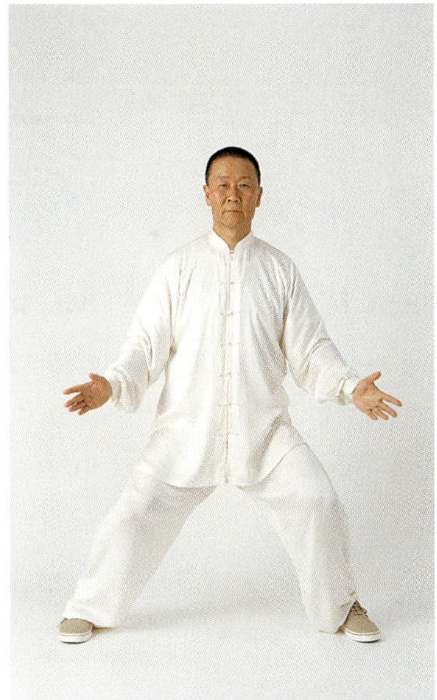

3 Ouvrez largement les bras et faites passer votre poids sur le pied droit en regardant tout le temps votre main droite.

4 Ramenez lentement votre poids vers la gauche, afin de vous centrer en adoptant la posture "Monter à cheval" (voir page 32) tandis que vous abaissez vos mains.

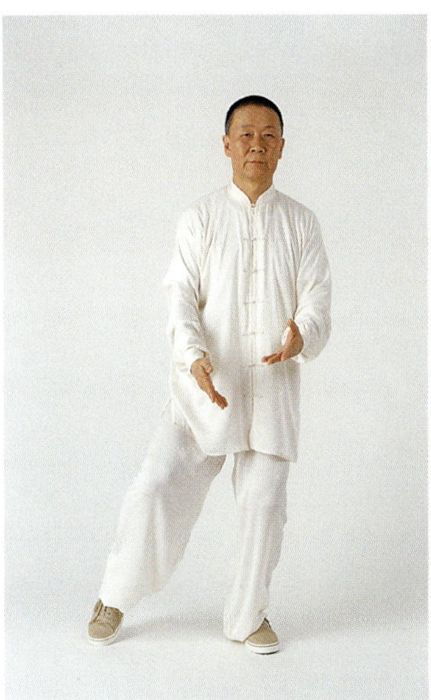

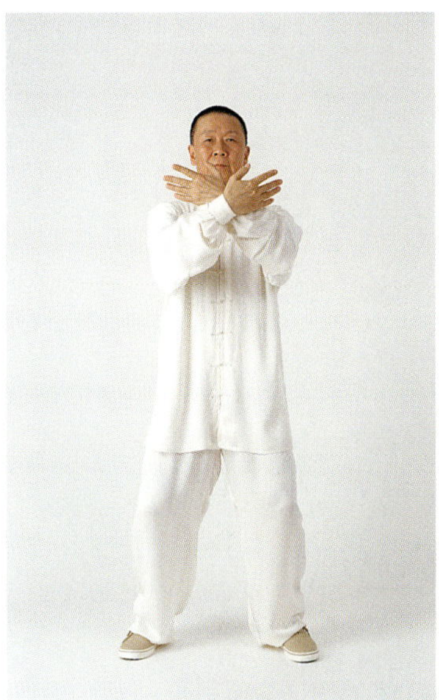

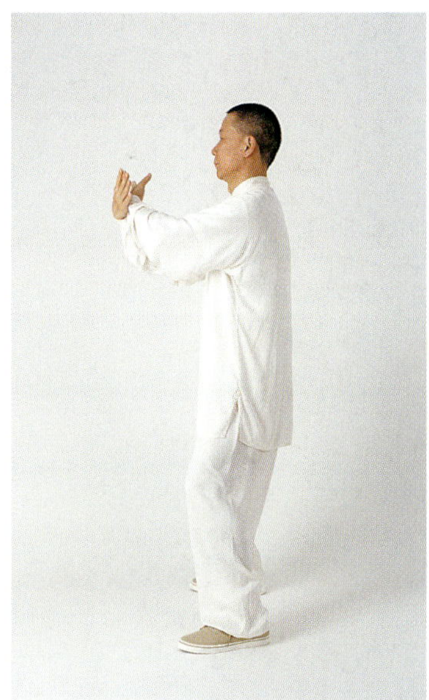

5 Déplacez progressivement votre poids vers la gauche tout en décollant le talon droit du sol, et ramenant les mains vers vous.

6 Concluez, genoux légèrement pliés, et poignets croisés devant vous à hauteur de la gorge (voir photo ci-contre).

Sous cet angle, vous constatez que vos mains doivent être assez éloignées du corps.

Leçon 24

"LEÇON-CONCLUSION"

Ici, relaxez-vous, mais sans aller jusqu'à la flaccidité. Respirez naturellement et profondément. Bien qu'ayant l'impression de vous mouvoir très peu, vous constaterez que cette leçon est l'une des plus importantes en raison de la manière dont elle apaise l'esprit. Perfectionnez méthodiquement l'exécution de vos gestes les plus simples.

收式

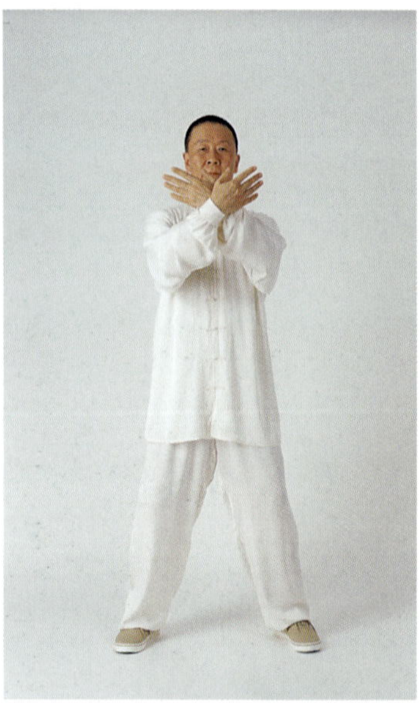

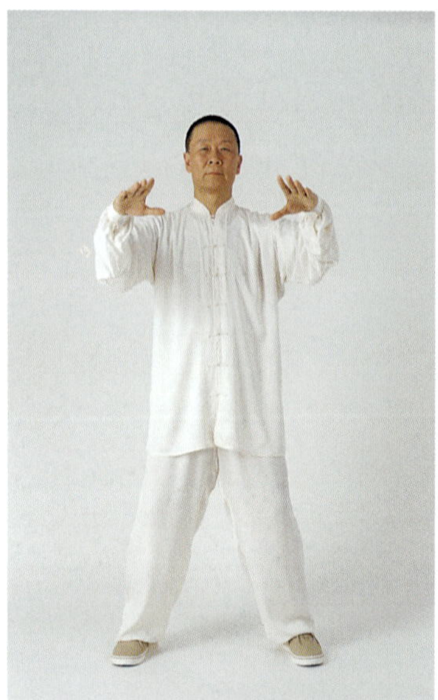

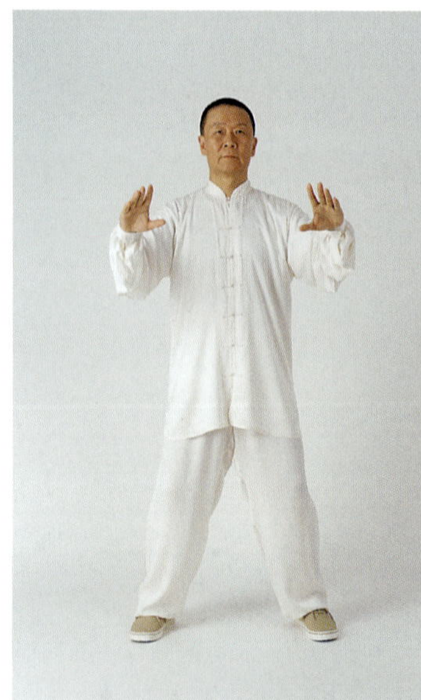

1 Adoptez la posture dans laquelle s'achevait la leçon précédente – genoux fléchis, et poignets croisés devant vous, à hauteur et en avant de votre gorge.

2 Tandis que vous inspirez, ouvrez les mains, paumes tournées vers le sol.

3 En expirant, abaissez vos coudes, ceux-ci guident vos mains.

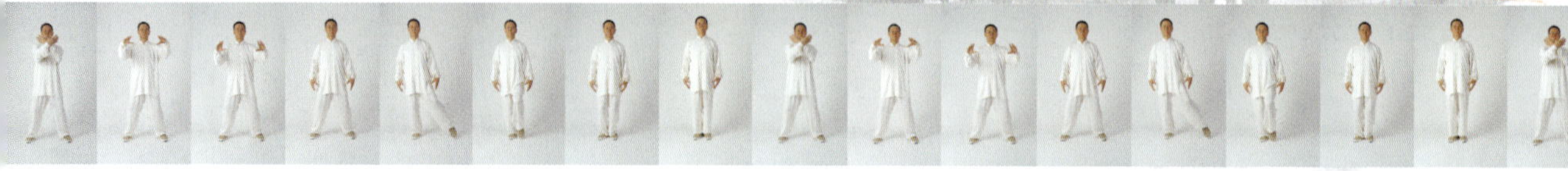

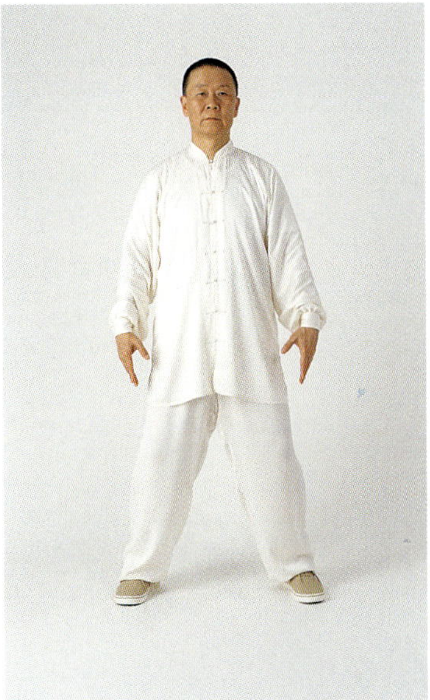

4 En baissant les bras le long du corps, tournez vos paumes vers l'intérieur.

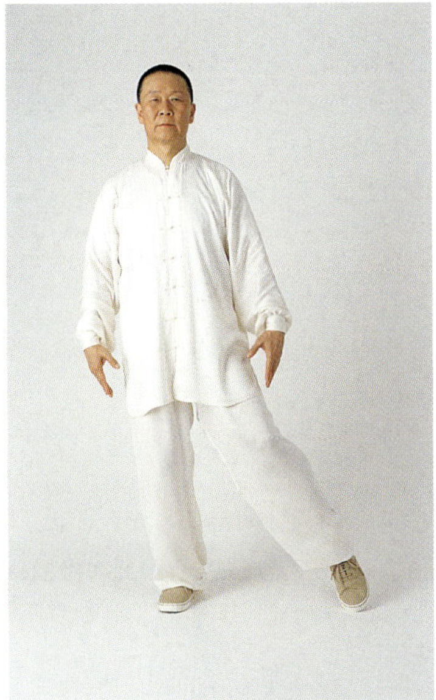

5 Mettez votre poids en appui sur le pied droit et levez le talon gauche.

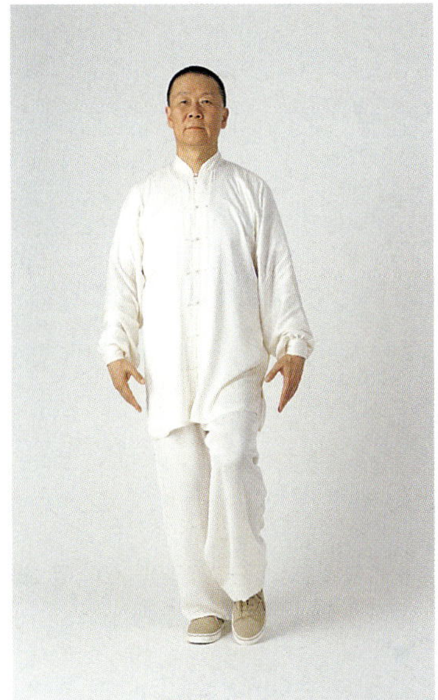

6 Déplacez votre pied gauche vers l'intérieur, orteils près de ceux du pied droit.

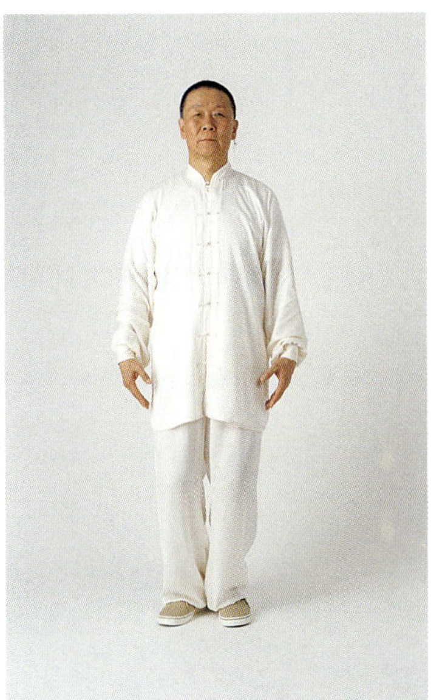

7 Posez le talon gauche sur le sol, contre le droit, orteils écartés, votre poids étant également réparti entre les deux pieds.

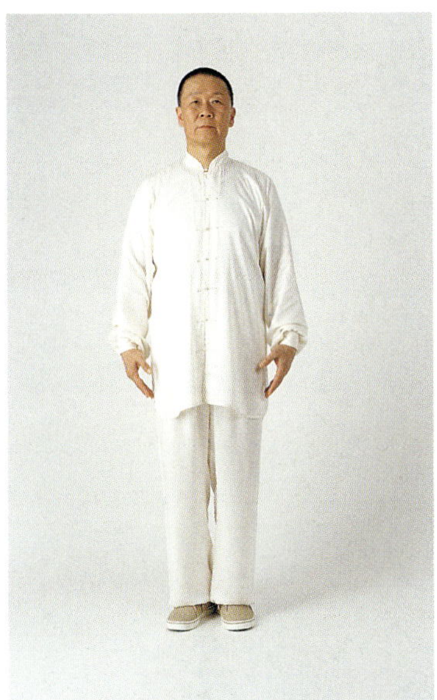

8 Debout, dos droit, regardez droit devant vous et respirez profondément.

NOTES ET CONSEILS

- Étirez-vous vers le haut, par le sommet de la tête, menton rentré.
- Ne bombez pas le torse, gardez la colonne vertébrale droite et relâchez les épaules.
- Rentrez légèrement le ventre et concentrez-vous sur votre *dan tian* (voir page 30).
- Ne pensez à rien.

Exercices destinés aux yeux

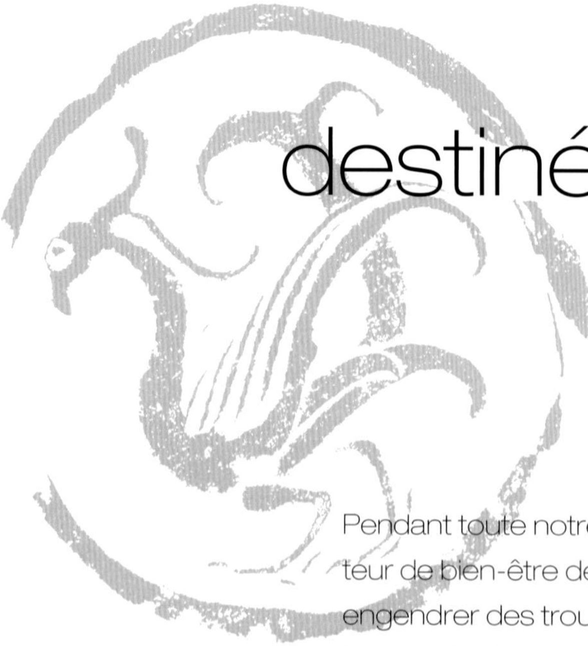

Pendant toute notre vie, la santé de nos yeux est un facteur de bien-être déterminant. Avec l'âge, ils peuvent engendrer des troubles, aussi est-il essentiel de les protéger autant que possible. Comme n'importe quelle autre partie du corps, ils ont besoin d'exercice, point qui n'a jamais eu autant d'importance qu'aujourd'hui, en raison de l'extension rapide des écrans de télévision et d'ordinateur. Les exercices proposés ici détendent les muscles exposés aux tensions et à la fatigue dues à la concentration prolongée sur un écran. La stimulation des points d'acupression situés sur les méridiens de la nuque et des mains est aussi en rapport direct avec une bonne santé oculaire.

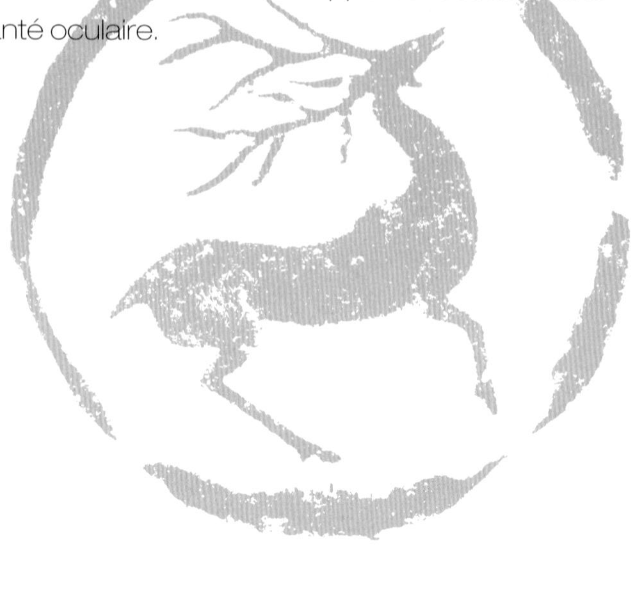

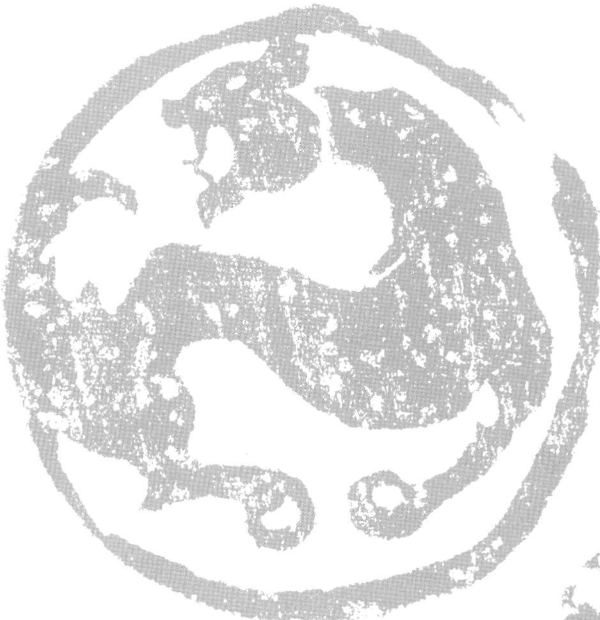

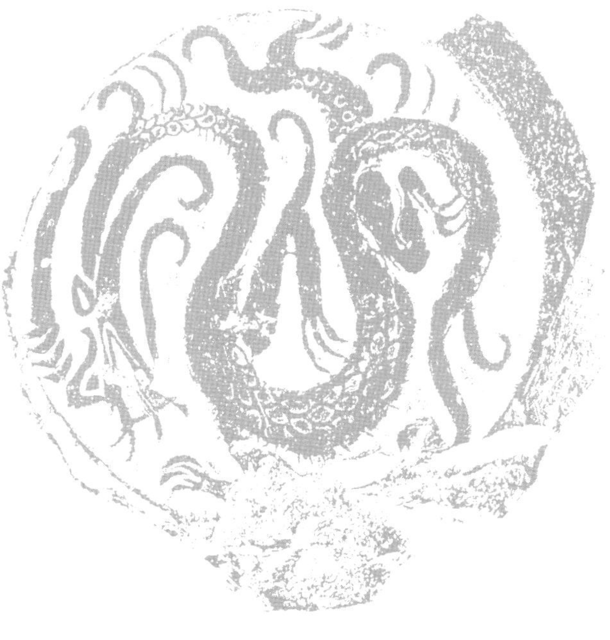

Introduction

Massez les points d'acupression en relation avec les yeux, qui sont situés à leur périphérie. En fonction de l'intensité de la pression que vous désirez exercer, utilisez l'index, le médius, ou les deux simultanément. N'appuyez que juste assez pour provoquer une sensation d'inflammation douloureuse – signe irréfutable indiquant que le massage est efficace.

Détendez-vous complètement en respirant normalement. Pour chacun des huit premiers exercices, cherchez le point g sensible adéquat grâce aux indications ci-dessous, ou sur la main dans le huitième exercice (*He gu*), et décrivez lentement des cercles autour de celui-ci, en comptant jusqu'à 8 d'abord dans un sens, puis dans l'autre, avant de reprendre la totalité de l'exercice.

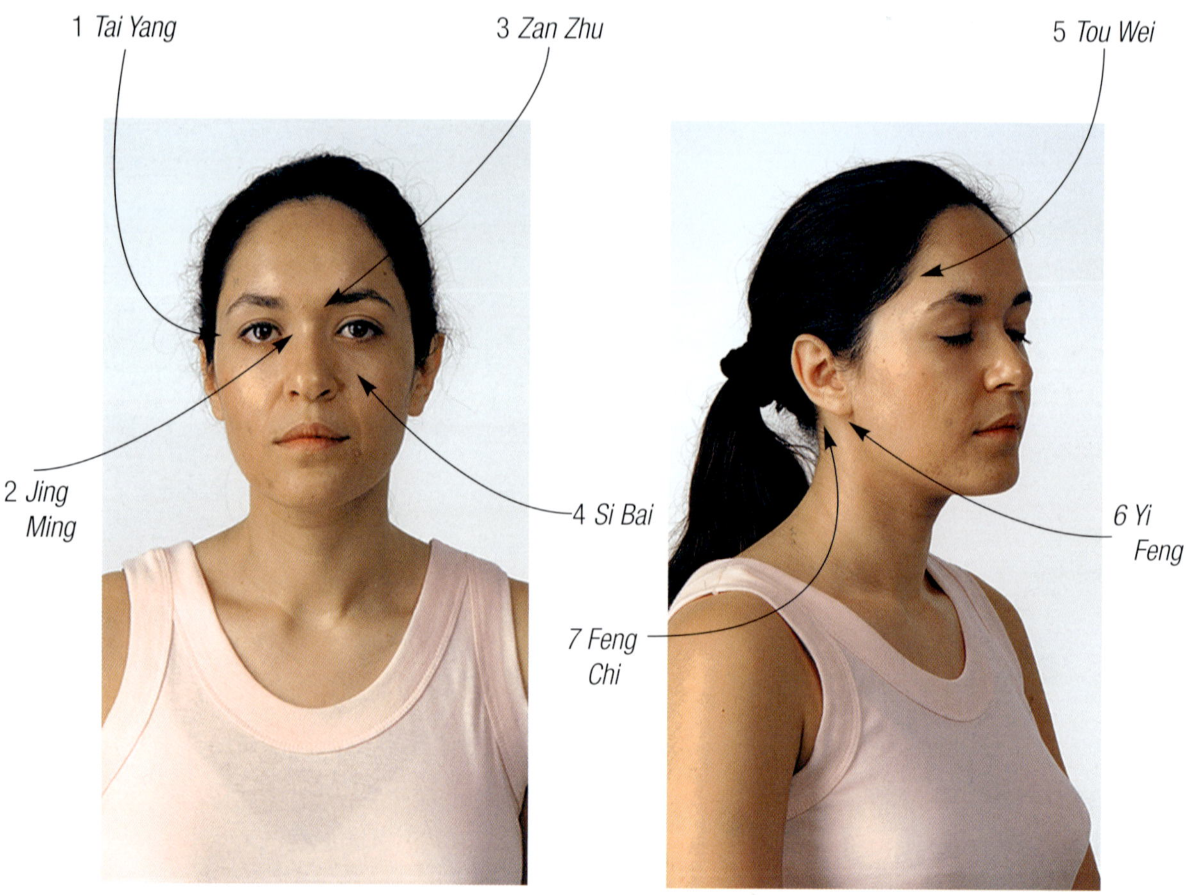

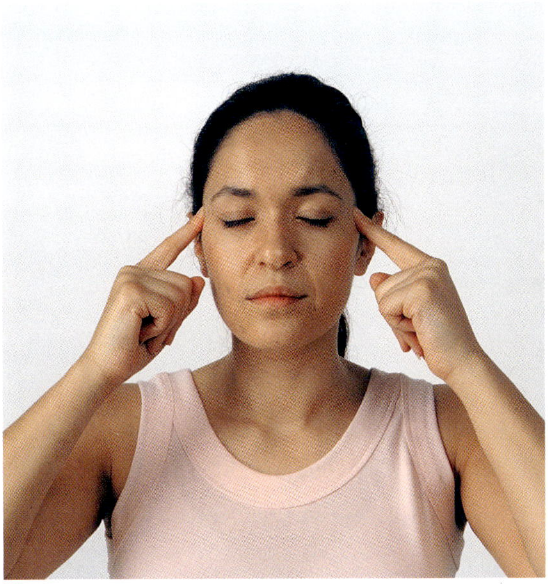

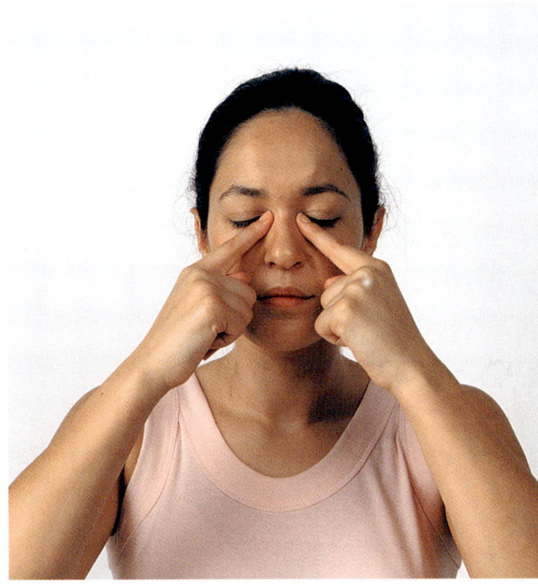

Exercice 1 - *Tai yang*

Détendez-vous, fermez les yeux, et commencez à masser le premier point sensible à la pression, situé à environ 2,5 cm sur le côté des yeux. Placez vos doigts au centre des tempes, alignés avec vos pupilles. Exécutez des rotations vers l'avant et l'arrière en comptant chaque fois jusqu'à huit, puis recommencez.

Exercice 2 - *Jing ming*

Déplacez vos doigts vers chaque côté du nez, près des points situés dans les angles oculaires internes. Ici, peut-être devrez-vous exercer une pression d'intensité variable – il faut qu'elle soit suffisante pour induire la même sensation douloureuse que dans le premier exercice.

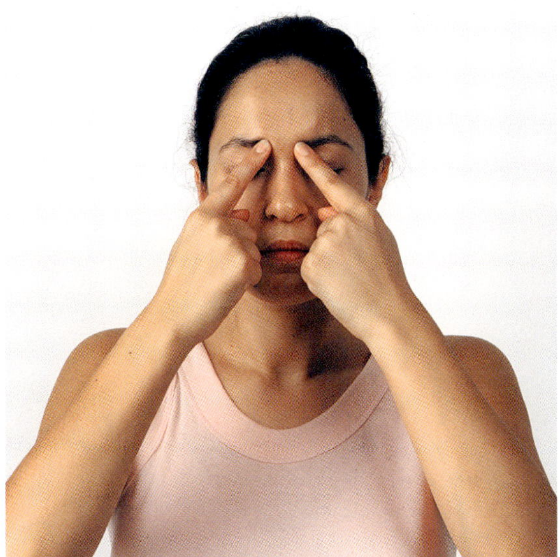

Exercice 3 - *Zan zhu*

Le troisième point est situé au-dessus des yeux, sur le bord du sourcil. Exercez une pression de bas en haut, de chaque côté de l'arête nasale. Restez détendu, les yeux fermés – sans forcer – et respirez normalement du début à la fin.

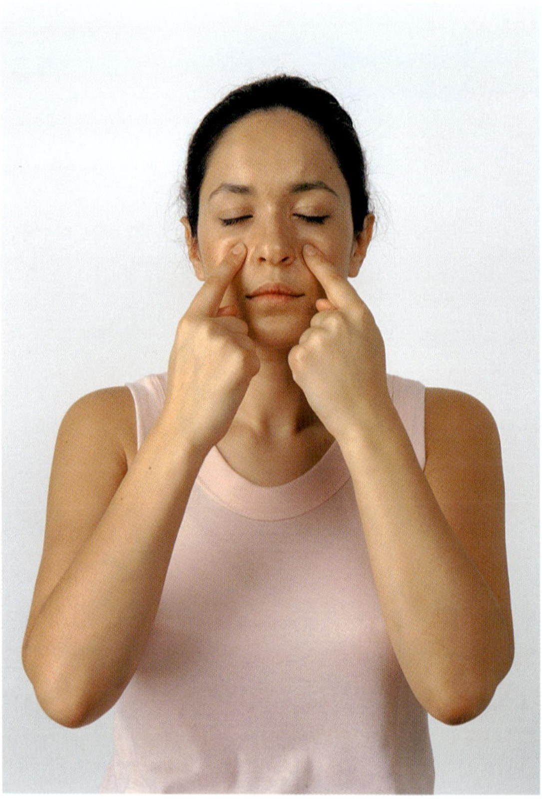

Exercice 4 - *Si bai*

Descendez vers le quatrième point sensible, situé au sommet de la pommette, à environ 2,5 cm du centre de l'œil. Vous le trouverez en déplaçant vos doigts sur vos joues, vers le bas, en allant du centre de chaque œil à la crête supérieure de la pommette, et massez les dépressions situées juste au-dessous, à hauteur des évasements des ailes du nez.

NOTES ET CONSEILS

- Lorsque vous entamez les exercices, rappelez-vous régulièrement ceci : ne pensez à rien et relaxez-vous.
- Votre respiration doit être régulière, lente et profonde.
- L'idéal serait que vous pratiquiez ces exercices assis dans un lieu calme.

ACUPRESSION : NOTES ET CONSEILS

- Ces points de massage sont répartis sur les voies énergétiques – méridiens – qu'emprunte le *chi*. En Chine, depuis des siècles, on stimule et on protège les yeux en les soumettant à des pressions.
- Pour vous libérer instantanément du stress, pratiquez l'acupression quotidiennement et n'importe quand.

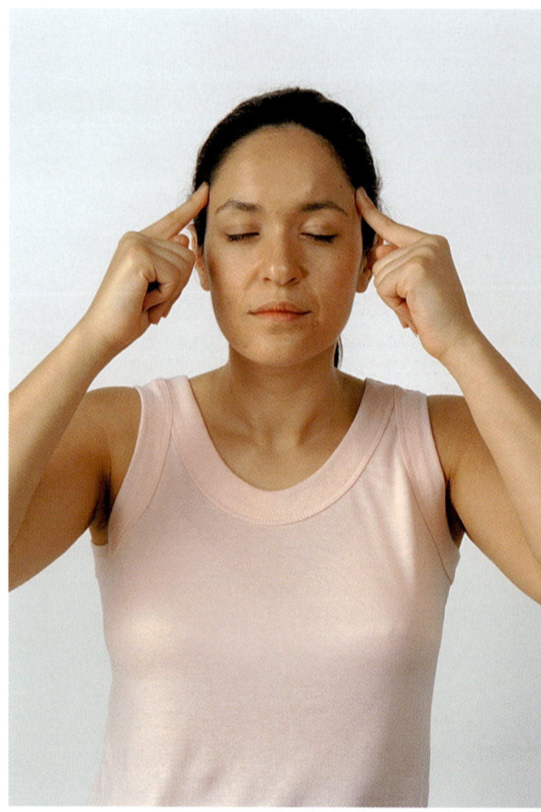

Ecercice 5 - *Tou wei*

Faites remonter vos doigts vers les tempes, où vous trouverez le deuxième point sensible, sur le côté du visage. Il est situé au-dessus de l'œil, presque sur la lisière des cheveux, sous les muscles qui se contractent quand vous mâchez. Vous devrez peut-être exercer ici une pression légèrement plus forte pour induire la sensation douloureuse.

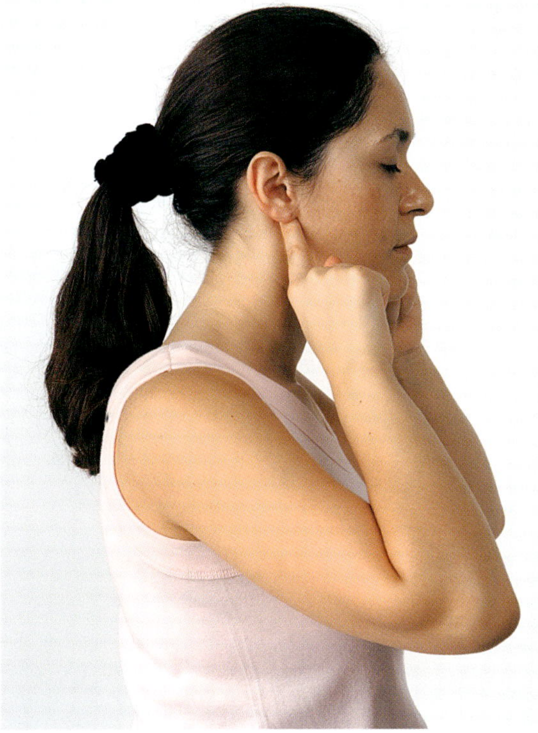

Exercice 6 - *Yi feng*

Les 12 méridiens qui parcourent le corps, utilisés par la médecine chinoise et l'acuponcture, présentent des points en rapport avec les organes internes. Deux d'entre eux, situés à la base de l'oreille, sont en relation directe avec les yeux. Le premier – juste au-dessous du lobe, entre la mâchoire et le tendon du cou – se détecte en plaçant l'index derrière l'angle du maxillaire, avant d'exercer une pression en arrière du lobe.

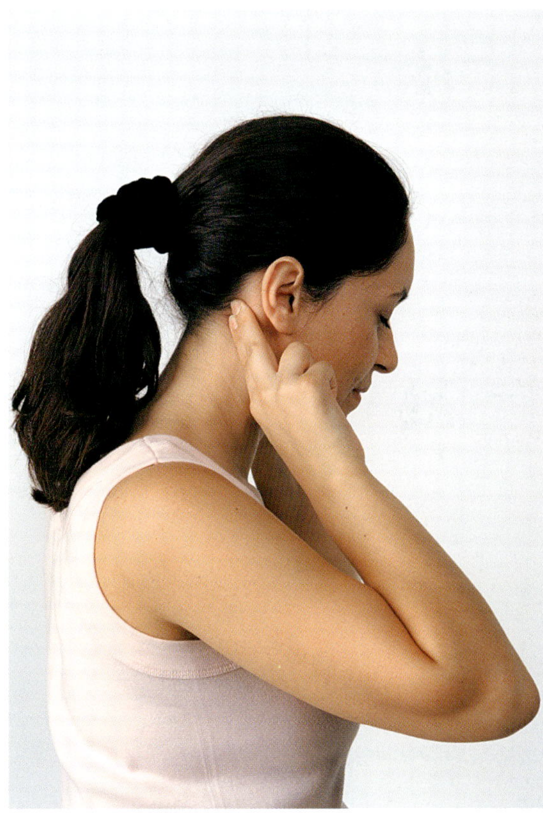

Exercice 7 - *Feng chi*

Le deuxième – placé derrière l'oreille – est situé à hauteur du précédent, mais plus loin vers l'arrière de la tête, sur le côté du crâne. Vous le trouverez en déplaçant vos doigts vers l'arrière, sur les tendons, à la lisière des cheveux, avant d'exercer une pression ascendante sur le bas du crâne.

Exercice 8 - *He gu*

Le méridien allant de l'extrémité des doigts à l'épaule comporte un point situé entre le pouce et l'index, seul et ultime point sensible en rapport avec la protection des yeux. Veillez à ne pas exercer une pression trop forte, car il est très sensible, et c'est la première fois que vous vous servez du pouce.

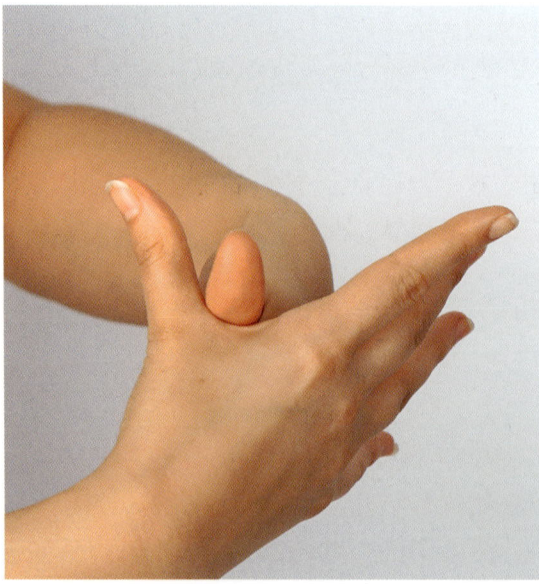

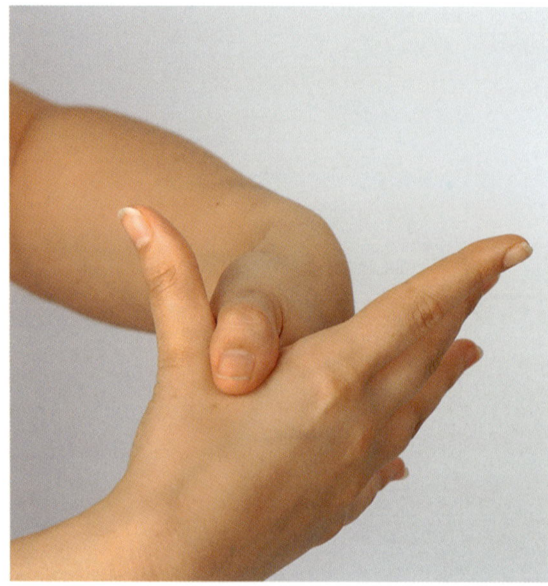

1 Vous trouverez ce point en éloignant l'un de l'autre pouce et index de la main droite et en plaçant la dernière articulation de l'autre pouce contre le lambeau cutané séparant les deux doigts.

2 Main droite en appui sur l'index gauche, appliquez la pulpe du pouce gauche entre pouce et index droits.

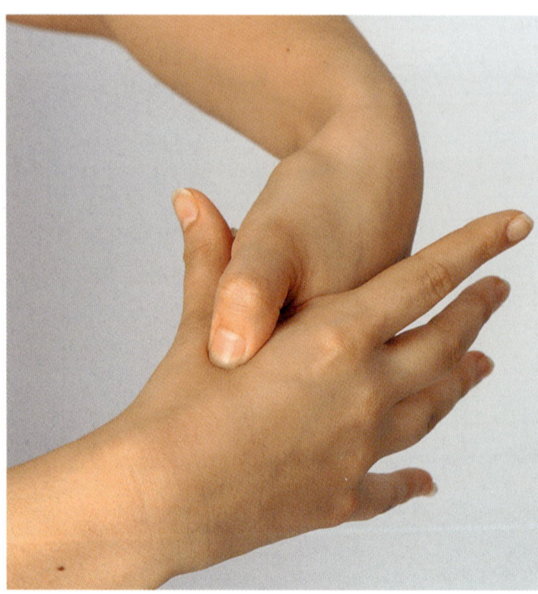

3 Avec l'extrémité du pouce gauche, exercez une pression et exécutez deux rotations dans chaque sens.

Exercice 9 - *Premier Lu*

Le massage des sourcils et des côtés du visage agit simultanémént sur différents points. Ce premier lu sensibilise les points situés au-dessus de l'œil et latéralement. Avec les côtés des index, exercez à nouveau une pression suffisante pour provoquer une sensation, certes douloureuse, mais salutaire.

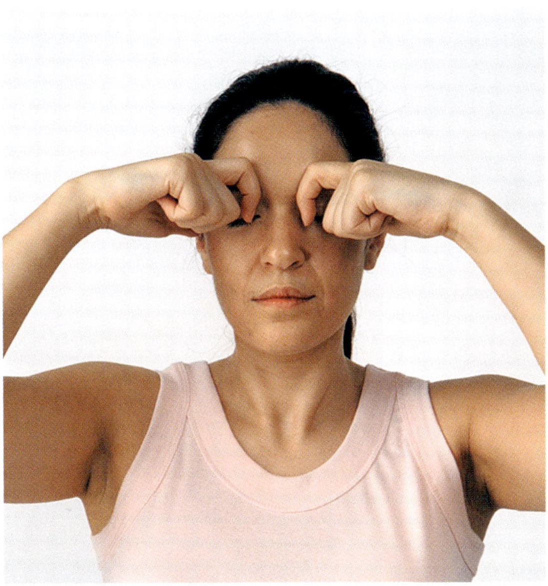

1 Placez vos pouces, dirigés vers l'arrière, sur vos tempes, et posez vos index recourbés sur votre front, encadrant ainsi vos sourcils et exerçant une pression sur le point sensible du 3e exercice.

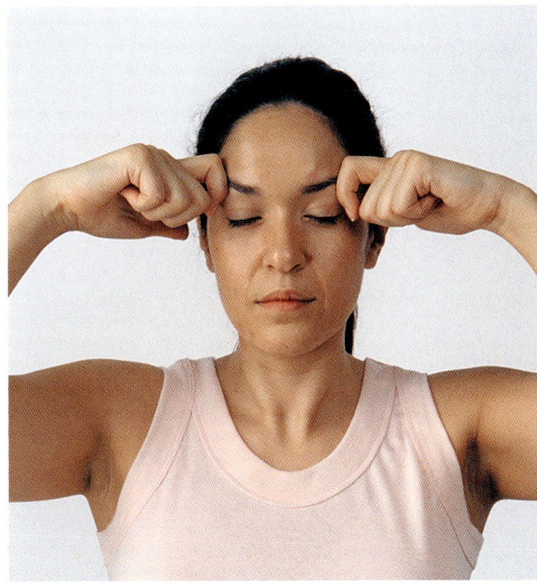

2 En vous servant de la deuxième phalange de l'index, massez l'arcade sourcilière en éloignant vos pouces de vos tempes vers l'extérieur.

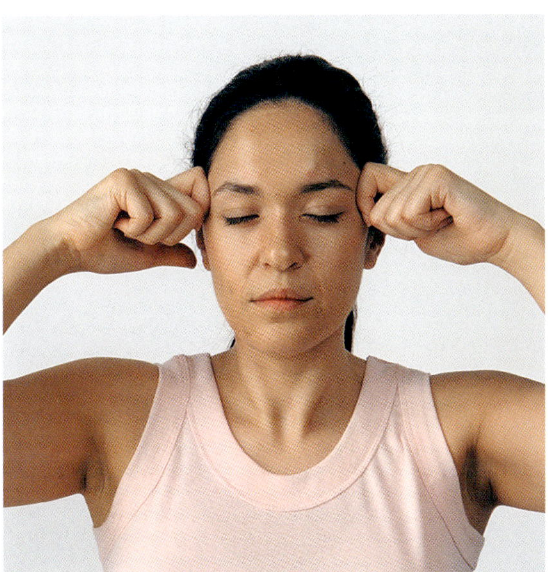

3 Des doigts, massez la surface des tempes, le point sensible du 1er exercice, et au-delà, vers l'arrière.

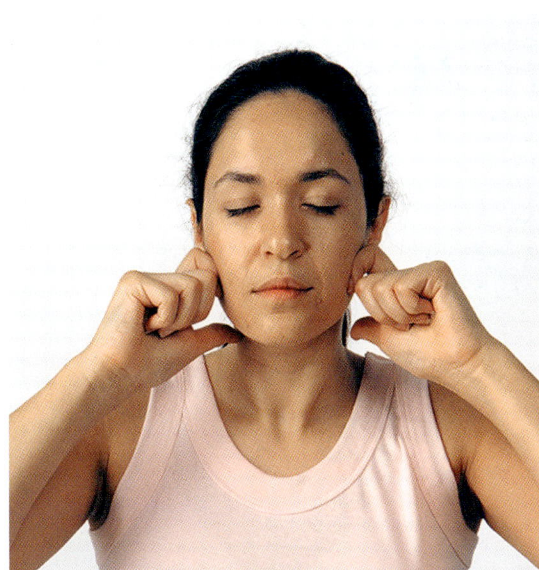

4 Avec les doigts, et en descendant, massez les côtés du visage en relâchant doucement la pression quand vous passez près des oreilles. Recommencez trois fois.

Exercice 10 - *Deuxième Lu*

Cet exercice masse les points sensibles antérieurs du visage. Bien que vous servant seulement des extrémités des index, n'exercez qu'une pression suffisante, comme dans le massage précédent. En allant de haut en bas du visage, vous groupez des points distincts en n'exécutant qu'un seul geste.

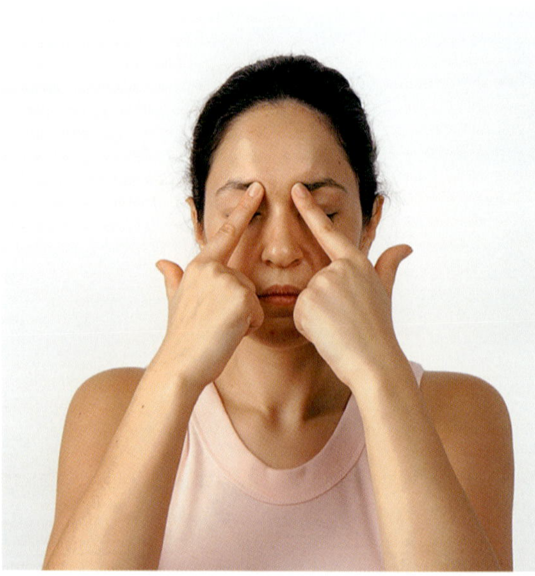

1 Commencez en appliquant les extrémités de vos index sur le point sensible situé sur le bord inférieur de votre front

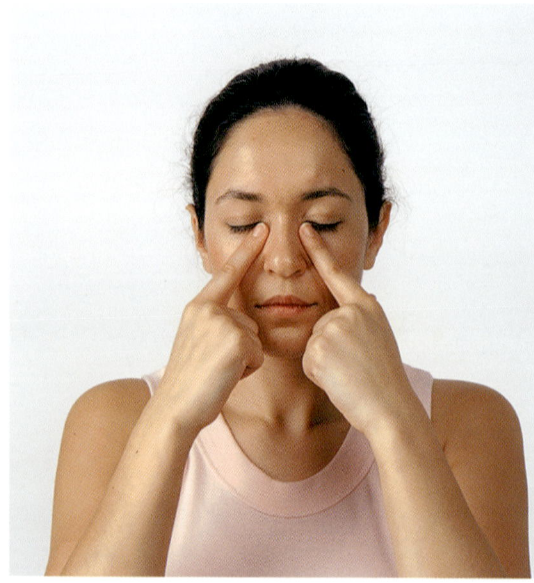

2 Avec les doigts, et en descendant, massez les côtés de votre nez – point stimulé dans l'exercice 2.

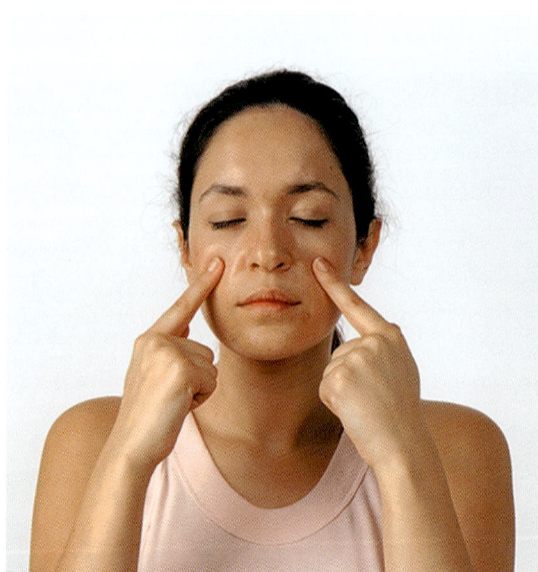

3 Continuez à descendre, en passant sur vos joues, pour agir sur les points massés dans l'exercice 4, avant de relâcher la pression. Recommencez trois fois.

Exercice 11 - *Jing mo, An shi* et *Yuan tiao*

Concluez en laissant vos yeux se détendre complètement par le relâchement des muscles qui les commandent lorsque vous fixez votre attention. La conjugaison de la relaxation à caractère méditatif avec les exercices précédents doit vous aider à jouir plus longtemps d'une meilleure vue.

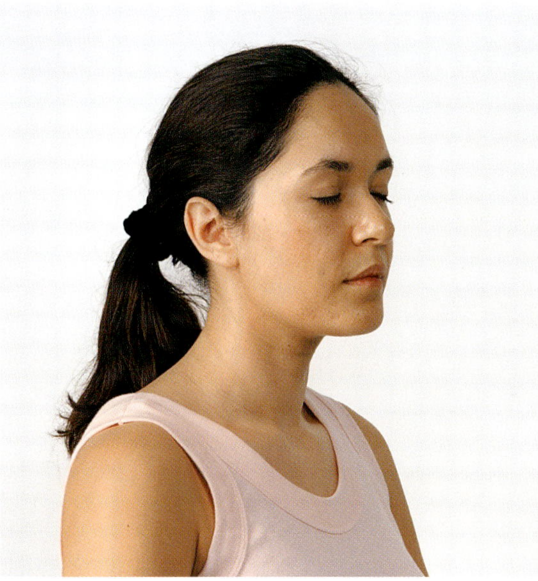

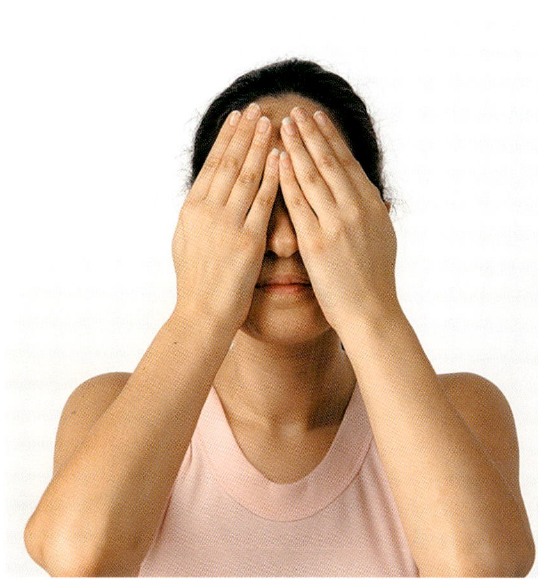

1 Fermez les yeux et détendez-vous complètement en respirant naturellement et profondément tandis que chaque muscle se relâche et que vous pensez particulièrement à vos yeux. Laissez-les acquérir une paisible immobilité, ou *Jing mo*.

2 Ensuite, pendant l'*An shi*, des deux mains, empêchez la perception de toute lumière et ouvrez les yeux en regardant aussi loin que possible dans l'obscurité. Plus vos muscles oculaires seront relâchés, plus vous aurez l'impression que vous regardez loin.

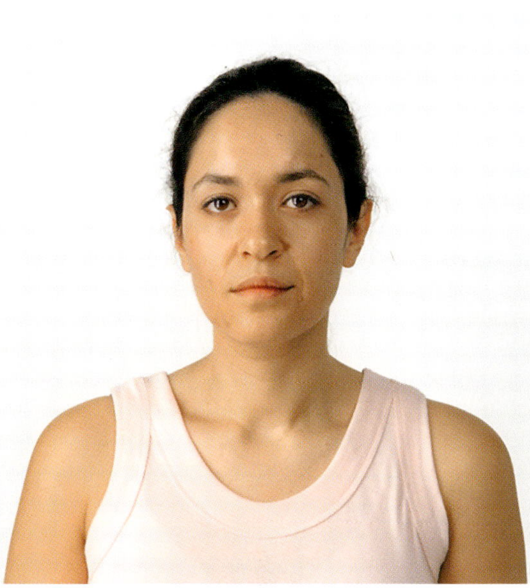

3 Une fois complètement détendu, passez à l'*Yuan tiao*. Ouvrez les yeux, mais ne vous concentrez sur rien : regardez au loin jusqu'à ce que vous soyez prêt à conclure.

Index